科学孕育百科系列

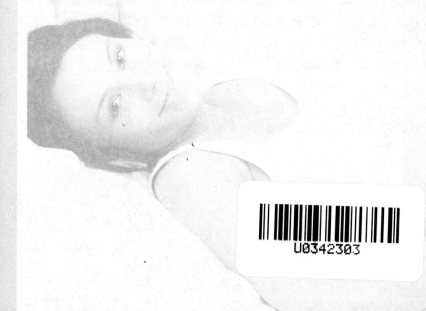

刘婷⊙编著

完美怀孕

大百科

中国纺织出版社

内 容 提 要

孕育生命的时光，对于准父母们来说是充满奇迹的生命历程。在这段特别的历程中，准父母们会遇到的情况也是很难预知的。我们常听过来人讲"一个人，一种胎气"，"每个人怀孕时，都是不一样的"，说的就是这个道理。

在这里，我们在将孕育科学与临床实践紧密结合的基础上，把这些宝贵的知识归纳、总结，形成包罗万象、严谨科学的孕育体系，并将这一体系的点、线、面进行形象化、生动化、具体化，最终形成一座知识的宝库、一本孕育生命的百科。

谨以此书献给即将孕育以及正走在孕育历程中的准父母们。

图书在版编目（CIP）数据

完美怀孕大百科/刘婷编著.--北京：

中国纺织出版社，2012.12

（科学孕育百科系列）

ISBN 978-7-5064-8377-3

Ⅰ.①完… Ⅱ.①刘… Ⅲ.①妊娠期—妇幼保健-基本知识

Ⅳ.①R715.3

中国版本图书馆CIP数据核字（2012）第038058号

策划编辑：胡　敏　　　　责任编辑：卞嘉茗　　　　　　责任印制：刘　强

中国纺织出版社出版发行
地址：北京东直门南大街6号　　邮政编码：100027
邮购电话：010—64168110　　传真：010—64168231
http://www.c-textilep.com
E-mail:faxing@c-textilep.com
三河华丰印刷厂印刷　各地新华书店经销
2012年12月第1版第1次印刷
开本：710×1000　　1/16　　印张：34
字数：470千字　　定价：36.80元

母爱与生命

至 美的心灵
缔造至真的母爱

最美的情感
孕育纯洁的生命

渴望生命的纯美
升华母爱的意境

你
拥有上天宝贵的馈赠

为爱
结一串风铃

为心
点亮生命

生命启航，母爱无境
……

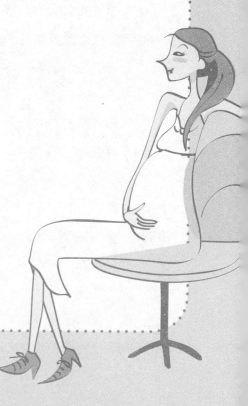

目 录 Contents

全面体检，为孕育保驾护航

 ## 良好的生活习惯，益于孕育

科学补充营养，合理健康饮食

做好心理准备，迎接胎宝宝的到来

 ## 胎教，为宝宝加油

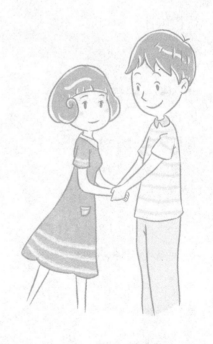

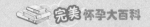

 第二篇　胎宝宝的脚步近了——孕1月百科指导

日常护理，细致入微

 产前检查与孕期保健

孕1月胎教同步指导

准爸爸爱妻课堂

第三篇 小种子在悄然变化——孕2月百科指导

 怀孕历程

 准妈妈可能有的感觉

 营养饮食，科学合理

日常护理，细致入微

 ### 产前检查与孕期保健

 ### 孕2月胎教同步指导

 ### 准爸爸爱妻课堂

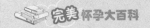 **完美 怀孕大百科**

第四篇 让胎宝宝爱上自己的"暖巢"——孕3月百科指导

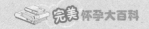

第五篇　爱上水中的游戏——孕4月百科指导

产前检查与孕期保健

孕4月胎教同步指导

准爸爸爱妻课堂

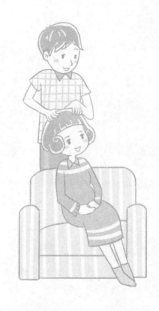

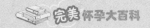
第六篇　聆听美妙的音符——孕5月百科指导

产前检查与孕期保健

 孕5月胎教同步指导

 准爸爸爱妻课堂

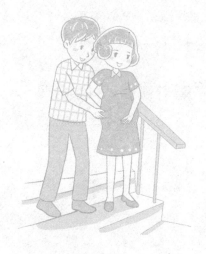

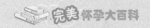完美怀孕大百科

第七篇 让胎宝宝爱上"故事大王"——孕6月百科指导

 怀孕历程

 准妈妈可能有的感觉

 营养饮食，科学合理

日常护理，细致入微

 产前检查与孕期保健

 孕6月胎教同步指导

 准爸爸爱妻课堂

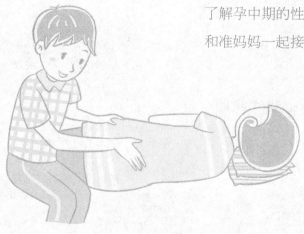

第八篇 渴望第一束光——孕7月百科指导

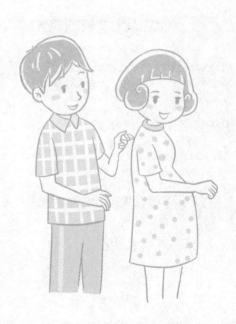

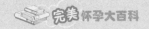

第九篇　和妈妈一起做个好梦——孕8月百科指导

孕8月胎教同步指导

 准爸爸爱妻课堂

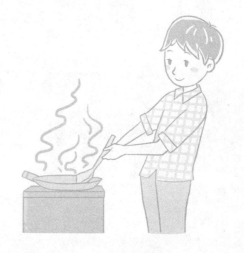

第十篇 **努力成长为明天——孕9月百科指导**

 怀孕历程

 准妈妈可能有的感觉

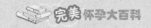

准爸爸爱妻课堂

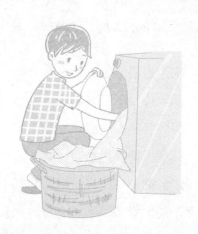

第十一篇 守得云开见月明——孕10月百科指导

怀孕历程

准妈妈可能有的感觉

营养饮食，科学合理

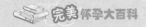

 日常护理，细致入微

 产前检查与孕期保健

 孕10月胎教同步指导

 准爸爸爱妻课堂

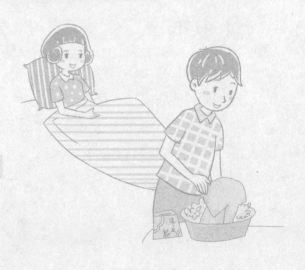

第十二篇 享受最幸福的疼痛——分娩百科指导

掌握必要的分娩常识

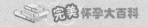

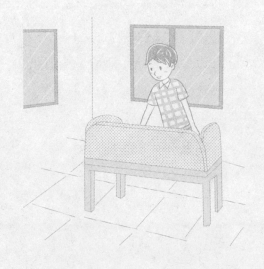

第十三篇

产后完美新天地
——新妈妈与新生儿护理百科指导

新妈妈的身体变化

新生宝宝的成长

新妈妈自然分娩一周护理要点

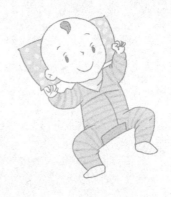

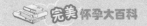
 新妈妈剖宫产后的护理须知

 新妈妈坐月子的护理要点

 新妈妈坐"月子"日常休养

 新妈妈饮食要营养，更要健康

新生宝宝护理要点

 ## 新生宝宝，智能开发要点

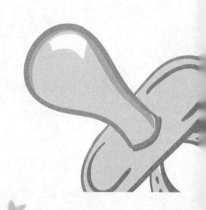

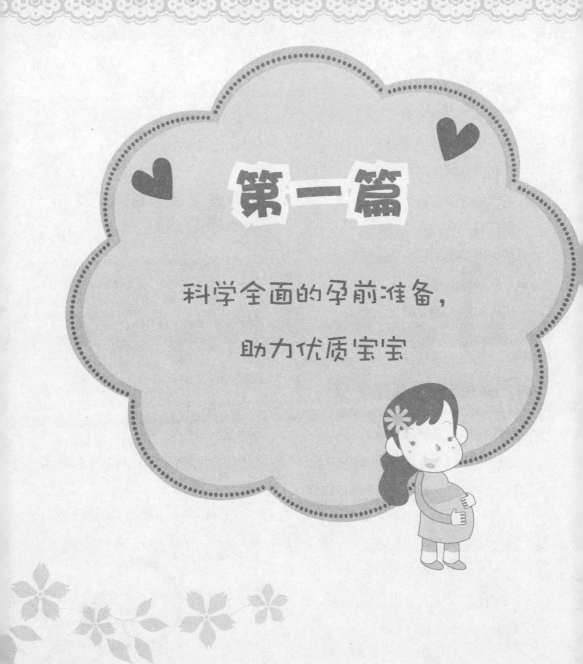

第一篇

科学全面的孕前准备，

助力优质宝宝

宝宝是爱情的结晶。如果将完美的爱情比作童话，那么可爱的宝宝就是那童话里的天使，为了他的到来，有很多事情要做。

　　就像栽树、种花、种庄稼之前，先要施肥、翻整耕地一样，怀孕前，需要未来的爸爸妈妈掌握相关的孕育知识，合理、科学地安排生活，使身体和精神都达到最佳状态，为孕育一个天使宝宝做好充分的准备。

　　还等什么呢，现在和我们一起开始有条不紊的准备吧！

了解孕育知识，解开孕育之谜

精子与卵子的约会

孕育宝宝是女性一生中最大的幸福和收获，但你知道怀孕是怎么回事吗？这就要从精子和卵子的相遇讲起。

在精子和卵子的约会中，不同的卵子在传递着相同的等待。卵子诞生于卵泡。卵泡成熟时，里边的卵细胞就会成为卵子。卵子从卵泡里破裂而出后，即被守候在旁的输卵管末端吸入输卵管，然后被慢慢移到输卵管中管腔最大的壶腹部，停留下来，等待精子的到来。

被排出的卵子如果在12个小时内等不到精子的光顾，就会死亡。这时子宫内膜脱落，转入正常的月经期。

数亿精子被射入阴道后，就开始了它们漫长艰难的相约之旅。这一旅程对它们而言，相当于人类游过100个竞赛泳池的长度。途中数百万精子会陷入阴道沟壑中，或误入另一根无成熟卵子的输卵管；数百万精子会中途不幸被推出子宫；还有些不够强壮的精子适应不了环境会死亡。

最终，能够到达受精地点的只有200多个精子。然而，精子的磨难并未到此结束。精子还需冲开卵子周围的重重包围，最后通过一个被称作透明带的结构才得以与卵子结合。受精后的卵子，称为受精卵。

通常到了最后，只有一个精子可以通过这个透明带，它就是那个最强壮的能孕育未来宝宝的精子。

由此可见，宝宝的人生，在它最初酝酿之时就经历着残酷竞争下的优胜劣汰。

探索生命开始的瞬间

受精后的卵子，立即开始细胞分裂，并会由输卵管向子宫腔移动。大约在受精后的四五天内到达子宫腔。

到达子宫腔后，受精卵会分泌出一种能分解蛋白质的酶类物质，侵蚀子宫内膜，并且把自己埋进子宫内膜的功能层中，这个过程称作受精卵的植入或者着床。

受精卵埋入子宫内膜后，开始得到子宫的滋养，不断得到生长发育所需要的营养，同时也开始不断地生长和发育，成为胚胎，长成胎宝宝。

胎盘，胎宝宝的力量源

胎盘，是胎宝宝生长发育过程中出现的附属组织，由母体的子宫底蜕膜和胚胎绒毛构成。

胎盘是胎宝宝与母体之间进行物质交换的重要器官，是胚胎与母体组织的结合体，是胎宝宝与母亲联系的纽带。没有胎盘，胎宝宝就无法存活，由此可见，胎盘的作用是多么重要。

脐带，胎宝宝的营养通道

脐带由胚胎的体蒂发育而来，是连接母体与胎宝宝的营养通道，时刻进行营养物质和代谢物质的交换。胎宝宝通过脐带悬浮在子宫内的羊水中。

脐带的一端连接着胎宝宝腹壁上的脐轮，另一端附着在胎盘中央或稍偏一些。脐带表面覆盖着羊膜，外观为灰白色和螺旋状扭曲，内有一条脐静脉和两条脐动脉。

百科速递

一旦脐带受到压迫，脐带内的血液受阻，则会威胁胎宝宝的生命安全。

羊水，胎宝宝的保护伞

羊水，俗称"胞浆水"，是胎宝宝胞衣最内层薄膜——羊膜上皮组织分泌的、充满于羊膜囊内的液体，使胎宝宝如同鱼儿一样悬浮在羊水之中，有保护胎宝宝的作用。因为羊膜最早被人们发现于羊胎中，故得名羊水。

羊水是无色透明的碱性液体，其中90%以上为水分，另外含有矿物质、尿素、尿酸、肌酐、胎脂和胎宝宝的上皮细胞等。羊水中AFP的量可作为监测胎宝宝有无畸形的指标，通过对羊水中胎宝宝细胞的染色体检测，可以对胎宝宝进行遗传性疾病的筛查。

双胎和多胎的秘密

大多数情况下，一次妊娠只怀一个胎宝宝，但也有一次妊娠同时怀两个或两个以上胎宝宝的情况，并以双胎更为多见。

这是因为，有时候卵巢排出两个或两个以上成熟卵子并且同时受精成胎，或者有单个的受精卵分裂成两个或者两个以上受精卵，各自在母体内发育，便会形成双胞胎、三胞胎或多胞胎。

什么是异卵双胞胎

母体同时排出的两个卵细胞与不同的精子结合而形成的双胞胎为异卵双胞胎。他们和一般意义上的兄弟姊妹没有区别，只不过成长在同一个时刻。这种情况多与遗传有关，在35岁以上准妈妈中更为常见。

了解同卵双胞胎

他们是真正意义上完全相同的双胞胎。他们由一个精子和一个卵细胞发育而成。他们外表酷似，有时甚至心灵相通。他们在子宫中就掌握了非语言的交流方式。他们通常需要对方的情感支持。目前认为，同卵双胞胎的发生完全是随机的。

你的宝宝更像谁

宝宝的每个特征都是由一对基因决定的，其中一个来自母亲，一个来自父亲。有时来自母亲的基因表现类型比来自父亲的基因表现类型强大，那么宝宝的这方面特征就表现得更像母亲，反之亦然。

但有的时候宝宝却长出了父母都没有的黄头发是怎么回事？这是因为某些基因是显性的，某些基因是隐性的。如果宝宝父母携带隐性的黄发基因，即使父母都是黑发，宝宝也可能会有一头黄发。

所以，生出了某些特征不像自己的宝宝的爸爸妈妈们也无须奇怪了。

🌼 百分之百遗传的双眼皮

双眼皮属"绝对"性遗传。有趣的是，父亲的双眼皮，几乎会百分之百地留给宝宝们。甚至一些宝宝出生时是单眼皮，成人后又"补"上像他父亲那样的双眼皮。

另外，大眼睛、大耳垂、高鼻梁、长睫毛，都是五官遗传时从父母那里最能得到的特征性遗传。

🌼 宝宝如何继承父母的智力

在一个家庭中，父母亲双方有一方智力低下的，他们所生的宝宝中智力低下的发生率明显高于父母亲智力均正常所生的宝宝；同样，父母亲都是智力低下，他们所生的宝宝智能低的发生率更高。这说明了智力与遗传的关系。

虽然智力和某些遗传基因有关，但也受着外界环境的影响。如果父母有意识在智力方面对宝宝加以培养，加上宝宝后天的努力，亦能补救遗传缺陷。

🌼 不容"商量"的下颌遗传

下颌遗传是不容"商量"的显性遗传，"像"得让你无可奈何。比如父母任何一方有突出的大下巴，宝宝也常常毫无例外地长着酷似的下巴，"像"得有些离奇。

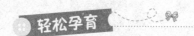

轻松孕育

由于父母给予宝宝的染色体都是从他们父母那里继承来的，所以宝宝就会具有祖父母和外祖父母的遗传特征。

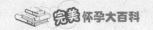

❀ 不偏不倚的肤色遗传

肤色遗传，让人别无选择。它总是遵循"相乘后再平均"的自然法则，给宝宝打上"中和"色的烙印。比如，父母皮肤较黑，宝宝有白嫩肌肤的概率较低；若父母一方白、一方黑，那么，在胚胎时期"平均"后便给宝宝一个不白不黑的"中性"肤色。

❀ 决定宝宝身高的因素

父母的身高对宝宝的高矮非常有影响，甚至起决定性的作用，这是遗传决定的。一般来说，父母双方都是矮个子，那么宝宝一般来说也是矮个子；如果父母一方高，另一方矮，那么宝宝往往是高个子。的确，高与高结合生高，矮与矮结合生矮，这是身高遗传的法则。

不过，身高遗传法则并不是绝对的。一般来说，身高的遗传度为0.75，就是说，身高有75%取决于遗传，仅25%取决于环境。

❀ 不可不知的遗传性疾病

遗传性疾病就是由父母直接传递给宝宝的疾病，具有遗传性和终生性的特点。一般来说，染色体数目或结构异常，或者基因本身异常，都会导致遗传性疾病。仅受一对异常等位基因控制的疾病为单基因遗传病，受两对以上异常基因控制的疾病为多基因遗传病。一般的遗传病为单基因遗传病，只在直系亲属间传递。多基因遗传病具有家族群体遗传性，发病率低，需要一定的环境条件才会发病，例如高血压、糖尿病、哮喘等就属于多基因遗传病。

显性染色体遗传病只要一对染色体中有一个带有致病基因，就会发病。隐性染色体遗传病则需要一对染色体同时带有致病基因，或者致病基因只存在于X染色体

百科速递

有些遗传病患者由于所患的遗传病比较严重，其子女多容易发病，而暂时又没有很好的治疗方法，因此最好在婚前做绝育手术，或采取严格的避孕措施，以免婚后生育患严重遗传病的后代。

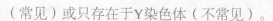

（常见）或只存在于Y染色体（不常见）。

遗传性疾病种类很多，遗传的方式也不一样。有的病可以在下一代就出现，有的病则要等到第二、第三代以后才发病。

◎ 及时进行遗传咨询

对于想要宝宝的夫妇来说，遗传咨询是很必要的。一般来说，应重点进行遗传咨询的人群有：

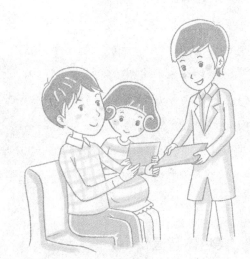

❤ 有遗传病家族史者。

❷ 夫妇中一方有遗传病或先天缺陷者。

❸ 夫妇为近亲血缘关系者。

❹ 曾经生过先天性愚型儿、无脑儿、脊柱裂等先天性畸形儿者。

❺ 有习惯性流产、早产或原因不明的胎死宫内者。

◎ 何为显性遗传病

显性遗传病，如强直性肌营养不良（有全身肌肉萎缩，以面、颈、肩、上肢比较明显，同时伴有白内障与毛发脱落）；遗传性痉挛性共济失调（有步态不稳、言语障碍、视神经萎缩、眼球震颤等表现）；软骨发育不全（侏儒、四肢短小、面部畸形）等，夫妻一方有病的，子女大约有半数会发病，所以不能生育。

◎ 何为隐性遗传病

隐性遗传病，如苯丙酮尿症、小头畸形等。夫妻中如果一方患病，则子女一般并不患病，但如果双方都患同种病，子女就有很高的发病概率。

何为多因子遗传病

多因子遗传病，如先天性心脏病、精神分裂症、原发性癫痫、唇裂与腭裂、糖尿病等，其子女也有一定的发病机会，所以也不宜生育。

遗传的基本规律

我们知道，子女身体上的许多性状都是由父母遗传而来的。所以，子女的相貌、行为甚至喜好常常酷似父母。那么，父母是通过什么将他们的很多性状传给下一代的呢？

百科速递

近亲结婚是某些遗传病发生和蔓延的"土壤"。由于近亲结婚夫妻双方有着共同的祖代，很可能从祖代那里得到同样的致病基因。

那就是遗传物质脱氧核糖核酸（DNA）。亲代将自己的DNA传递给子代，使遗传的性状和物种保持相对的稳定性。简单地说，父母通过染色体上的遗传基因传递遗传信息。

染色体与遗传

人体最基本的单位是细胞。细胞里最主要的遗传物质是染色体，它是遗传的物质基础。人类的染色体有23对即46条。染色体有常染色体和性染色体之分，前22对为常染色体，第23对为性染色体。而遗传基因就排列在染色体上。

在遗传基因中，有的是健康的，有的是有缺陷或带疾病的，通过染色体，父母把遗传基因传给了下一代。

基因中的奥秘

基因是DNA（脱氧核糖核酸）分子上具有遗传效应的特定核苷酸序列的总称。基因位于染色体上，并在染色体上呈线性排列。基因不仅可以通过复制把遗传信息传递给下一代，还可以使遗传信息得到表达。

现代医学研究证明，除外伤外，几乎所有的疾病都和基因有关系。不同的基因型对环境因素的敏感性不同，敏感基因型在环境因素的作用下可引起疾病。另外，异常基因可以直接引起疾病，这种情况下发生的疾病为遗传病。

❀ 女性的最佳生育年龄

女性的生殖器官到20岁才逐步发育完全，若过早怀孕，胎宝宝与发育中的母亲争夺营养，对双方都不好。反之，年龄越大，则使卵泡在卵巢中积存的时间过长，致使染色体发生"老化"，功能出现衰退。

国内外医学家认为，妇女的最佳生育年龄为24～29岁。这是从女性的生理特点、母婴健康、优生优育等多方面因素来考虑的。这个时期女子的生殖器官、骨骼及高级神经系统已完全发育成熟，生殖功能处于最旺盛时期，卵子的质量较高，怀孕后胎宝宝的生长发育良好，流产、早产、畸形儿和痴呆儿的发生率都比较低，生下的孩子大多聪明健康。这个时期女性的软产道伸展性好，子宫收缩力强，难产概率小，故危险性也小。

❀ 男性的最佳生育年龄

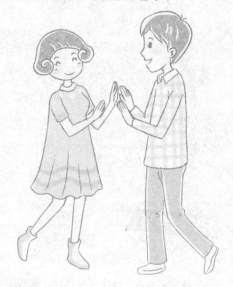

虽然男人的生育年限比女性长得多，几乎持续终生，但从优生角度看，最好不要超过35岁。以精子的质量为例，虽说老年男性的精子并不衰老，而且密度也较高，但活动能力已有明显下降的势头，不动的与畸形的精子数增加了20%，精子代谢的速度也有所下滑，代谢后还会产生不少废物，对后代的不良影响可想而知。

另外，男性过了35岁，体内的雄性激素也开始衰减，平均每过一年其睾丸激素的分泌量就下降1%。因此，与女人一样，男人也有生殖生物钟，只不过男人的生殖生物钟弹性较大罢了。

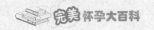

❀ 春末受孕，益处多

春末受孕具有得天独厚的优势。春末气候温和，地气生发，万物复苏。3～4月份怀孕，正是春暖花开的季节，此时气候温和适宜，风疹病毒感染和呼吸道传染病较少流行。

此时，准妈妈的饮食起居易于调适，能使胎宝宝在最初阶段有一个安定的发育环境，对于预防畸胎最为有利。日照充足是春季怀孕的又一个好处，能为孕妈妈在整个妊娠过程中提供良好的日照条件。准妈妈皮肤里的麦角固醇在阳光中紫外线的照射下，能变成维生素D，从而促进对钙、磷的吸收，有利于胎宝宝骨骼的生长和发育。另外，阳光照射到皮肤上，能促进人体的血液循环，还能杀菌消毒，对准妈妈的身体健康也大有益处。

❀ 初秋受孕，利优生

9～10月份受孕也较为合适。由于9～10月份正值秋高气爽、气候温暖舒适、睡眠食欲不受影响和水果问世的黄金季节，对准妈妈营养补充和胎宝宝大脑发育十分有利。

此时受孕，准妈妈的预产期又是来年的春末夏初，气候温和，食物供应充裕，有利于产妇身体康复和促进乳汁的分泌，同时孩子衣着逐渐减少，护理也较为方便。另外，春夏之交，日光充足，婴儿可有良好的光照条件，有利于婴儿生长发育的骨骼钙化，不易患佝偻病；当进入冬季时，婴儿已逐渐长大，可避免肠道传染病流行高峰。

轻松孕育

相对于受孕季节而言，优生的关键在于保证充足的营养供给以及避免病毒的感染。不过，优生是受遗传、环境等多种因素综合决定的，季节的影响只是其中一个方面。

何时出生的宝宝最聪明

相关专家指出，4月份出生的孩子从医学角度来说有更多健康、聪明的保障。按怀孕的最佳季节7～9月推算，宝宝的预产期应该是4～5月份，其中又以4月份为最佳。原因如下：

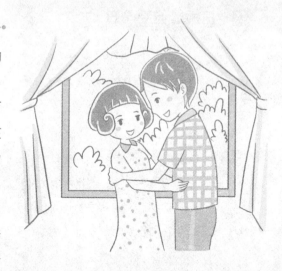

4月份气温适宜，是"坐月子"的最佳季节。一方面，应季蔬菜、鱼、蛋等副食品供应十分丰富，另一方面，适宜的温度有利于增加妈妈食欲，乳汁营养也丰富，母乳质量有保证。此外，妈妈哺乳、宝宝沐浴均不易着凉。而且宝宝衣着较少，也便于四肢自由活动，有益于大脑及全身的发育。

宝宝满月后，时令已入夏，绿树成荫，空气清新，阳光充足，便于进行室外日光浴和空气浴。宝宝半岁前后正值金秋十月，该增加辅食时又已避过夏季小儿肠炎等肠道疾病的流行季节。

高龄妊娠有危害

一般来说，女性怀孕最晚不应超过35周岁，否则就属于高龄妊娠。与年轻妈妈相比，高龄准妈妈患妊娠性糖尿病、高血压等各种疾病的发生率增加2～10倍，流产或者早产的概率比较高，并可能生出畸形儿。据资料显示，35岁以上的准妈妈中大约有15%的人会遭遇流产，对于40岁的准妈妈来说，有25%的流产概率，而45岁后，流产的风险更是高达50%。同时，大龄妈妈生的宝宝比年轻妈妈生的宝宝更容易得染色体疾病。

如果条件允许的话，最好在年轻健康时分娩。但也不必因为是高龄分娩而寝食不安。只要有计划地妊娠，进行完善的产前管理，产妇和婴儿都可以健康地度过分娩。

把握最佳受孕日

在停止避孕1月内，受孕成功率仅为53%，3个月内为77%，6个月为88%，1年内为92%。也就是说，孕前准备时间最好在6个月至1年之间，这样能大大提高受孕概率。

医学研究表明：精子排入女性体内后的存活时间为48～72小时，卵子从卵巢排出24小时内活力旺盛，因此，必须把握住排卵日期，才有受孕的机会。

经期，帮准妈妈推算排卵日

如果准妈妈的月经周期比较正常，都在28天左右，那么，排卵日多在两次月经中间。

如果周期后延，排卵时应在下次月经来潮前14天。

宫颈黏液性状与排卵日

月经结束后，宫颈黏液稀薄而量少，甚至没有黏液，称之为干燥期，提示这一时期为非排卵日。

在接近排卵日时，宫颈黏液量增多，透明无色，呈鸡蛋清样，黏性很强，不易拉断，出现这种黏液的最后一天的前后48小时之间是排卵日，也是易受孕期。

基础体温与排卵日

月经周期分为卵泡期、排卵期、黄体期和月经期，在这四个时期内基础体温也随之变化，排卵期发生在最低温度时期者占40%，发生在最低点后一天者占30%，前一天占15%，尚有极少数发生在前后各两天。

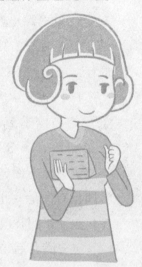

把握最佳受孕时刻

据科学家对一天受孕概率的研究发现，如果想受孕的话，做爱的最佳时间是下午5时至7时。

研究发现，无论是精子的数量还是质量一天中都变化很大，而在下午稍后的这段时间达到高峰——恰好在此时女性最容易受孕。

良好的受精卵，由此诞生

一项医学研究证明：当夫妻双方都处于精神愉悦状态时，身体内会分泌出大量有益于健康的酶、激素及乙酸胆碱等物质，这些物质能使夫妻双方都保持体力和智力的良好状态。此时，性功能最和谐，益于进入性高潮，从而形成良好的受精卵。

相反，当女性未达到性高潮时，则不利于形成良好的受精卵。因为，性高潮会使精子在阴道中的运动能力增强，同时便于精液贮存于阴道内，还会促使闭锁的子宫颈口松弛张开，益于精子进入，从而增大优秀精子与卵子结合的机会。

避免不利受孕因素的影响

除了把握住最佳的排卵日外，还要避开诸多不利受孕的因素。当人体处于生理节律低潮期或者低潮与高潮临界日时，身体非常容易疲倦，而且情绪不佳，因此会导致注意力分散，判断力下降，做事效率降低等，同时身体的抵抗力降低，比较容易受病菌的侵扰，因此不利于受孕。

而且，当自然界发生太阳磁暴、地震、日食月食以及月圆之夜时，人的情绪波动较大，易导致精卵细胞质量下降，会给成功受孕带来不利影响。

此外，雷电交加之夜也不适合受孕，因为雷电所产生的强烈的X射线，会引起生殖细胞染色体畸变。还有，太阳黑子所产生的太阳耀斑，也对生殖细胞和胚胎有伤害，严重时会导致胎宝宝出生后智力不良。

轻松孕育

选择一个良好的受孕环境也会给成功受孕带来保障。如保证居室的整洁，在居室内放置一些鲜花，同时播放一些温馨浪漫的音乐等。

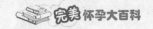

了解最易受孕的姿势

好的性交体位对于怀孕所起的作用非同小可，因为正确的受孕体位会提升女性怀孕的概率。

一般来说，女性阴道的上端比下端宽，上端包围子宫颈，其环绕子宫颈的周围部分称为阴道穹隆，射入阴道的精液先储存在阴道后穹隆内形成精液池。精子在穹隆中停留时间长和最少量外流会加大受孕率。为了使精液能够停留在穹隆中，男上式女仰卧位则是最佳受孕姿势，女性两腿弯曲，阴道稍缩短，与子宫腔成一直线，这样精液不易外流，能够迅速进入子宫颈口，有利怀孕。

如果夫妻二人是为了造人而准备，那么，做爱后，妻子千万不要立即起床，而是应把双腿朝空中举起，如果体力不支，可以把双腿举起靠在墙上。或者在做爱前，在臀部下方塞一个枕头，使下半身处在倒置的位置，这样就能借助地球重力的帮助，延长精液在阴道里的存留时间，让"小蝌蚪"有更多机会到达子宫。

注意掌握性生活的频率

性生活太频繁会导致精液量减少和精子密度降低，精子活动率和生存率下降，精子在女性生殖道的行进能力和与卵子相会的机会将大为减弱。因此，医学专家建议，在排卵期前夫妻应禁欲一周左右，这样男性才能保证提供充足而成熟的精子。

百科速递

对于能够产生特异性免疫反应的女性，如果频繁地接触丈夫的精液，容易激发体内产生抗精子抗体，使精子黏附堆积或行动受阻，导致不能和卵子结合。

全面体检，为孕育保驾护航

❀ 自我健康评估

要想孕育一个健康的宝宝，首先要求爸爸妈妈的身体也要健康、强壮。在去医院进行孕前检查前，可以先给自己的身体作一个健康评估，夫妻双方都回想一下：

自己和爱人是否患过或是正在患什么样的疾病？

现在的身体状况如何？

有什么身体状况正困扰着我们？

……

好好地想想，大致了解自身的孕育条件，做到心中有数，以便为医院的正式检查提供参考。

❀ 让医生了解病史

在第一次孕前检查的时候，医生会常规性地对女性的整个身体情况和家庭情况进行详细的询问，如："你的月经规律吗，最近的一次是什么时候来的？""以前做过流产手术吗，有过流产史吗？"

医生需要了解女性的月经史、以前有没有过人工流产或自然流产、有没有分娩过畸形儿或者有遗传疾病的新生儿、以前有过哪些病、家属得过哪些病、准备怀孕期间是否接触过有害物质以及婚姻史和家族史的情况等。

女性朋友千万不要因为医生的这些问题涉及隐私，或者感到不好意思而拒绝回答，或提供错误的答案。了解真实的情况是医生做出正确诊断的重要前提。

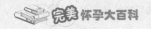
❀ 体温测量

标准温度：36～37℃。

门诊检查前，可以在家里测量好体温再到医院就诊。这样可以减少在门诊等待的时间。

测量体温有三种不同的方法，即肛温法、口温法和腋温法，目前应用最为广泛的是腋温法。

❀ 身高测量

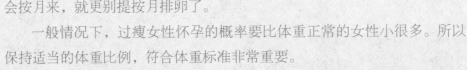

身高测量很简单，女性也可以在家里自己测量，到达医院后告诉医生就可以了。

在整个孕前和孕期检查中，身高一般只测一次。医生将通过身高和体重的比例来估算女性的体重是否合适，是否存在体重过重或过轻的问题，以及估算出其骨盆的大小。

❀ 体重测量

体重是孕前检查的必测项目。因为妊娠时体重总是有或多或少的增加，所以在体重发生改变前记录下基础值，有助于医生了解女性体重的增长情况，为日后进行比较做准备。

如果体重过重，医生会建议女性在妊娠前采用适当的方法减去一些体重。因为超重的女性在妊娠时会冒很大的风险。超重的准妈妈在孕期患妊娠期并发症的概率比正常体重的准妈妈要高好多倍，而且会增加产后恢复的难度。如果体重过轻，也许看上去身材很苗条，但过瘦的话所面临的风险可能比体重过高更加严重。当体脂含量少于体重的20%时，连月经都不会按月来，就更别提按月排卵了。

一般情况下，过瘦女性怀孕的概率要比体重正常的女性小很多。所以保持适当的体重比例，符合体重标准非常重要。

◎ 血压测量

标准值：不应超过140/90毫米汞柱。

血压也是每次检查的必测项目，测量血压的目的是为了留下基础值，用来和怀孕后进行比较。

有些女性虽然没有表现出症状，但是血压处于不正常的范围中。这部分女性若在准备妊娠前能够得到诊断，并进行治疗，有助于其更健康地度过孕期。

◎ 心率测量

正常人的心率在60～100次/分，心跳有力。每次心跳的间隔时间相同，超过100次/分称为心动过速，低于60次/分称为心动过缓。

◎ 血糖检查

糖尿病是有可能给妊娠带来致命性灾难的疾病之一。身患糖尿病的准妈妈患上高血压疾病的概率比普通人高4倍，而且胎宝宝有可能生长过大，给分娩带来困难。糖尿病准妈妈的流产、死亡以及发生畸形儿的概率都比较高，因此孕前血糖检查必不可少。

◎ 血常规检查

在怀孕之前一定要认真地做个血常规，它可以告诉女性自己的血液供应是否充足（是否有贫血）、凝血能力如何（血小板数量）等重要信息。做血常规检查时，可以要求医生顺便给自己和丈夫做个血型鉴定。这样做的目的有二：

💔 为了明确未来准妈妈的血型，以便在生产过程中发生失血时，省去血型鉴定这一环节，节约宝贵的救命时间。

💜 可以确定将来的宝宝是否会发生新生儿溶血症。

新生儿溶血症是因为胎宝宝与母亲的血型不合而导致的，它的主要症状就是黄疸，此外还可能有贫血和肝脾肿大等表现，严重者会发生胆红素脑病，影响宝宝智力，更严重的还有可能引发新生儿心力衰竭而导致死亡。

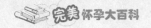

月经检查

月经异常是妇科常见病，它带给女性的不仅是自身的烦恼和痛苦，更会影响到能否正常受孕。有月经异常症状的女性一定要及时检查。

月经异常的症状一般表现为：痛经、经期提前或经期推后、排卵期出血、月经血量过多或过少等。这些情况往往会导致日后发生不孕。适当的痛经是正常的生理现象，但是严重的痛经就有可能是子宫内膜异位、子宫肌瘤、盆腔炎、子宫内膜炎等疾病引起的了，最好到医院检查一下。

需要警惕的月经状况

月经周期一般为25～35天，如果超过40天或者不足20天，都属于不正常情况，要警惕子宫病变。

月经持续3～6天属于正常，如果超出7天，就要怀疑功能性子宫出血、排卵不正常、子宫收缩不好，或者其他子宫病变了。

经血过多或过少同样要引起警惕。经血过多（每隔2小时就必须得换卫生巾）可能是内分泌失调造成的，也有可能是子宫肌瘤引起的。经血过少有情绪的影响、营养不良的原因，或者是口服避孕药导致，也有可能是子宫内膜结核等疾病引发的。

白带异常检查

白带可以说是女性生殖系统健康与否的预报器，女性朋友千万不要忽略了对白带的自查。

孕前白带异常的女性，若不加治疗则怀孕后病情会加重，而且在分娩时很有可能通过产道将病菌感染给宝宝。到任何一家正规医院做个妇科常规检查，就可以确知引起白带异常的原因是什么，并在医生的协助下进行对应治疗。

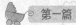
妇科内分泌检查

妇科内分泌检查主要是检查女性的性激素和对性激素有影响的其他激素（如促黄体生成素等）的含量和水平。

妇科内分泌是否正常会直接影响到女性可否正常受孕和受精卵是否可在母体内正常发育。妇科内分泌检查主要包括促黄体生成素（LH）、垂体促卵泡生成素（FSH）、垂体泌乳素（PRL）、雌二醇（E2）、黄体酮（P）、睾酮（T）6项指标。

乳房检查

针对孕育来说，从宝宝出生到至少6个月，母乳都是宝宝的最佳营养源，妈妈母乳不足或因乳房疾病不能为宝宝提供哺乳，会让母子都很痛苦。所以在有怀孕打算的时候，不要忽略了乳房检查。

在进行乳房检查时，要警惕两种良性肿块——第一个是乳房纤维囊肿，发炎的纤维囊内充满液体，外表光滑，触之疼痛。把液体抽出后，炎症就会消退。另一个是乳房纤维瘤，这种肿块韧如橡胶，可在局部麻醉的情况下，切除肿块，避免其转为恶性。

病毒检查TORCH

多年临床资料发现，孕期流产、死胎或胎宝宝畸形等，许多与母体病毒感染有关。

因此，为安全起见，孕前应做相应的检查。目前需检查的几种病原体是弓形虫（T）、风疹病毒（R）、巨细胞病毒（C）、单纯疱疹病毒H型（H）以及其他病毒（O），合称为TORCH。这些病毒对成人往往影响不明显，甚至感染了也不会出现症状，但是对分化、生长中的胎宝宝却可带来巨大的伤害。

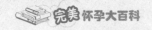
牙龈炎和牙周炎检查

女性在怀孕后，体内的雌性激素水平明显上升，尤其是黄体酮水平上升很高，会使牙龈中血管增生，血管的通透性增强，容易诱发牙龈炎，这被称作"妊娠期牙龈炎"。

研究证实，怀孕前未患牙龈炎的女性，其怀孕后患"妊娠期牙龈炎"的比例和严重程度均大大降低；而在孕前就患有牙龈炎或牙周炎的女性，怀孕后炎症会更加严重，牙龈会出现增生、肿胀，出血显著，个别的牙龈还会增生至肿瘤状，称为"妊娠期龈瘤"，极容易出血，严重时还会妨碍进食。

另外，患者牙周袋中细菌毒性增加，对牙周骨组织的破坏也加重，往往引起多颗牙齿的松动脱落。如果是中度、重度的牙周炎，准妈妈生出早产儿和低体重儿的概率也会大大增加。所以，怀孕前应该进行牙龈炎和牙周炎的检查和系统治疗。

孕前治愈龋齿

龋齿也就是大家常说的蛀牙。孕后生理的改变和饮食习惯的变化，以及对口腔护理的疏忽，常常会加重蛀牙病情的发展。一旦爆发急性牙髓炎或根尖炎，不但会给准妈妈带来难以忍受的痛苦，而且服药不慎也会给胎宝宝造成不利影响。

另外有调查证明，母亲患有蛀牙，生出的小宝宝患蛀牙的可能性也大大增加，原因之一就是母亲是婴儿口腔中致蛀牙细菌的最早传播者，准妈妈口腔中的变形链球菌就可以通过母婴垂直传播。所以，怀孕以前治愈蛀牙无论对自己，还是对小宝宝都是有好处的。

轻松孕育

将口腔疾病在怀孕之前治愈，不仅能避免孕期不必要的麻烦，而且对宝宝和未来准妈妈的健康也是有好处的。

男性生殖系统检查

健全的生殖系统是孕育宝宝的前提，除此之外，男性还要考虑传染病，特别是梅毒、艾滋病等，虽然这些病的病毒对精子的影响现在还不明确，但是这些病毒可能通过爸爸传给妈妈，再传给肚子里的宝宝，使他们出现先天性缺陷。

夫妻染色体异常检查

孕前检查要先排除有遗传病家族史，夫妻双方要了解自己的直系、旁系亲属中，有没有人出现过习惯性流产的现象，或是生过畸形儿，医生好根据这些状况判断染色体是否出现平衡异位，以减少生出不正常宝宝的可能性。

必要时，丈夫最好跟妻子一起进行染色体异常检测，排除遗传病。

男性精液检查

健康宝宝是健康的精子和卵子结合的结晶，因此男性孕前检查最重要的就是精液检查。3～5天不同房是进行精液检查的最佳时机，通过检查，男性可以获知自己精子的状况。

如果精子的活力不够，就应从营养上补充；如果精子过少，则要反省一下自己的不良习惯，戒掉烟酒，不穿过紧的内裤等；如果是无精症，则要分析原因，决定是否采用现代助孕技术。

男性肝功能检查

虽然对肝功能不全是否能够通过精子传染给宝宝，现在还没有定论，但肝炎病毒极容易传染给朝夕相处的爱妻，甚至通过母体传染给宝宝。为了保险起见，做一个全面的肝功能检查也是男性的职责所在。

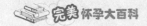
良好的生活习惯，益于孕育

保证充足的睡眠

对于女性朋友来说，良好的睡眠是孕前重要的养生之道。睡眠质量差对健康的危害很大。首先表现在神经系统过度疲劳，甚至发生神经衰弱，体力和脑力劳动效率降低，精力不济，记忆力减退，出现头晕眼花、耳鸣乏力，严重者还会影响到心血管系统、呼吸系统、消化系统的功能，进而导致器质性病变。

睡前散步好处多

人在晚间，一天的学习、工作、生活，大事小事无不留存在大脑之中。大脑在晚间的活动十分激烈。此时，安排一个短时间不用思维活动的运动是有益于身心健康的，其中最简便而有效的方法是到室外散步。晚饭后出外散步，有利于消化，还能领略自然界的夕照佳景，呼吸新鲜空气，十分有益。

睡前用温水洗脚

上床前用温水洗脚，不仅可去足垢，使足部温暖，而且能引血气下行，使心宁神安而入睡。数百年来，中国民间流传着这样一首《洗脚歌》："春天洗脚，升阳固脱；夏天洗脚，暑湿可除；秋天洗脚，肺润肠濡；冬天洗脚，丹田温灼。"可见，睡前洗脚好处极多。

培养睡午觉的好习惯

不少女性朋友，尤其是从事脑力劳动的女性朋友都体会到，午睡后工作效率会大大提高。

国外有资料表明，在一些有午睡习惯的国家和地区，其冠心病的发病率要比无午睡习惯的国家低得多。这与午睡能使心血管系统舒缓，并使人体紧张度降低有关。所以，午睡是对白天长时间忙碌后的能量充电，对工作和健康都极为有益。

不要趴在桌子上午睡

有些女性朋友习惯或迫于条件所限，在午饭后趴在桌子上午休，殊不知这样不但休息不好，而且还有碍于身体的健康。这是因为，当人们睡眠时，心脏收缩力减弱、心跳减慢、血压下降，导致流经脑部的血液相对减少。若趴在桌子上午休，由于体位的关系会使脑部血液进一步减少，有时在醒来时会感到头晕、头痛、耳鸣、视物模糊和面色苍白，特别是中午饱食之后，此症状尤为显著，需要一段时间才能逐渐恢复。

因此，午睡时应当平卧休息，条件不允许时也要采取仰躺在椅子里的姿势休息，而不应趴着午睡。

培养良好的作息习惯

宝宝的作息习惯是由准妈妈在孕期建立的，准妈妈的作息习惯会影响到胎宝宝。因此，为了宝宝，女性朋友从现在开始就培养自己良好的作息习惯吧。

❤ 固定的时间入睡：每晚大约10时，最晚11时入睡，在早上6点左右便会自然醒来。

❤ 睡前不要吃得太饱：睡前2小时停止进食（水除外），吃得太饱容易影响睡眠质量。

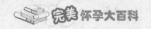

孕前久坐有危害

对于女性来说，久坐容易造成血液循环不顺畅，同时也会引发妇科方面的疾病，甚至导致不孕症。

许多年轻女性上班族，由于长期久坐，月经前及月经期常有疼痛。因久坐导致经血逆流入输卵管、卵巢，引起下腹痛、腰痛，尤其是痛经，可引发所谓的巧克力囊肿，是女性不孕的原因之一；气滞血瘀也易导致淋巴或血行性的栓塞，使输卵管不畅通。

百科速递

在维持坐姿40分钟后休息10分钟以上，做做伸展运动，下班后做些散步、游泳、韵律操等运动，这些都能有效地改善因久坐而形成的血液循环障碍。

孕前戒烟戒酒

香烟的烟雾中含有强烈的致癌、致畸物质，不论是男性还是女性，吸烟（包括被动吸烟）都是优生优育的大敌，女性吸烟会干扰和破坏正常的卵巢功能，引起月经失调、卵巢早衰（表现为过早绝经），影响卵子质量，导致不孕。吸烟的女性即使怀孕了，亦因为卵子质量不高，易出现流产、早产和死胎。

烟的毒性物质会干扰精子的整个生成过程，男子吸烟会使精子数量减少，畸形精子明显增多，从而导致不孕或生下的子女有先天畸形的概率明显增高。

现代医学提示，男性长期饮酒，精液中精子数目减少、活动力减弱，阳痿、不育的发生率明显增加。酒精也会妨碍女性卵子的发育和成熟，而且影响受精卵的顺利着床与胚胎发育，使不孕、流产和生育畸形儿的概率成倍增加。

孕前夫妻共同锻炼身体

对于任何一对计划怀孕的夫妻而言，应该进行一定阶段有规律的运动后再怀孕。

例如：夫妻双方计划怀孕前的6个月，共同进行适合的运动，如慢跑、柔软体操、游泳、太极拳等，以提高各自的身体素质，为怀孕打下坚实的基础。特别是体重超过正常标准的女性，更应该在计划怀孕前准备好一个周密的减肥计划，并严格执行。

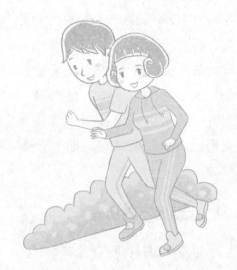

丈夫应该帮助自己的妻子合理安排饮食，与妻子共同锻炼身体或运动，力争在怀孕前使身体素质达到要求。

测试自己的体能

在开始孕前运动之前，首先要对自己的体能有所了解。简单的方法是看一看自己能否轻快步行15分钟而不气喘吁吁。另一种方法就是早晨醒时测试一下休息时的脉搏。用食指或中指轻轻按压，感受脉搏跳动，如果每秒在70次以内说明体质状况良好，在80～100次表明体质下滑，如果跳动100次或更多表明体质较差。

小运动，作用大

如果有的女性朋友以前并不经常锻炼，那么就不要急于开始大运动量的练习，可以从日常生活中的一些细小变化开始。这些变化有助于提高女性的基本健康状况，比如上班或逛商店的时候爬楼梯而不要用电梯，回家的时候跑步上楼，就是在电梯上也要多活动一下。这些都会提高心肺功能，为身体提供氧气、消耗脂肪，并全面提高肌肉的柔韧性。

运动前不要吃得过饱

运动前1～2小时吃饭较为适合。食物吃进胃里需要停留一定的时间才能被消化吸收，如果运动前吃得过饱，胃肠膨胀，膈肌运动受阻，腹式呼吸不畅，会影响健康。运动前还应少食产生气体的食物，如豆类、薯类、萝卜、鱼肉等，因肠胃运动缓慢，气体不易排出，会造成气体淤积，运动时易产生腹痛。

运动时不宜急停

如果运动时突然急"刹车"，全身血液不能及时回流心脏，心脏给全身器官组织的供血也会突然减少，就会产生头晕、恶心、呕吐，甚至出现休克症状，因此运动后应继续做放松运动。

运动后不要大量喝水

夏天运动出汗多，易渴，如果这时大量喝水，会给消化和血液循环系统以及心脏增加沉重的负担。

大量喝水还会引起体内盐分大量流失，从而导致抽筋、痉挛等现象。正确的做法是，运动后稍事休息，再适量喝点淡盐水。

运动后不要立即吃饭

运动时，胃肠供血少，运动后立即吃饭，会影响胃肠消化功能，长此以往会引发疾病。特别是冬季运动后，不要吃过烫食物，否则刺激食管、胃肠后，易引发便血等症状。

运动后不要立即洗澡

运动时，血液多在四肢及皮肤，运动后血液尚未回流调整好，马上洗澡，会导致血液进一步集中到四肢及皮肤，易造成大脑、心脏供血不足，并会产生不适症状。

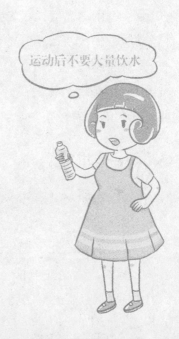

运动后不要大量饮水

孕前减肥的注意事项

在怀孕前，女性要想办法避免自己的体重过大，其中最简单、最方便的减肥方法就是多参加体育活动。这样不仅能够减少脂肪，而且能增强肌肉耐力，使身体健康、充满活力，这是其他任何减肥方法也替代不了的。如果身体允许，女性应该坚持每周至少有2～3次，每次花上20分钟左右的时间进行有计划的锻炼。如果生活有规律，或者参加训练班的话，那就比较容易坚持下来。

减肥前最好先称一下体重，减肥过程中每2周称一次，观察体重的变化情况。如果体重变化不大且没有疲劳感，可适当增加锻炼的次数和组数，并多参加一些室外运动，如慢跑、爬山、骑自行车、打羽毛球或保龄球、跳绳和游泳等。

孕前宜进行有氧运动

有氧运动被公认为是最有效的孕前运动方式。有氧运动的特点是强度低，有节奏，持续时间长。要求每次锻炼的时间30～60分钟，每周坚持2～3次。这种锻炼能使氧气将人体内的糖分充分分解，并能消耗体内脂肪，增强和改善心肺功能。常见的有氧运动项目有步行、慢跑、滑冰、游泳、自行车、打太极拳、跳健身舞、做韵律操等。

百科速递

运动之前，最好先咨询一下医生。如果曾有过流产、早产或者其他类似经历，医生会建议不要进行激烈的运动，可以采用一些诸如骑自行车和户外散步等方式。

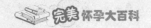

骑车锻炼应注意方法

骑车不仅能够锻炼肌肉，还能够降低血压。骑车时，肌肉会反复收缩，可以促进血管的收缩与扩张，并且对淋巴系统也大有益处。

骑车锻炼应注意增加深呼吸，一般骑30多分钟。骑自行车的正确姿势是身体稍前倾，男性前倾30度左右，女性前倾20度左右，脚心正好踏住蹬板，这样对脚心处涌泉穴可起到按摩的作用。自行车健身法还有多种，如慢骑几分钟法、快骑几分钟法、交替循环式间歇锻炼法、快速上坡或逆风骑的力量锻炼法等。

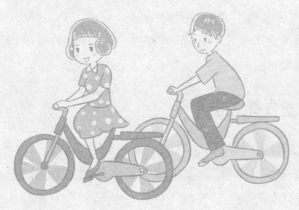

最方便的孕前运动：跳绳

跳绳是一种非常好的运动方式，它适合于任何人、任何季节、任何地点。跳绳跟别的运动一样，要循序渐进。

开始时，从1分钟做起，跳完1分钟，可以去做些放松运动，休息1分钟，再跳2分钟。3天后即可跳5分钟，1个月后可连续跳上10分钟。不间断地跳绳10分钟，和慢跑30分钟消耗的热量差不多，是一种低耗时高耗能的有氧运动。

游泳强身又健体

游泳时，水的浮力可以减轻人体90%的体重，释放关节压力，刺激淋巴排毒。同时，游泳可使胸肌、膈肌和肋肌等呼吸肌得到锻炼，从而改善肺的功能，提高呼吸效率，并增强肺泡弹性。作为水平运动，游泳可减轻心脏和脊柱负担。水的刺激和压力还可改善供血状况。除了可防治呼吸系统疾病和心血管疾病以外，游泳对于防治腰背疼痛、关节炎、神经衰弱症、肥胖症等也有明显效果。

◎ 孕前瑜伽放松身心

练习瑜伽，能够让女性全身肌肉放松，从而告别紧张情绪。下面介绍的这个练习的特点，是先做肌肉拉紧的动作，再做放松的动作，然后去感受由紧到松的过程，再持续保持这种放松的感觉。

首先找一个安静的房间，找一张有靠背的椅子：坐的时候采取最自然轻松的姿势，让上半身的重量都置于臀部，将两脚的重量均匀地置于脚掌上，两手自然摆放在大腿内侧，然后轻闭双眼。

整个练习分10个步骤，由手部→额头→脸部→口腔→上身而至脚部。拉紧的动作持续10～15秒，放松的动作持续约60秒；拉紧的动作只是一个辅助的步骤，最重要的是去体会肌肉松弛的感受，并持续放松的时间。最后熟练时，可以在"放松"的命令传达到脑部时，不用做任何动作，整个身体自然就放松下来了。

◎ 孕前避免剧烈活动

经常的进行剧烈的活动或体育锻炼（如马拉松长跑、芭蕾舞、体操）会影响女性受孕。

进行上述锻炼的年轻女性，特别是如果她们的体重偏轻，经常会发生月经来潮推迟的现象。年龄较大的妇女如果从事耐力性的训练，并经常达到她们的体力极限，可能也会发生月经紊乱或闭经的现象。

每周跑步超过30千米或每天剧烈运动超过1小时都有可能使女性排卵不规律，从而导致不能如期受孕。

百科速递

进行孕前运动时，保持规律运动很重要，最忌讳的就是三分钟热度。坚持每周进行3次舒缓的身体锻炼要比每周进行1次剧烈的运动好得多。

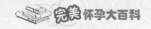

科学补充营养，合理健康饮食

营养饮食，助力优生

胎宝宝是上天送给年轻父母最好的礼物，我们要给他最好的，才对得起上天的这份馈赠。

女性怀孕以后，可谓是"一人吃，两人补"。整个孕期营养（包括孕前营养）的好坏，不仅关系着母体的健康，而且也影响着胎宝宝的生长发育与健康。

胎宝宝的成长和未来准妈妈的健康，与营养素的摄入有密不可分的联系。利用好营养这条纽带，才能给胎宝宝更多的健康。

提前储备营养素

夫妻双方在孕前要注意全面营养，因为身体的营养状况直接影响着将来宝宝的发育与健康。因此，在孕前经过一段时间的饮食调理，等双方体内储存了足够的营养素后再受孕，则可为优生打下坚实的营养基础。

许多营养素不是现吃就能现用的，往往是在摄入一段时间后，体内才开始有了足够的储备，继而才能应对怀孕早期准妈妈的特殊营养需要。

譬如，脂肪储备需要20～40天的时间，因此对于原来偏瘦的女性最好在准备怀孕前2个月增加脂肪摄入量。又如铁需要120天左右的储备时间，故最好在准备怀孕前4个月就要开始纠正缺铁性贫血。

◎ 脂肪：胎宝宝大脑发育所必需的营养

脂肪是人体热能的来源，是人类膳食中不可缺少的营养素。同时，脂肪还是构成人体各组织的重要营养物质，在大脑的活动中起着不可替代的作用。

解析脂肪的功效

脂肪是胎宝宝脑发育不可缺少的重要物质。脂肪是脂溶性维生素A、维生素D的主要来源，而后二者影响着胎宝宝骨骼和视力的健康发育；脂肪能够促进维生素E的吸收还能为胎宝宝提供充足的胆固醇；对准妈妈来说，脂肪具有安胎的功效，能够固定内脏器官的位置，为胎宝宝的生长发育提供一个安定的环境。

缺乏脂肪会怎样

如果女性孕前体内脂肪过少，就会影响受孕；孕期准妈妈脂肪吸收过少，会导致热量的摄入不足和必需脂肪酸的缺乏。

如果孕早期脂肪酸供给不足，可导致胎宝宝大脑发育异常，出生后智商低下。如果孕中期以后必需脂肪酸摄入不足，会影响胎宝宝发育及母体健康，并影响脂溶性维生素的吸收，造成维生素A、维生素D的缺乏等。

脂肪的食物来源

脂肪的来源可以分为动物性脂肪和植物性脂肪两大类。

含动物性脂肪较多的食物有各种动物内脏、肥肉、蛋黄、禽畜肉类、鱼类、奶制品等。

植物性脂肪含量较多的有植物油（豆油、葵花子油、玉米油、芝麻油、橄榄油、花生油）、果仁等。植物油除茶油、菜子油外，必需脂肪酸的含量都比动物油的含量高。

脂肪的建议摄入量

女性每天由脂肪供应的热量达到人体所需总热量的25%即可，以防脂肪摄取过多而增加肝脏的负担，或造成肥胖。

百科速递

脂肪摄入不能过多，特别是孕中期以后，脂肪过多易使准妈妈发胖或胎宝宝过大造成难产；也可使准妈妈体内血液中的酮体蓄积，被胎宝宝吸收后，对大脑的发育会产生不良影响。

✿ 蛋白质：胎宝宝成长发育的基础

蛋白质是构成人体的重要成分之一。蛋白质直接参与了体内各种酶的催化、激素的生理调节、血红蛋白的运载以及抗体的免疫反应等活动。

此外，蛋白质还具有调节机体水盐代谢和酸碱平衡、解毒和运输营养物质的作用。

解析蛋白质的功效

蛋白质是胎宝宝生长发育的基本原料，帮助宝宝建造胎盘，能促进生长发育和修补组织。

胎宝宝期各种器官功能的发育、儿童体格增长等生命活动，都是依靠体内组织蛋白质的合成与积累为基础的，蛋白质对脑的发育尤为重要。

缺乏蛋白质会怎样

未来准妈妈如果对含有重要氨基酸的蛋白质摄取不足，就不能适应子宫、胎盘、乳腺组织的变化，也会增加妊娠期贫血、营养不良性水肿、妊娠高血压综合征的发病率。尤其是在怀孕后期，会因血浆蛋白降低而引起水肿，并且会严重影响胎宝宝身体和大脑的发育。

蛋白质的食物来源

一般来说，动物性蛋白质中必需氨基酸的构成比例最接近人体蛋白质，因此是优质蛋白质，如鱼类、肉类、奶酪、牛奶、蛋等。此外，豆类、豆制品等也是蛋白质的很好来源，豆制品不但味道鲜美，且有利于胎宝宝的大脑发育。

其中，最易被人体吸收的是蛋类和奶类中的蛋白质。

蛋白质的建议摄入量

孕早、中期每天需补充的蛋白质应比孕前多15克，达到约60克。孕晚期蛋白质供给量要包括足够的动物蛋白质，并要在原有基础上每天增加25克，约85克。

百科速递

想要蛋白质被充分吸收，最好是植物性食物与动物性食物搭配食用，如燕麦粥与牛奶、面包与奶酪、谷物与肉、谷物与乳制品等。

叶酸：预防神经管畸形和唇裂

叶酸是一种水溶性的维生素，可它却是蛋白质和核酸合成的必需因子，血红蛋白、红细胞、白细胞的快速增生以及氨基酸代谢、大脑中长链脂肪酸如DNA的代谢等都少不了它，它在人体内具有不可或缺的作用。

解析叶酸的功效

叶酸能够为胎宝宝提供细胞发育分裂过程中所必需的营养物质，具有调节胚胎神经细胞发育，防止新生婴儿患先天性神经管缺陷症的作用；还能增强胎宝宝的脑部发育，提高宝宝的智力，以及预防新生儿贫血。

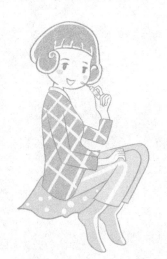

叶酸还能提高未来准妈妈的生理机能，提高抵抗力，预防妊娠高血压等。

缺乏叶酸会怎样

母体缺乏叶酸会表现为衰弱、精神委靡、健忘、失眠等症状。

准妈妈早期缺乏叶酸是儿童先天性疾病发生的原因之一，有可能造成胎宝宝先天性神经管畸形，包括无脑儿及脊柱裂。有关专家指出，新生儿患先天性心脏病及唇腭裂也与准妈妈缺乏叶酸有关。

叶酸的食物来源

叶酸广泛存在于各种动、植物食物中。富含叶酸的食物为动物肝脏和肾脏、鸡蛋、豆类、酵母、绿叶蔬菜、水果及坚果类。但仅靠食物中的叶酸还不能完全满足准妈妈的需要。

叶酸的建议摄入量

由于叶酸在体内无法长时间储存，因此，除了从食物中摄取外，建议女性在怀孕前3个月到孕早期的3个月内，每天补充含400微克叶酸的制剂，这样才能满足宝宝生长发育需求和自身的需要。

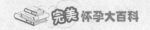

○ 维生素A：促进胎宝宝视力发育

维生素A是一种脂溶性维生素，是人体生长发育及维持机体生命活动所必不可少的微量营养素。维生素A可以储藏于体内，所以不需要每天补给。

解析维生素A的功效

维生素A不仅在视觉、细胞分化方面具有明确的作用，而且还参与许多其他生理过程，如精子的形成、味觉、听觉的发育以及维持机体正常免疫功能等，尤其对维持正常妊娠、胚胎及胎盘发育起着重要的影响。

维生素A能促进上皮细胞的生长和分化，也是保障胎宝宝正常发育的重要营养素，它能保护胎宝宝的毛发、皮肤、黏膜等，增强机体对细菌的抵抗力；维持胎宝宝正常生长发育与母体各组织的生长。

缺乏维生素A会怎样

胎宝宝的骨骼发育离不开维生素A，准妈妈缺乏维生素A，会出现皮肤变厚、上皮干燥、增生及角化，也可能引发流产、胚胎发育不全或胎宝宝生长迟缓的发生，维生素A严重缺乏时，还可引起胎宝宝器官畸形。

维生素A的食物来源

维生素A的最好食物来源是各种动物肝脏。黄色水果以及胡萝卜、白萝卜、圆白菜、芥菜等黄绿蔬菜中的胡萝卜素也可在体内转化成维生素A；另外，牛奶、蛋类、鱼肝油、奶制品等含维生素A也比较丰富。

维生素A的建议摄入量

对一般成年男性而言，每天摄取维生素A5000国际单位即可，女性需要4000国际单位，孕期不需要额外增加。

轻松孕育

孕期不可大剂量摄取维生素A，如果长期摄入过量的维生素A，可引起维生素A中毒，也可能造成胎宝宝畸形。

维生素B₁：帮助胎宝宝维持正常代谢

维生素B₁又叫硫胺素或抗神经炎因子，维生素B₁在能量代谢和葡萄糖转变成脂肪的过程中必不可少，维生素B₁在末梢神经的传导方面也起着重要作用。

解析维生素B₁的功效

维生素B₁可促进消化，在能量代谢、特别是糖类代谢的过程中是必不可少的。在妊娠晚期，它可以帮助准妈妈维持正常的肠道蠕动和良好的食欲。

维生素B₁还可消除疲劳，改善精神状况，维持肌肉、神经组织、心脏的正常活动，缓解晕车、晕船，治疗脚气病及改善记忆力。

缺乏维生素B₁会怎样

维生素B₁缺乏会使血液中转酮醇酶的活力增强，从而导致体重减轻、全身无力、食欲缺乏，出现消化障碍、呕吐、便秘、气喘以及多发性神经炎。准妈妈如果严重缺乏维生素B₁，可影响胎宝宝的能量代谢，严重的可使胎宝宝出生后发生先天性脚气病。准妈妈若长期缺乏维生素B₁，可导致新生儿致命性青紫症状、吮吸无力、嗜睡，如果诊断及时，迅速补充，可缓解病情。

百科速递

随着准妈妈摄入的热量增加，对维生素B₁的需要量也随之增加。至于是否需要额外补充维生素B制剂，则需要咨询医生。

维生素B₁的食物来源

粮谷类、薯类、豆类、酵母、坚果类、动物的心肝肾、瘦肉、蛋类等都是维生素B₁的丰富来源。

其中谷类和胚芽中含量最高，蔬菜水果中含量较少，但芹菜和南瓜中含量也很丰富。准妈妈可多食用粗粮、杂粮，并改进烹调方法。

维生素B₁的建议摄入量

由于维生素B₁在人体内仅停留3～6小时，所以必须每天补充。人体每天摄入1.2毫克就能满足需要。但准妈妈的需要量稍微大一些，应保证每天摄入维生素B₁ 1.5～1.8毫克。

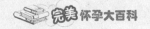

维生素B$_2$：促生长因子

维生素B$_2$又名核黄素，是一种促生长因子。核黄素是机体中许多酶系统的重要辅基的组成成分，对能量代谢与机体物质的构成有十分重要的意义。

解析维生素B$_2$的功效

维生素B$_2$参与蛋白质、糖类、脂肪和核酸的代谢，可提高机体对蛋白质的利用率，参与细胞的生长代谢，促进生长发育，是机体组织修复和代谢的必需营养素；可以预防动脉硬化，是增进脑记忆功能所不可缺少的物质。

维生素B$_2$还具有解毒的功效，它可使火腿、黄油和酱油中的添加物转化为无害的物质；可以强化肝功能，调节肾上腺素的分泌；还可以保护皮脂腺及皮肤毛囊黏膜。

缺乏维生素B$_2$会怎样

在孕早期，准妈妈缺乏核黄素，可引起或促发孕早期妊娠呕吐；孕中期可引起舌炎、口角炎、唇炎、眼部炎症、皮肤炎症，甚至还会增加胎宝宝早产的发生概率。

孕晚期缺乏维生素B$_2$的危害相对小一些。

维生素B$_2$的食物来源

维生素B$_2$在动物性食物中的含量较高，尤其是动物的肝、肾和心脏。其在奶类和蛋类中含量也比较高。豆类和绿叶蔬菜也是维生素B$_2$的重要来源。菌藻类食物也含有大量维生素B$_2$，但鱼类中含量很少。

准妈妈除经常食用动物肝脏、蛋黄等食物外，还可以食用豆渣、小米等食物。

维生素B$_2$的建议摄入量

维生素B$_2$在人体内被利用率不高，所以需要每天适量摄入。妊娠期每天需摄入维生素B$_2$1.8毫克。

哺乳期间，前6个月每日应摄取2.1毫克，之后的6个月可略少一些。

维生素B₆：促进蛋白质代谢

维生素B₆是一种水溶性维生素，主要参与蛋白质的代谢，此外，所有氨基酸的合成与分解都离不开维生素B₆，大脑形成神经递质也必须有维生素B₆的参与。

解析维生素B₆的功效

维生素B₆是促进氨基酸吸收、蛋白质合成以及脂肪代谢的重要物质，是胎宝宝生长发育必不可少的营养物质，对于防治妊娠期轻度呕吐与恶心有显著效果。

妊娠过程中适量服用维生素B₆制剂，可减少色氨酸代谢产物的排出。

缺乏维生素B₆会怎样

孕早期准妈妈如果缺乏维生素B₆，会有食欲缺乏、恶心等症状。

妊娠过程中服用维生素B₆制剂，可有效防治轻度呕吐与恶心。维生素B₆的缺乏会导致色氨酸代谢不完全，使代谢终止于黄尿酸阶段，而黄尿酸可与胰岛素相结合，从而降低胰岛素活力，最终导致准妈妈的耐糖量降低，从而易引发妊娠糖尿病。

维生素B₆的食物来源

维生素B₆的食物来源非常广泛，在动植物中均含有，但是一般都含量不高，动物性食物如鸡肉、鱼、动物肝脏、蛋黄等，以及糙米、麦芽、小麦麸、燕麦、豆类、绿叶蔬菜、核桃、花生中含量较多，而奶及奶制品中含量较少。

维生素B₆的建议摄入量

一般来说，成人每天的摄取量是1.6～2.0毫克，而妊娠期的准妈妈则需要2.2毫克，哺乳期间需要2.1毫克。

由于肠内的细菌具有合成维生素B₆的能力，所以，通过摄取食物就能满足人体对维生素B₆的需要。

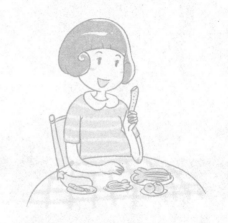

维生素B₁₂：预防贫血

维生素B₁₂也叫抗恶性贫血维生素。它是一种非常特别的维生素，蔬菜中含量很少，主要存在于动物性食物中。

B₁₂很难直接被人体吸收，只有与钙结合，才能对人体的机能活动产生有利影响。

解析维生素B₁₂的功效

维生素B₁₂对血细胞的生成及中枢神经系统的完整起很大的作用，能够维护神经系统的健康，消除疲劳、气馁、恐惧等不良情绪；对口腔炎等疾病有防治作用；能促进红细胞形成及再生，预防贫血；增强平衡感及记忆力。

缺乏维生素B₁₂会怎样

维生素B₁₂的缺乏会导致肝功能和消化功能出现障碍，并会产生疲劳、精神抑郁、抵抗力降低、记忆力衰退等症状，导致巨幼红细胞性贫血的发生，甚至出现神经性皮炎和皮肤粗糙等症状。

准妈妈缺乏维生素B₁₂会有虚弱、厌食、体重下降、背痛、胸腹痛、四肢刺痛、行走困难和神经紊乱等症状，甚至发生贫血，严重影响胎宝宝的发育。

维生素B₁₂的食物来源

维生素B₁₂的主要食物来源是肉类和肉制品，尤其是动物内脏，如牛肝、牛肾、猪心等，此外，酱豆腐、海产品、鱼类中维生素B₁₂的含量也较高。

180克软干奶酪中所含的维生素B₁₂就可满足人体每日所需。只要不偏食或素食，准妈妈一般不会缺乏维生素B₁₂。

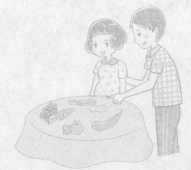

维生素B₁₂的建议摄入量

成人每天的摄取量是2微克，妊娠期的准妈妈为2.2微克，哺乳期的女性则需要2.6微克。维生素B₁₂和叶酸、钙一起摄取会产生显著效果。

○ 维生素C：预防胎宝宝发育不良

维生素C又称抗坏血酸，是一种水溶性维生素，具有保护细胞、抗氧化、抗癌的功效，并对坏血病有防治作用。

维生素C还可以提高白细胞的吞噬能力，从而增强人体的免疫力。

解析维生素C的功效

维生素C能促进氨基酸中酪氨酸和色氨酸的代谢，改善铁、钙和叶酸的利用，促进铁的吸收，对缺铁性贫血有辅助治疗作用。

维生素C还能促进牙齿和骨骼的生长，防止牙床出血；预防细菌的感染，并可以增强免疫系统功能；降低血液中的胆固醇，减少静脉血栓的发生概率；可增强机体对外界环境的应激能力，预防孕期感冒。

缺乏维生素C会怎样

妊娠过程中母体血液中的维生素C含量会逐渐下降，分娩时仅为妊娠早期的一半，严重缺乏维生素C的准妈妈抵抗力差，容易患病。准妈妈长期缺乏维生素C可导致牙龈肿胀、溃烂、流血，牙齿松动，骨骼脆弱及坏死。

如果在孕早期严重缺乏维生素C会导致流产，还可使准妈妈得坏血病，甚至可引起胎膜早破。

维生素C的食物来源

维生素C广泛存在于新鲜蔬菜和水果中，如柠檬、橘子、枣、柚子、番茄、辣椒、菜花等，各种绿叶蔬菜如芹菜、菠菜、甘蓝等含量也很丰富。

维生素C的建议摄入量

维生素C是人体需要量最大的一种维生素。一般情况下，成人每日摄取60～80毫克就能满足需要；但妊娠期和哺乳期的女性需要得更多，应为90～120毫克。

百科速递

维生素C摄入过多可能会出现副作用或引起结石，这一点准妈妈一定要注意。

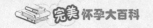

○ 维生素D：防止钙流失

维生素D是脂溶性维生素，又被称为阳光维生素，普通人通过阳光照射皮肤产生的维生素D便可满足人体需求。

解析维生素D的功效

维生素D、磷、钙是人体骨骼及牙齿发育的必需元素，三者共同作用，可预防骨质疏松和佝偻病的发生。

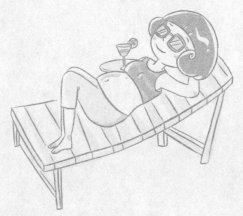

缺乏维生素D会怎样

妊娠期如果缺乏维生素D，可导致准妈妈骨质软化，初期表现为腰背部、下肢不定期疼痛，严重时可出现骨盆畸形，影响准妈妈的自然分娩；也可造成胎宝宝或新生儿的骨骼钙化障碍以及牙齿发育出现缺陷；准妈妈如果严重缺乏维生素D，还可导致婴儿发生先天性佝偻病。

维生素D的食物来源

维生素D可通过晒太阳和食用富含维生素D的食物等途径来补充。含维生素D较多的食物有：鱼肝油、动物肝、豆类、乳品（脱脂奶除外）、海鱼、蛋黄、奶油等。

维生素D的建议摄入量

普通成年人每天需摄取5～10微克。妊娠期和哺乳期女性要比普通人多1倍，但不应超过15微克。

维生素E：保胎安胎

维生素E是一种非常强的抗氧化剂，被誉为血管清道夫，是维持女性生育功能及人体心肌、外周血管系统、平滑肌正常结构所必不可少的元素。

解析维生素E的功效

人们习惯将维生素E称做生殖维生素，由于其有酚的化学结构，故也称为生育酚。

维生素E可有效增强生殖系统的功能，具有保胎的功效，能促进胎宝宝的良好发育，预防流产、早产，因此，怀孕早期的准妈妈可适当服用一些维生素E。

缺乏维生素E会怎样

女性长期缺乏维生素E会导致上皮细胞变性，从而影响女性正常的生育功能。

妊娠期的准妈妈如果缺乏维生素E也会引起各种智力障碍或情绪障碍，甚至会导致胎宝宝出现智力或脑功能障碍。

维生素E的食物来源

食物中的维生素E在一般烹调中，损伤不多，但高温加热会使其活性降低。

维生素E主要来源于植物油（葵花子油、豆油、菜子油、花生油、麦胚油、玉米油等）、大豆、干果、麦芽、绿叶蔬菜、柑橘、未精制的谷类、鳗鱼、蛋、乌贼等。

维生素E的建议摄入量

成人每天可摄取10～12毫克维生素E；准妈妈和哺乳妈妈在此基础上可适当增加5～10毫克；更年期女性每日应摄取20毫克。

百科速递

维生素E还对肝细胞有重要的保护作用，对皮肤也很有益处，能够防止妊娠纹的产生，因此可在孕前及产褥期适量服用。

维生素K：加快血凝作用

维生素K是一种脂溶性维生素，在烹调过程中不易受损，是较易从食物中获取的营养素。

人体对维生素K的需要量较少，但是新生儿却极易缺乏。维生素K对促进骨骼生长、血液流通及正常凝固有着重要的作用。

解析维生素K的功效

维生素K的最主要功能是凝血，它是对血液凝固起主要作用的物质，也是影响骨骼和肾脏组织形成的必要物质，可降低新生儿出血性疾病的发病率；预防内出血及痔疮，减少出血；能加快血液的凝固速度，是形成凝血酶原不可缺少的物质。

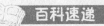

百科速递

准妈妈在产前的一个月，更要多摄入维生素K含量高的食物，必要时可口服维生素K制剂来补充。

缺乏维生素K会怎样

一些与骨质形成有关的蛋白质会受到维生素K的调节，如果准妈妈缺乏维生素K，可能导致孕期骨质疏松症或骨软化症的发生，也可能造成新生儿出血性疾病，如吐血或肠道、脐带及包皮部位出血，严重的可导致颅内出血而发生生命危险。

维生素K的食物来源

酸奶酪、海藻类、深绿蔬菜、菜花、莴苣、菠菜、豌豆、香菜、奶油、蛋黄、干乳酪、鱼卵、鱼肝油、植物油等。

维生素K的建议摄入量

一般成年人一天约自食物中按每千克体重摄取1～2微克的维生素K便足够，准妈妈和乳母的每日摄入量为70～140微克。

❀ DHA：大脑营养素

DHA是一种人体内重要的脂肪酸，具有优化胎宝宝大脑锥体细胞膜磷脂构成的作用。

DHA、EPA、卵磷脂、脑磷脂等物质组合在一起，被统称为"脑黄金"。

解析DHA的功效

DHA具有提高新生儿智力及预防早产等功效。

DHA对大脑细胞，尤其是对神经传导系统的发育起着重要的作用，可以保障视网膜及大脑的正常发育。

孕晚期是胎宝宝大脑细胞增殖的高峰期，此阶段是胎宝宝神经髓鞘化最为迅速的一段时期，此时需要充足的DHA来满足胎宝宝大脑发育的需要。

缺乏DHA会怎样

如果孕期母体内缺少DHA，为胎宝宝的视网膜和脑细胞膜发育提供营养的磷脂质就会出现不足的情况，这对胎宝宝大脑及视网膜的发育十分不利，甚者会导致流产、早产、死产以及胎宝宝发育迟缓。

DHA的食物来源

DHA主要存在海洋鱼体内，而鱼体内DHA含量最多的则是眼窝脂肪，其次是鱼油。另外，鸡、鸭、鲤鱼、鳝鱼、秋刀鱼、竹节虾等水产品中也含有DHA。

各种食用油中，以橄榄油、核桃油、亚麻油所含的必需脂肪酸中 α -亚麻酸最多，α -亚麻酸是 Ω -3的前体，而 Ω -3在人体内又可以衍生为DHA。

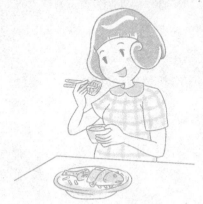

DHA的建议摄入量

准妈妈和哺乳期女性每日DHA补充量为300毫克，断奶期及非母乳喂养的婴幼儿DHA每日补充量为100毫克。

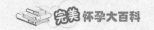

卵磷脂：益智营养素

卵磷脂属于一种混合物，是存在于动植物组织以及卵黄之中的一组黄褐色的油脂性物质。

卵磷脂是非常重要的益智营养素，它可以提高信息传递速度和准确性，提高大脑活力，增强记忆力。

解析卵磷脂的功效

卵磷脂是细胞膜的组成部分，它能够保障大脑细胞膜的健康及正常功能，确保脑细胞的营养输入和废物排出，保护脑细胞健康发育。

卵磷脂既是神经细胞间信息传递介质的重来来源，也是大脑神经髓鞘的主要物质来源。充足的卵磷脂可提高信息传递的速度和准确性，使人思维敏捷、注意力集中、记忆力增强。

缺乏卵磷脂会怎样

如果准妈妈平时卵磷脂摄入不足，会感觉疲劳、心理紧张、反应迟钝、头昏、头痛、失眠多梦、记忆力下降、健忘、注意力难以集中等。同时，还会影响胎宝宝大脑的正常发育，甚至会导致胎宝宝机体发育异常。

卵磷脂的食物来源

含卵磷脂多的食物包括：蛋黄、大豆、谷类、小鱼、动物肝脏、鳗鱼、玉米油、葵花油等，但营养较完整、含量较高的还是大豆、蛋黄和动物肝脏。

卵磷脂建议摄入量

一个鸡蛋黄所含的优质卵磷脂约700毫克，准妈妈在孕期卵磷脂每日应补充1500毫克（2～3个鸡蛋）为宜。

钙：促进胎宝宝骨骼成长

钙是人体骨骼以及牙齿的重要组成元素，是保证母体新陈代谢以及胎宝宝骨骼、牙齿形成与发育的重要元素。

解析钙的功效

胎宝宝通过血液每天都要从母体吸收一定量的钙，以满足生长发育的需要，所以，准妈妈在妊娠过程中需补充适量的钙。

钙可以被人体各个部分利用，它能够维持神经肌肉的正常张力，维持心脏跳动，并维持免疫系统功能；能调节细胞和毛细血管的通透性；还能维持酸碱平衡，参与血液的凝固过程。

缺乏钙会怎样

如果准妈妈缺钙，不仅会影响胎宝宝骨骼和牙齿的正常发育，也会使胎宝宝智力发育缓慢，宝宝出生时体重过轻，颅骨因缺少钙质而钙化不好，前囟门可能长时间不能闭合，还易患先天性佝偻病。

同时，有可能使准妈妈出现钙代谢平衡失调，会对各种刺激变得敏感，容易情绪激动、烦躁不安，对胎教不利；并且容易患骨质疏松症，严重时可导致软骨症、骨盆变形的发生，造成难产。

钙的食物来源

富含钙元素的食物包括牛奶及各类奶制品、大豆及其他豆类、花生、西兰花、绿叶蔬菜、葵花子、核桃等。鲜奶、酸奶及各种奶制品是补钙的最佳食品，既含有丰富的钙质，又有较高的吸收率。

虾米、小鱼、脆骨、虾皮、豆制品和蛋黄也是钙的良好来源。

钙的建议摄入量

孕前及孕早期建议每天补充钙元素800毫克，到了怀孕中期，建议每天补充1000毫克钙元素，孕晚期（29~40周）应补充1500毫克。

轻松孕育

孕期摄取适量的钙可有效降低准妈妈子宫收缩压，维持细胞的正常状态，对准妈妈可能有的各种炎症和水肿有一定的控制作用。

铁：人体造血元素

铁与血液密切相关，负责血液中氧的运输和储存。铁是人体内制造血红蛋白的主要原料，人体内2/3的铁就在血红蛋白中。

解析铁的功效

由于铁在人体内直接参与能量代谢，准妈妈自身铁的储备情况直接关系着胎宝宝，新生儿血液中的血清铁、血红蛋白及血铁蛋白水平随着准妈妈血液中此类物质的增加而增加。

到妊娠中期以后，准妈妈的血容量增大，表现为相对贫血，这时就需要通过饮食补充体内所需的铁，避免生理性贫血。

缺乏铁会怎样

如果准妈妈体内含铁量不足，直接影响体内细胞的免疫功能和机体系统功能，进而降低机体的抵抗力，增高感染率。一旦准妈妈因铁摄入量不足引起孕期缺铁性贫血，不仅会导致准妈妈头晕、心慌气短、乏力，严重的可引发贫血性心脏病，也可直接导致胎宝宝在子宫内缺氧，生长发育迟缓，甚至造成宝宝出生后智力发育障碍。

铁的食物来源

食物中的铁可以分为血红素铁和非血红素铁两大类。血红素铁主要存在于动物性食物中，如动物肝脏、肉类和鱼类，这种铁能够与血红蛋白直接结合，生物利用率很高。非血红素铁主要存在于植物性食物中，如深绿色蔬菜、黑木耳、黑米等，它必须经胃酸分解还原成亚铁离子才能被人体吸收，因此生物利用率低。

铁的建议摄入量

在怀孕早期，建议每天至少摄入15～20毫克铁；怀孕晚期，建议每天摄入20～30毫克；生产后的新妈妈建议每天摄取18毫克。

百科速递

制造红细胞必要的物质有钴、叶酸、维生素B、维生素B₁₂，这些物质在牛奶、瘦肉、牡蛎、蛤蜊、动物肝脏等食物中含量丰富。动物肝脏含有上述4种物质，而且铁含量很大，所以，可作为预防贫血最直接有效的方法定期食用。

锌：预防胎宝宝畸形

锌被誉为生命的火花，是促进生长发育的重要元素之一，是体内物质代谢中很多酶的组成成分和活化剂。

锌能维持人体各种功能的运作，并且能够保护体内的酶系统和细胞，也是合成蛋白质的主要物质之一。

解析锌的功效

锌对生殖腺功能有着重要的影响，准妈妈如果在孕期摄取足量的锌，分娩时就会顺利得多，胎宝宝也会很健康。对准妈妈而言，锌可增强子宫有关酶的活性，利于子宫收缩和生产。

缺乏锌会怎样

锌对于胎宝宝的生长发育很重要。妊娠期准妈妈缺锌，除出现食欲缺乏、味觉异常症状外，还会影响胎宝宝的大脑发育，使其智力低下，甚至出现脑、心血管、骨骼畸形及尿道下裂、隐睾、低体重等，胎宝宝的死亡率也会增加。

若临产前准妈妈体内缺锌严重，子宫肌肉收缩力会很弱，产程延长，可能造成难产或被迫改为手术产。

锌的食物来源

一般来说，高蛋白质的食物含锌都较高，而且利用率也高。动物性食物包括猪肾、猪肝、瘦肉、蛋类、奶类等；海产品如紫菜、鱼、虾皮、牡蛎、蛤蜊等；豆类食物中的绿豆、黄豆、蚕豆等；植物类食物中蘑菇含锌量较高；坚果类食物中也含有较多的锌，如花生、栗子、核桃等。

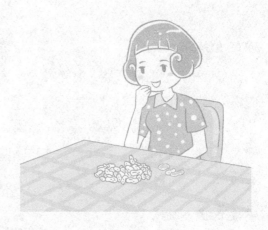

锌的建议摄入量

一般成人平均每天从膳食中摄入约15毫克的锌。我国推荐准妈妈和乳母每日锌的膳食摄入量为20毫克。

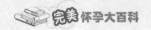

碘：健全宝宝的心智

碘是人体所必需的微量元素之一。人体内2/3的碘存在于甲状腺中，而甲状腺可以控制人体代谢，但甲状腺又受碘的制约，如果体内碘不足，就可能引起心智反应迟钝、活力不足以及体型变胖。

解析碘的功效

碘可以调节体内代谢和蛋白质、脂肪的分解与合成。碘是构成人体甲状腺素的重要成分，而甲状腺素能够促进人体生长发育，促进大脑皮质运动及交感神经兴奋，是维持人体正常新陈代谢的重要物质。准妈妈摄入的碘，对胎宝宝生长发育有良好的促进作用。

缺乏碘会怎样

怀孕期间，准妈妈对碘的需求量增加，如不及时增加含碘多的食物，就可能发生甲状腺肿大；还会造成胎宝宝甲状腺发育不全，影响胎宝宝中枢神经系统发育，结果可能导致胎宝宝智能低下、听力障碍等，甚至引起胎宝宝早产。

碘的食物来源

海带和其他的海藻类、海鲜类、洋葱以及含碘丰富地区的土壤所生长的蔬菜都富含碘。

对于缺碘地区的准妈妈来说，加碘盐是摄入碘的主要来源。但妊娠后期要控制盐分的摄入，因此，身体缺碘的准妈妈应在医生的指导下服用补碘药剂。

碘建议摄入量

建议一般成人每天摄取量为130微克左右。而准妈妈每日需摄入碘为175微克，乳母为200微克。

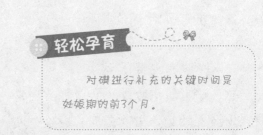

轻松孕育

对碘进行补充的关键时间是妊娠期的前3个月。

糖类：人体第一能量

糖类也就是碳水化合物，是供给生物体热能的一种主要营养素，也是人类最经济最主要的能量来源，能够储存和提供能量，其所提供的能量约占人体所消耗热能的60%。

解析糖类的功效

糖类在人体内的消化、吸收和利用较其他两类产热营养素（脂肪和蛋白质）迅速而完全。它既为肌肉运动供能，又是心肌收缩时的应急能源，而且大脑组织的能量也是由糖类中的葡萄糖提供的。

由于葡萄糖为胎宝宝代谢所必需，多用于胎宝宝呼吸，所以准妈妈要加大糖类的摄入。

缺乏糖类会怎样

如果糖类摄入不足，组织细胞就只能靠氧化脂肪、蛋白质的方式来获得人体必需的热能。虽然脂肪也是组织细胞的燃料，但是在肝脏中，脂肪的氧化不彻底，可能导致血中的酮体堆积，甚至发生酮症酸中毒，影响胎宝宝的生命安全。蛋白质在体内氧化代谢生成二氧化碳和水，如果蛋白质氧化过多，也会增加肝脏的负担。

糖类的食物来源

糖类在自然界中含量丰富，随处可得。谷类、豆类及各种蔬菜和水果中均含有丰富的糖类。

谷类含糖量较高，谷类所含的糖类主要以淀粉形式存在；水果中的糖类多以双糖、单糖及果胶、纤维等形式存在；蔬菜主要含膳食纤维较多。

糖类的建议摄入量

孕早期每天至少摄入150克糖类，折合米、面、薯类粮食（主食）200克左右；孕中期400～500克；孕晚期400克。

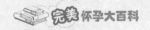

○ 膳食纤维：必不可少的营养素

糖类、蛋白质、脂肪、矿物质、维生素和水是人类赖以生存的六大营养要素，如今，膳食纤维被称为"第七营养素"。膳食纤维可保持人体正常的消化功能，是人体必不可少的营养素。

解析膳食纤维的功效

准妈妈摄入膳食纤维，可增加饱腹感，从而有助于控制体重。虽然膳食纤维不能被人体吸收，但可以很好地清理肠道。膳食纤维可以刺激肠道蠕动，使粪便变软，对预防大便干燥，改善妊娠期常见的便秘、痔疮等疾病有较好的效果。

缺乏膳食纤维会怎样

如果准妈妈缺乏膳食纤维，很容易出现便秘，且容易造成体内油脂过量，不易排出，这会间接使身体吸收过多的热量，导致准妈妈体重增加过快，从而引发一系列妊娠合并综合征。

膳食纤维的食物来源

在麦皮、粗粮、蔬菜、豆类中都有着丰富的膳食纤维。用麦皮、米糠、麦糟、甜菜屑、玉米皮、南瓜及海藻类等含有丰富膳食纤维的植物制成的食品，有降低血糖、血脂的作用。

所以，准妈妈可多食用燕麦粥、黑面包、糙米、麦麸、豆类、新鲜蔬菜、新鲜水果、坚果、草莓等食物。

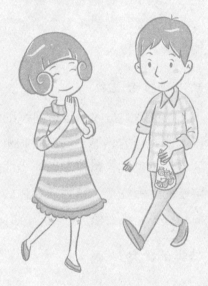

膳食纤维建议摄入量

为保证身体健康，成人每天都需要一定量的膳食纤维，建议每日摄入量不应少于20克。

准妈妈平时活动少，为防止便秘，促进肠道蠕动，每日可摄入35克左右。

💧 水：生命之源

水是人体必需的营养物质，约占人体总量的70%，它能够参与人体其他物质的运载和代谢，调节体内各组织间的功能，并有助于体温的调节。准妈妈和胎宝宝都需要水分，因此，准妈妈比孕前的需水量明显增加，每天必须从饮食、饮水中获得足够的水分。

解析水的功效

白开水对人体有"内洗涤"的作用。早饭前30分钟喝200毫升25～30℃的新鲜的开水，可以温润胃肠，使消化液得到足够的分泌，以促进食欲，刺激肠胃蠕动，有利于定时排便，防止痔疮、便秘。

身体缺水会怎样

身体缺水的第一信号是口渴。脱水会导致口干和舌头轻微肿胀，随着血压下降和身体组织缺水，脱水者的肾脏会浓缩尿液甚至阻止尿液产生，使尿液颜色加深。

长期缺水的准妈妈，更容易患便秘或痔疮。当然饮水过多也不好，如果准妈妈摄入水分过多，无法及时排出，就容易潴留在体内，引起或加重妊娠水肿。

适合准妈妈喝的水

通常饮用白开水就可以了，不习惯者可饮淡茶水、矿泉水或果汁兑水，便秘者最好饮用蜂蜜水，但不可过量饮用浓茶和咖啡等。

水的建议摄入量

正常成人每昼夜尿量是1000～2000毫升，准妈妈每天的饮水量和尿量都稍多于一般人，准妈妈每天的饮水量应以保证尿量不少于2000毫升为佳。饮水量除开水外，还包括一日三餐所吃的饭、菜、水果及所喝的汤、牛奶、豆浆、饮料等。

一般来说，准妈妈每天喝1000～1500毫升水即可。准妈妈可根据季节及自身情况加以调整，以不超过2000毫升为宜。

轻松孕育

早晨空腹饮水能很快被胃肠吸收入血，使血液稀释，血管扩张，从而加快血液循环，补充细胞夜间丢失的水分。

孕前男性的饮食要点

在男性生殖系统中，精液腺、前列腺和尿道球腺等各自会分泌液体，联合组成精液浆，担负输送数以亿万计的精子前往女性子宫，完成生殖使命。

精液浆的90%以上主要成分是水，使精液浆呈液态并能流动，便于输送精子。清液浆还负责供给精子生存的营养物质，是精子的"粮仓"，为精子的活力提供足够能量。精液浆里，含有果糖、山梨醇、白蛋白、胆固醇、多种维生素、多种酶类物质和钠、钙、锌、钾等矿物质，既为精子提供营养和能量，又要激发精子活力以完成生殖过程。因此，在决定要怀孕生育下一代的家庭中，男性也要多吃富含各种营养物质的食品，以利于提高精液浆的质量，保障生殖过程的顺利完成。

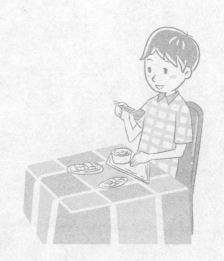

孕前女性的营养储备

怀孕后1~3个月是胎宝宝的发育关键期，也是母体出现妊娠反应的时期。孕早期多数准妈妈会出现恶心、呕吐、不想进食等早孕反应，严重影响营养的摄取，所以妊娠早期胎宝宝的营养来源，很大一部分只能依靠母体怀孕前一段时期内的营养储备。

研究发现，对胎宝宝有利的因素是：许多营养素可以提前摄取，能在人体内贮存相当长的时间。这种贮存能力，给女性在孕前摄取营养，为孕期做营养准备创造了有利条件。根据这种生理特点，建议怀孕前的女性应提前3个月补充营养，这对于体内营养素的贮存，满足孕早期需要来说是极为重要的。

○ 避免摄入反营养物质

避免反营养物质的摄入对妈妈和宝宝的健康至关重要。在孕前，一定要避免食用下面3类食物，它们中含有对健康有害的反营养物质。

♥ 精制过的食品：机体为了利用它所消耗的营养素，比它本身为机体提供的营养素还要多。

♥ 人造化学制品：现代工业将大量添加剂运用到我们的食物链中，它们能够消耗掉我们体内的大量矿物质等营养元素，并对人类的体内环境造成伤害。

♥ 煎炸食品：研究证实，经过高温煎炸的食物，会产生一种能促进癌症发生的物质——丙烯酰胺。

○ 用食物排除体内毒素

在计划怀孕前至少半年，夫妻双方在日常生活中要多吃可以清除毒素的食物，并加强锻炼，可以有效清除体内的有害物质。下列几类食品都可以帮助人体排出毒素：

♥ 畜禽血：猪、鸭、鸡、鹅等动物血液中的血蛋白被胃液分解后，可与侵入人体的烟尘发生反应，以促进巨淋巴细胞的吞噬功能。

♥ 韭菜：其粗纤维可助吸烟饮酒者排泄体内毒物。

♥ 海鱼：含多种不饱和脂肪酸，能阻断人体对香烟的反应，增强身体的免疫力。

♥ 豆芽：无论黄豆、绿豆，发芽时产生的多种维生素都能够消除体内的致畸物质，并且促进性激素生成。

轻松孕育

现代医学研究证明：矿物质对男性的生殖内分泌功能有重要影响。如锌缺乏可导致睾丸萎缩，精子数量少、质量差，使生殖功能降低或造成不育。

养成良好的饮食习惯

良好的饮食习惯是指：

❶ 少吃刺激性食物；食物种类要多、杂、粗。

❷ 烹调方式要尽量保持食物的原汁原味，加工过度的食物尽量少吃。

❸ 进食习惯要多变化，不要过分拘泥于同一种饮食，并避免暴饮暴食。

❹ 腌、腊制品及罐头等加工食品，不如同类的新鲜食物营养、卫生。

❺ 食用蔬菜时，应注意清洗干净。

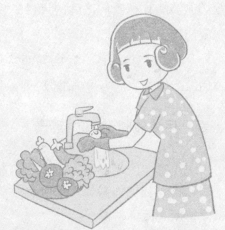

❻ 水果最好去皮后再食用。日常多饮用白开水，避免过量饮用咖啡、饮料、果汁等饮品；家庭炊具尽量使用铁锅或不锈钢制品，避免使用铝制品及彩色搪瓷制品。

❼ 饮食要有节制：过量的饮食让身体被迫将大量能量用于消化上，而导致身体清除废物的能量不足。

孕前饮食要定时定点

人体存在着24小时的周期性规律，每一天都不间断地按照一定的规律发挥功能，这就像万物四时的生长。

正午到晚上8点，是人一天活动的时间，也是营养摄取和消化食物效率最高的时候。晚上8点到凌晨4点是休息时间，身体就会积极地吸收和利用食物中的营养更新细胞、修复组织。凌晨4点到正午，身体将积蓄在体内的有毒废物排出体外，以净化身体环境。

宝宝生活的母体更应该是规律运转的。因为只有规律的饮食才能保证新陈代谢的正常进行。因此为了宝宝的健康，准妈妈们现在就要定时定点地吃饭。

❀ 避免长期吃快餐

　　快餐为都市人节省了时间。然而，在"时间就是金钱"的口号下，人们却正用争分夺秒的速度摧毁着自身的健康。用白色粉末几分钟内调制的猪骨汤拉面，省却了熬制的辛苦，味道却一样鲜美无比。殊不知，人们吃进肚里的与营养丰富的猪骨汤全然不相干。

　　20世纪50年代以来，加工食品中添入了3500种人工合成的化学物质。人们喜欢食物有漂亮的外观，香浓的口感，喜欢它是方便快捷的，还可以保存足够长的时间。于是那些可以满足这些需要的食品添加剂被大量地加入人们的食物中。甚至某些食物与其所标示的名称本身根本毫无关系，完全是食品添加剂相互糅合的杰作。如果准妈妈们不能完全了解食材的来源，为了宝宝，请躲开快餐，花些时间亲自烹调食物吧。

❀ 远离刺激性饮料

　　当人们早上醒来感到头脑昏沉的时候，非常渴望一杯香浓的咖啡。浓咖啡可以防止人们午后陷入昏昏欲睡无法自拔，它们通过刺激身体分泌压力激素给人体所需要的活力。久而久之，身体和大脑习惯了对外部刺激的反应，而对天然的自身的兴奋物质反应迟钝。于是人们越来越感觉疲惫，需要越来越多的外部刺激。这种连锁反应的后果就是身体的某些感觉失灵，最终导致自身无法合成那种让人感觉兴奋而充满活力的化学物质。随后，人们可能出现冷漠、抑郁、疲惫、厌恶等负面情绪，身体功能也开始逐渐紊乱。

不要再喝含咖啡因的饮料了

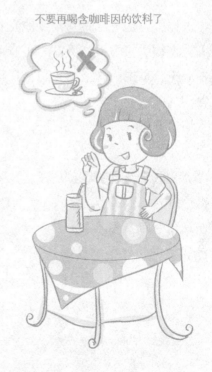

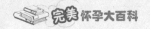

警惕食物过敏

并不是只有呼吸道和皮肤的异常才是过敏反应。研究表明，身体的一些不适反应，比如疲惫、易怒、紧张、焦虑、攻击行为、反应迟钝等，很可能是食物不适引发的过敏反应。

大多数食物过敏是由日常食物中的蛋白质引发的，所以占据过敏食物排行榜前列的很多都是人们喜欢的日常食物，比如小麦制品、奶酪、酸奶、橙子、鸡蛋、贝类、辣椒、土豆等。

并不是所有的过敏食物都必须忌口。如果发现自己感觉不适，比如饮食后头晕、腹胀、消化不良、疲惫，很可能是对某种食物过敏。找出它来，可以在严格忌口后，每隔4天适量吃一次，改变身体的过敏记忆，同时减少食物不耐症状的出现。

避免各种食品污染

食物从其原料生产、加工、包装、运输、贮存、销售直至食用前的整个过程中，都可能不同程度地受到农药、金属、真菌毒素以及放射性元素等有害物质的污染，所以为了避免这些有害物质对孕育造成伤害，在生活中应充分重视饮食卫生，防止食物污染，如尽量选用新鲜天然食品，避免食用加工食品；对蔬菜、水果等食物，一定要充分清洗干净，必要时去皮后再食用；生肉要和别的食物分开放置，避免污染；处理食物前后都要洗手，特别是在处理生肉和禽类时。总之，饮食卫生注意事项有很多，一定要认真对待。

百科速递

在微波炉中对冷冻食物的解冻要注意，应多翻几次以便彻底解冻；当用微波炉重新加热烹饪好的食物时，要确认已经热熟热透。

做好心理准备，迎接胎宝宝的到来

○ 理清思绪，扫除不安

确实，在自己还没有准备好做父母的时候，如果意外有了孩子，想象着孩子将给自己和家人带来的幸福和欢乐，在欣喜之余，难免也会有对孩子的到来给家庭增加辛苦和负担。

但是，做为父母，对于这个新的生命，准爸爸妈妈们应该意识到至少在今后近20年的时间内要担负起养育的重任，这是不可推卸的；同时，自己还必须从头学习抚育孩子的所有知识，这也是要花费一定的时间和精力的。但是，也请想一想，创造一个生命是多么大的成就啊，通过生育孩子，自己完成了人生最重要的情感体验，从中获得的巨大的满足感和自豪感是任何事情都不能代替的。

○ 做好累并快乐着的心理准备

很多夫妻在孩子未降临之前，做了太多美丽的构想，想象中的宝宝就像一个插着洁白翅膀降临人间的天使，可当婴儿真正降生后，才发现日子在匆忙与混乱中疲惫地被度过。

因此，当夫妻俩在甜蜜与喜悦中迎接宝宝的同时，也要做好准备迎接匆忙而劳累的养育生活。从宝宝呱呱坠地那刻起，夫妻俩就要开始长达20年左右的养育生涯。从换尿片、洗奶瓶，到查作业、操心他的升学，夫妻两人的轻松世界到此为止就结束了。

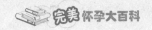

◎ 考虑自己的经济能力

经济能力应该是一对夫妇决定要孩子前必须考虑的因素之一。由于大部分女性都受过良好的教育或职业培训，现在的家庭一般都是夫妇双双工作，职业竞争的压力使得他们不得不为自己在职场的位置而努力，而生育一个优质孩子必须要耗去大量的心血和财力。所以，年轻夫妇如何在养育孩子以及维持经济来源之间取得平衡，是一个很重要的问题。如果双方都希望坚持工作，都希望获得更多的收入用于抚育孩子，那么就必须选择可靠的方式来照料孩子；如果双方商量好，决定一心一意来养育孩子，那就要提前做好经济上的安排。

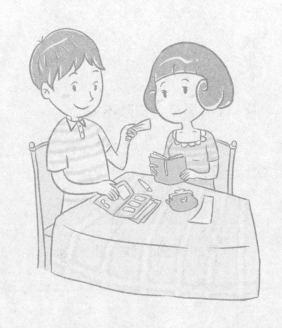

◎ 尊重自己的真实想法

并不是每个人的想法都一致，也许夫妇俩正计划着在当父母之前干一番事业；也许还想让自己的收入达到某一水平或是拥有自己的住房、年龄达到多少、个人更加成熟之后才考虑要孩子。如果真的这么想，应当暂缓要孩子，以免影响了自己的人生长期计划。

又可能丈夫和妻子之间的关系并没有所期望得那样好，现在就要孩子并不是自己所希望得到的结果。在这种情况下，在要孩子的问题上一定要持谨慎态度。因为，今后不管夫妻两人的生活会有怎样的变化，自己都必须为孩子的一生负责，而不稳定的夫妻关系，或多或少都会给孩子带来负面的影响。

心态不佳会影响受孕

根据现代心理学和人体生物钟理论，当人体处于良好的精神状态时，精力、体力、智力、性功能都处于高潮，精子和卵子的质量也会较高。

这说明了受孕时良好的心理状态与优生的密切关系，情绪的激烈变化和极度疲劳势必导致气血逆乱，经络闭塞，脏腑功能紊乱，精气耗散，干扰精卵结合，影响受孕。

心态不佳会影响胎宝宝发育

女性怀孕期间的心理状态，不仅影响自身的身体状况，而且对体内的胎宝宝发育以及孩子成年后的性格、心理素质发育都有直接影响。专家指出，有心理准备的准妈妈与没有心理准备的准妈妈相比，前者的妊娠生活较后者更为愉快、顺利、平和。

怀孕前希望有孩子的女性，怀孕时会非常高兴，积极期待孩子的出世。在孕期，她们的情绪是安定的，对怀孕采取的态度是认真的，能积极做好孕期保健和产时配合。在这样的情况下，她们的妊娠反应轻，孕期中并发症较少，分娩时也较顺利。同时也让胎宝宝始终在优良的环境中健康成长，而那些糊里糊涂地怀孕、尚未做好心理准备的母亲，其怀孕期间的情绪是消极的、不稳定的，当然也就不能产生积极的影响。这种心理对胎宝宝的身心健康是十分不利的。

轻松孕育

对生孩子持积极的态度，在心理上做好准备，这样才能使准妈妈在孕期保持良好的心理状况，克服因妊娠产生的生理上的不适，保证胎宝宝的健康。同时母子感情也才能及早建立，婴儿才能得到最大限度的关爱。

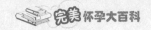

胎教，为宝宝加油

胎教奥妙知多少

很长时间以来，由于认识和其他诸多方面的影响，人们往往觉得胎教有点玄，甚至可望而不可及。这样的观念为胎教蒙上了一层神秘的面纱。

其实，胎教一点都不神秘。胎教是一门胎与教相结合的科学。所谓胎教，就是从怀孕早期起，尽可能地协调准妈妈体内外的各种因素，有意识地给予胎宝宝良好的刺激，防止不良因素对胎宝宝的影响，以使孩子具有更好的先天素质，为出生后的健康成长打下一个良好的基础。

具体来说，胎教是集优生、优养、优教于一身的学问。它包括优身受孕、优境养胎和胎宝宝教育3个方面。

优身受孕，是指健康的父母在最佳年龄段、最佳身心状态下使精子和卵子结合成受精卵的过程。

优境养胎，是指为胎宝宝创造一个良好的生活环境，使胎宝宝得到更好的发育。胎宝宝通过母体中化学物质的变化来感知母亲的情感意图，母亲的情绪会直接影响胎宝宝神经系统的发育和性格的形成，这正是优境养胎的基础。

胎宝宝教育，是指直接作用于胎宝宝，使胎宝宝受到良好影响的教育。如给胎宝宝听音乐时，把听筒放在母亲的腹部，让胎宝宝直接听等。

百科速递

胎教并非教导胎宝宝学习阿拉伯数字或算术。在怀孕期间保持稳定的身心状态、降低胎宝宝的压力，这是胎教的精髓所在。

了解胎教的黄金时期

也许令人难以相信，但是，人的一生中的确以胎宝宝期的素质为最佳。这是因为，胎宝宝具有大人已经失去的心电感应能力。

胎宝宝期可以说是人一生中心电感应能力最强的时期。胎宝宝利用这一能力与父母沟通。母亲只要用手贴着腹部，与胎宝宝心灵的波长吻合，即能与胎宝宝开始沟通。"我是妈妈，我好爱你喔！"只要经常传送这些充满爱的意念，胎宝宝就会感到满意，进而发育为心绪平和的孩子。胎教的重点，就是让胎宝宝与父母的心意互通。

脑部发育与胎教的关系

科学技术的进步，包括医学的发展，虽然为人类带来了幸福，但也令人类的感觉变得迟钝了。就胎教、怀孕、生产、0岁幼儿教育等各个领域来看，情况又如何呢？

由于超声波诊断仪器的发达，在怀孕初期就可以了解腹中胎宝宝的情况。而且，不断发展的技术，甚至可以观察从排卵到着床的情况。这些技术的进步，推翻了腹中胎宝宝受到羊水的保护，不会承受外界压力的说法。而且，胎宝宝的脑部发育、发达的过程以及各种器官的形成，所需的时间也只有短短几天而已。所以，怀孕期间生活方式的重要性更加受到重视。

脑的神经细胞一旦发育完成，就会使用一辈子，而且不会再生，因此形成的过程很重要。人类生存最基本而重要的感觉系统，其基础就是在胎宝宝时期奠定的。

胎教最重要的时间是在脑部的发育阶段。脑部是否能迅速发育，完全看胎教的实施情况而定。在脑部发育阶段，如果受到任何伤害，势必很难恢复。那么，认为怀孕时期的生活方式可以决定胎宝宝能否成为聪明的孩子，似乎也不为过。

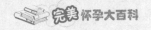

触觉发育与胎教的关系

胎宝宝的触觉出现得较早，甚至早于感觉功能中最为发达的听觉。

妊娠第2个月时，胎宝宝就能扭动头部、四肢和身体。4个月时，当准妈妈的手在腹部摸触到胎宝宝的脸时，他就会做出皱眉、眯眼等动作。如果在腹部稍微施加一些压力，他立刻就会伸小手或者小脚回敬一下。有人通过胎宝宝镜观察发现，当接触到胎宝宝的手心时，他马上就能握紧拳头做出反应，而接触到其嘴唇时，他又努起小嘴做出吮吸反应。这一切都表明，通过对胎宝宝进行抚摸可以刺激胎宝宝触觉的发展，从而促进脑部细胞的发育、完善。

听觉发育与胎教的关系

听觉系统是胎宝宝与环境保持联系的主要器官，也是进行听力训练即音乐胎教的物质基础。因此，人们对胎宝宝听觉功能的研究越来越重视了。到了20世纪80年代，人们用现代科学技术对胎宝宝听力进行测定，除证明胎宝宝有完整的听力外，进而提出胎宝宝在子宫内能接受"教育"，进行"学习"，并形成最初的"记忆"。这种认识，为胎教提供了科学依据。

研究表明，在胎宝宝的几种感觉器官中最为发达的就是听觉系统了。早在受孕后第4周，胎宝宝听觉器官已经开始发育，第8周时耳郭已经形成，这时胎宝宝听觉神经中枢的发育尚未完善，所以还不能听到来自外界的声音。到了第25周，胎宝宝的传音系统基本发育完成，28周时胎宝宝的传音系统已充分发育并可以发生听觉反应，至此，胎宝宝就已经具备了能够听到声音的所有条件。

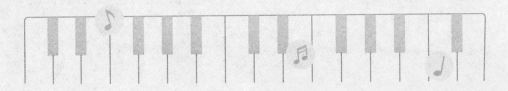

视觉发育与胎教的关系

胎宝宝的视觉比其他感觉的发育要缓慢些。子宫虽说不是漆黑一片，却也不适于用眼睛看东西。然而，胎宝宝的眼睛并不是完全看不见东西，从第4个月起，胎宝宝对光线就非常敏感。

对母亲腹部直接进行光线照射，有时会使胎宝宝感到不快。这时，即使胎宝宝不背过脸去，也会显出惊恐不安的样子。

医学专家通过对妊娠期16～42周的胎宝宝眼睛进行观察发现：胎宝宝16周出现慢速眼动，23周开始出现快速眼动，而在妊娠24～35周会较频繁地出现眼动，36周后常见的是眼无活动，呈现出"深睡眠"状态。

胎儿时期，属于胎宝宝视觉神经发育的准备阶段。主司眼睛视野功能的视网膜在怀孕4周左右即告完成，怀孕7个月时已具有看东西的能力，但并不表示眼睛能看得见。但是，胎宝宝可通过母亲的活动规律感受明暗的变化，从而慢慢形成自己的活动规律。

潜在的记忆与胎教的关系

目前医学界多数人都认为，胎宝宝具有记忆、感觉的能力，而且这种能力还将随着胎龄的增加逐渐增强。

胎宝宝在出生前数月内，迅速增大的记忆储存促进了"自我"的形成，并开始引导胎宝宝行为的发展，胎宝宝的行为渐趋复杂、成熟，从而产生了感觉以及记忆。

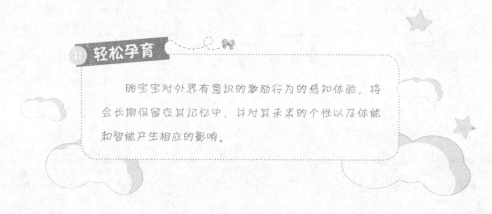

轻松孕育

胎宝宝对外界有意识的激励行为的感知体验，将会长期保留在其记忆中，并对其未来的个性以及体能和智能产生相应的影响。

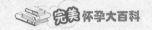
❀ "准妈妈"是胎教的"女一号"

胎宝宝是由母亲孕育的，母体既是胎宝宝赖以生存的物质基础，又是胎教的主体。一方面，母体为胎宝宝的生长发育提供了一切必要的条件，母亲的身体素质和营养状况直接关系到胎宝宝的健康；另一方面，母亲的文化修养、精神状态又不可避免地在胎宝宝幼小的心灵中打下深深的烙印，对孩子的精神世界产生不可低估的影响。因此，孩子生命中第一任教师这一重要角色责无旁贷地落在了母亲身上。

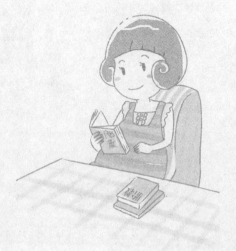

每一位即将做母亲的人都应充分认识自己所肩负的责任，增强体质，加强修养，很好地进入"主角"的角色。在胎教过程中最为关键的莫过于母亲的爱心，只要肯付出一切可能的精力和时间，倾注自己全部的爱心，那么未来的孩子就一定会令人满意。

❀ 胎教"男一号"非准爸爸莫属

在胎教过程中，父亲的作用同样重要。准爸爸配合的好坏，直接关系着胎教的质量。

在确知妻子怀孕后，准爸爸就要和妻子一起制定具体的胎教计划，安排好胎教时间，掌握胎教知识。日常生活中，准爸爸还要从具体事情上帮助妻子胎教，比如，要鼓励妻子加强学习，让妻子多听音乐，多看书。吸烟的准爸爸为了孩子和妻子的健康，应该戒烟，为家庭创造空气清新的环境。

妊娠期间，准妈妈操劳过度或激烈运动，会使胎宝宝躁动不安，甚至造成流产或早产。丈夫要自觉地多分担家务事，不要让妻子做重活，要让她有充足的睡眠和休息。

了解常见的胎教形式

研究表明，每一个胎宝宝都具有相同的潜能，如果这些潜能得不到开发，就有可能被永远掩盖。胎教的主要功能之一就是帮助胎宝宝开发潜能。在此之前，要分清胎教的两种形式——直接胎教和间接胎教。

何为直接胎教

直接胎教，又称"狭义胎教"，是根据胎宝宝各感觉器官发育成长的实际情况，有针对性地给予适当合理的信息刺激，使胎宝宝建立起条件反射，进而促进其大脑功能、躯体运动功能、感觉功能及神经系统功能的成熟。也就是在胎宝宝发育成长的各时期，科学地提供视觉、听觉、触觉等方面的刺激，如光照、音乐、对话、拍打、抚摸等，使胎宝宝大脑神经细胞不断增殖，神经系统和各个器官的功能得到合理的开发和训练，最大限度地发掘胎宝宝的智力潜能。

直接胎教相对于间接胎教来说，偏重于品德、精神与性情的培养、陶冶和教育，使准妈妈品德高尚、精神饱满、心情舒畅，而且促进了胎宝宝智慧、情绪、品质等方面的良好发育。

何为间接胎教

间接胎教，又称"广义胎教"，指为了促进胎宝宝生理和心理上的健康发育成长，同时确保准妈妈能够顺利地度过孕产期所采取的精神、饮食、环境、劳逸等各方面的保健措施。

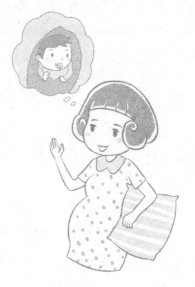

间接胎教关注点不是胎宝宝本身，而是针对与胎宝宝有着直接联系的准妈妈，以此来影响胎宝宝的身体、感情、智力和性格。

间接胎教有利于准妈妈和胎宝宝身体健康和精神健康，实为保胎、养胎和护胎等各种保健措施。

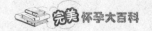

❀ 音乐胎教：放飞幸福的音符

了解音乐胎教

音乐胎教，是通过对胎宝宝不断地施以适当的乐声刺激，促使其神经元的轴突、树突及突触的发育，为优化后天的智力及发展音乐天赋奠定基础。

一个人的智力的优劣与神经元的发育有直接关系。因为，脑神经元表面有一大的分支称为轴突，有很多小的分支称为树突，两个神经元之间依靠轴突、树突相互接触而传递冲动（即沟通信息），其接触的部位称为突触。而胎宝宝的脑发育需要音乐的良性刺激。

音乐胎教的方法

一般说来，音乐胎教主要有以下几种方法：

❤ 音乐熏陶法和哼唱谐振法：音乐熏陶法是指通过播放收听轻音乐，让孕期生活中充满优美的乐声，使准妈妈的精神愉悦，心情舒畅；哼唱谐振法是指准妈妈用柔和的声调哼唱轻松的歌曲，同时想象胎宝宝在静听，从而达到与胎宝宝的共鸣。

❷ 父教子"唱"法：爸爸可以抚摸着妈妈的腹部，对胎宝宝反复轻声"教唱"一些简单的音阶或儿童歌曲。

❸ 胎教器传声法：从妊娠22周左右开始，在医生的指导下，选用适当的胎教器和胎教音乐进行音乐胎教。

📖 百科速递

胎宝宝在子宫内最适宜听中、低频调的声音，而男性的说话声及唱歌声正是以中、低频调为主。因此，准爸爸是音乐胎教的最佳任课老师。

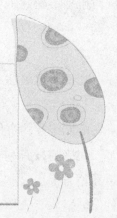

○ 情绪胎教：让快乐一路同行

了解情绪胎教

情绪胎教是通过对准妈妈的情绪进行调节，使之忘掉烦恼和忧虑，创造清新的氛围及和谐的心境，通过妈妈的神经递质作用，促使胎宝宝的大脑得以良好的发育。准妈妈的情绪对胎宝宝会产生直接影响，如焦虑使婴儿往往多动、易怒、好哭，早期准妈妈紧张、恐惧不安，会导致胎宝宝发生腭裂或形成早产，巨大的恐惧还可以导致死胎。

情绪决定宝宝的未来

临产准妈妈过度不安，肾上腺素分泌增加，可能发生滞产或产后大出血、难产率增高，所以以孕期准妈妈的情绪、修养、仪表、心态为主要内容的情绪胎教，仅次于营养胎教，同样决定着胎宝宝的身心健康。情绪胎教是保障孕期母子心理健康的重要方法，决定着母子关系的和谐与否以及孩子后天的心理素质与心理健康。它突出的特点是通过母亲修养的不断提高，孕期生活品味的增加以及由女人向母亲角色转变过程中的内心品质提升，达到母仪胎宝宝的目的。这对胎宝宝的情绪、性格、健康、心理起着至关重要的作用。在我国历来都有母仪天下的美德，正是说明母亲的行为决定着孩子的未来。

情绪胎教离不开准爸爸的努力

准爸爸的责任是情绪胎教的关键因素。此时，家人的关心和体贴显得格外重要。父爱像阳光雨露，滋润着孕期中的母子，而母爱就像是大地提供的足够养分。没有了阳光雨露的滋润，缺乏了爱的呵护，胎宝宝的心灵将是孤独、寂寞、痛苦的。

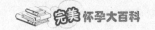

✿ 联想胎教：放飞想象的翅膀

了解联想胎教

联想胎教也是胎教的一种重要形式，联想胎教就是想象美好的事物，使准妈妈自身处于一种美好的意境中，再把这种美好的情绪和体验传递给胎宝宝。例如，准妈妈可以想象漂亮娃娃的画像，想象名画、美景、乐曲、诗篇等所有美的内容。

由于联想对胎宝宝具有一定的"干预"作用，母亲的联想内容就显得十分重要，美好内容的联想无疑会对胎宝宝产生美的熏陶，内容不佳的联想，则会起到反面作用，或把准妈妈本不想传递给胎宝宝的信息传递给了胎宝宝。所以在实施联想胎教的时候，一定要想那些最美好的事物。

排除不良的意识和联想

在日常生活中，少数准妈妈由于怀孕后身体不适而对胎宝宝产生怨恨及不好的联想感受，对此胎宝宝也会有所意识，从而引起精神上的异常反应。许多专家认为，在这种情况下发育的胎宝宝出生后大多会有情感障碍，出现感觉迟钝、情绪不稳、易患胃肠疾病、体质差等现象。

因此，准妈妈必须在妊娠期间排除不良的意识和联想，尽量多想些美好的事情，将善良、温柔的母爱充分地体现出来，通过各方面的爱护促进胎宝宝的成长。

百科速递

由于胎宝宝意识的存在，准妈妈自身的言语、感情、行为以及联想内容均能一直影响到胎宝宝出生后，因此，准妈妈联想的内容十分重要。

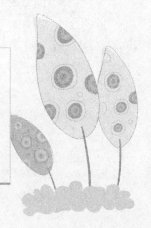

运动胎教：让宝宝更健康

了解运动胎教

运动胎教，是指导准妈妈进行适宜的体育锻炼，以促进胎宝宝大脑及肌肉的健康发育，也有利于母亲正常妊娠及顺利分娩。"生命在于运动"，运动可以促进胎宝宝生长发育得更好。早在第7周开始胎宝宝就可以在母体内蠕动了，这时由于活动幅度很小，因此只能借助B型超音显像仪才可以观察到，当胎宝宝发育到16～20周时活动能力大增，表现多种多样。如吸吮手、握拳、伸腿、眯眼、吞咽、甚至转身、翻筋斗等。运动使胎宝宝逐渐强大，这时母亲也感到了胎动。

胎宝宝也需要运动

有人曾对胎动强者和胎动弱者进行观察，直到出生后发现在宫内活动强者出生后其动作的协调性和反应的灵敏度上均优于出生前胎动弱者。凡是在母体内受过运动训练的胎宝宝出生后翻身、爬行、坐立、行走及跳跃等动作都明显地早于一般的孩子。因此，对胎宝宝进行运动训练确实不失为一种积极有效的胎教手段。

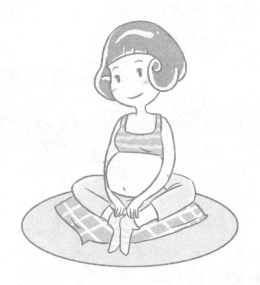

进行运动胎教的注意事项

对胎宝宝的运动胎教应当注意，一般在妊娠12周内及临产期准妈妈均不宜做剧烈的运动，有过先兆流产或先兆早产的准妈妈也不宜进行大幅度的运动。此外，在其他阶段做运动也不要强度过大，不可操之过急。每次运动的时间不宜超过10分钟，否则将适得其反。

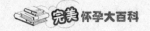

✿ 语言胎教：让爱更贴近

了解语言胎教

准妈妈及家人用文明礼貌、富于哲理和富有韵律的语言，有目的地对子宫中的胎宝宝讲话，给正在发育的胎宝宝大脑新皮质输入最初的语言印记，为后天的学习打下基础，称为语言胎教。

胎宝宝具有辨别各种声音并做出相应反应的能力，准父母就应该抓住这一时机经常对胎宝宝进"对话训练"。等到宝宝出生时就会马上识别出父母的声音，这不但对年轻的父母来说是一个激动人心的时刻，而且对宝宝来说，刚来到这个完全陌生的世界时，就能听到一个他所熟悉的声音，对胎宝宝来说是莫大的安慰和快乐，同时消除了由于环境的突然改变而带给胎宝宝心理上的紧张与不安。

如何进行语言胎教

在对话过程中，胎宝宝能够通过听觉和触觉感受到来自父母亲切的呼唤，增进彼此生理上的沟通和感情上的联系，这对胎宝宝的身心发育是很有益的。对宝宝的启蒙教育就在胎宝宝期。因此，根据胎宝宝的这一能力进行及时合理的训练使其更进一步的发展与完善是非常必要的。

语言胎教的题材很多，准父母可以将日常生活中的科普知识作为话题，也可以与数胎动结合进行，还可以拟定常规内容进行讲述。例如：准妈妈早上起床后，可以喃喃自语地和腹中的胎宝宝说说话，也可以选一些浅显的古诗、一首纯真的儿歌，一段动人的经历讲述给胎宝宝听。如此丰富、生动的语言，一定能对胎宝宝的智力发展起到积极的促进作用。

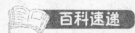

百科速递

语言胎教除了准父母和胎宝宝相互交流的功能，还有一个语言学习的功能，能使胎宝宝得到语言的启蒙。

◎ 远离胎教的误区

时下，胎教已经成为一种流行趋势，很多准父母都会尽职尽责地对自己未出生的宝宝进行胎教。但是，由于望子成龙心切，稍加不注意，准父母就很容易"闯"入误区。

误区1：所有的世界名曲都适合胎教

不是所有世界名曲都适合进行胎教的，最好要听一些舒缓、欢快、明朗的乐曲，而且要因时、因人而选曲。在怀孕早期，妊娠反应严重，可以选择优雅的轻音乐；在怀孕中期，听欢快、明朗的音乐比较好。

误区2：胎教随时随地都可以进行

胎宝宝绝大部分时间都在睡眠中度过，因此为了尽可能不打搅胎宝宝的睡眠，胎教的实施要遵循胎宝宝生理和心理发展的规律，不能随心所欲地进行。

首先，胎教要适时适量。要观察了解胎宝宝的活动规律，一定要选择胎宝宝觉醒时进行胎教，且每次不超过20分钟。

其次，胎教要有规律性。每天要定时进行胎教，让胎宝宝养成规律生活的习惯，同时也利于出生后生活习惯的培养，为其他认知能力的发展奠定基础。

误区3：多种胎教方法齐上

有的夫妻得知怀孕后，立即就开始对胎宝宝进行胎教，使尽浑身解数，将各种胎教方法都用上，殊不知，这样不仅加重了自己的负担，对胎宝宝也是一种过度刺激。

在孕早期，胎宝宝身体各方面的功能还不健全，准父母的任务主要是保胎安胎，注重营养以及听听音乐，让准妈妈保持宁静愉悦的美好心境。到了孕中后期，随着胎宝宝各项能力的发展，胎教内容也开始变得丰富起来，语言胎教、抚摸胎教、光照胎教等都可逐步实施。

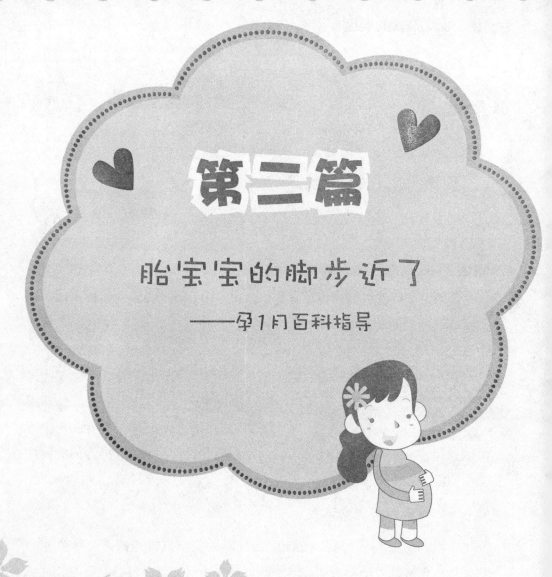

第二篇

胎宝宝的脚步近了

——孕1月百科指导

你，是否也在盼望着，胎宝宝轻轻的脚步。

终于，他的脚步声近了，让你听得清了。

为了这份期待，为了这份喜悦，为了美满幸福的未来，你，该以一种怎样的心情，迈开自己的脚步呢？

是的，从未有过的新鲜感萦绕着你，欣喜，又不知所措。

翻开书页，寻找你想要的答案吧！

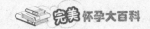

怀 孕 历 程

胎宝宝的发育历程

受精后，精子和卵子已经结合在一起形成受精卵，受精卵有0.2毫米大小，重约1.505微克。受精卵经过3～4天的运动到达子宫腔，在这个过程中由一个细胞分裂成多个细胞，并成为一个总体积不变的实心细胞团，称为桑胚体。

到第3周末时，宝宝的心脏开始跳动。在第4周的时候，外胚层出现神经管道，未来脊髓、大脑、神经、骨干会由此而来。在中层，心脏和循环系统已经出现。内层中，泌尿系统、肠、肺等器官脏腑开始形成。同时早期供给胎宝宝营养的胎盘、绒毛和脐带也在这时候开始工作了。

准妈妈的身体变化

在怀孕的第1个月里，因为胚胎实在是太小了，准妈妈一般不会有特别不适的感觉出现，像呕吐、恶心等症状并不是很明显，甚至有的准妈妈在第1个月里根本不会有呕吐的情况发生。

一些身体较为敏感的准妈妈可能会出现怕冷、低热、慵懒、困倦及嗜睡的症状，在一般人看来，这有点像感冒的症状。但是，一直在计划怀孕的准妈妈可要注意了，如果自己一直在为怀孕做各种准备，当身体突然出现这些状况时，可千万不要误认为是感冒而随意吃感冒药。

准妈妈怀孕早知道

如果准妈妈的身体非常健康，而且月经周期一直很正常，当月经延期1~2周，同时出现恶心、厌食、乏力等不适症状时，首先要考虑可能是怀孕了。可以说，月经停止来潮是怀孕的第一信号，随之而来的就是孕早期的症状，约60%的妊娠妇女常出现头晕、乏力、嗜睡、厌食、恶心或伴有呕吐等早孕反应，其中恶心、呕吐常在早晨出现，在数小时内消失，即所谓"孕期晨吐"，这些早孕反应也可在一天中的其他时间出现。

孕期划分早知晓

从怀孕到分娩之间的这段时间，叫做妊娠期或孕期。

由于受孕的准确日期无法确定，孕期一般从最后一次月经的第一天算起，到分娩为止，孕妇普遍在妊娠273~287天之间分娩。于是，人们从其中取一个中间数——280天，作为预定的分娩日期。

根据怀孕各个阶段的不同特点，一般把孕期（妊娠期）分为3个阶段：

❶ 妊娠最初的3个月，即第1~12周，称为怀孕初期；

❷ 妊娠中期4个月，即13~27周，称为怀孕中期；

❸ 妊娠后期为3个月，即28~40周，称为怀孕晚期。

百科速递

人们常说的"怀胎十月"，在医学上是按照月经周期28天为一个妊娠月来计算的。整个孕期为280天，即为10个月。但因为月历有大小之分，所以"怀胎十月"准确地说应为9个月零7天左右。

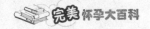

准妈妈可能有的感觉

基础体温上升

怀孕了，即使到了月经预算日，基础体温也不会下降，反而继续升高。36.7～37.2℃的低热状态会一直持续到怀孕13～14周，所以，高体温状态若持续3周以上，便可以确定为怀孕了。

虽然妊娠会引起激素或自主神经的变化，从而导致低热状态持续，但因人而异，也有人没有这种情况。这时最好也考虑一下低热现象是否与其他疾病有关。

乳房的变化

有的女性在月经前乳房胀痛，在怀孕初期也会有类似的情况，乳头变得敏感，触到内衣会疼痛。

除了接触，乳房对温度的变化也比平时更敏感。乳头、乳晕颜色加深，也有人会产生第二乳晕。这是妊娠黄体增加的缘故。

骨盆区的不适感

有些女性可能整个下腹部到骨盆腔都感到不适。如果感到一侧有剧烈疼痛，就必须向医生报告。

痣、雀斑随之而来

妊娠可引起乳房、面部、腹部、外阴部、腋下等部位的色素沉着，这是因蜜胺色素增加而引起的，快者从怀孕初期开始就能出现。有些孕妇痣、雀斑特别明显，眼睛周围肤色也随之变深。

可能出现尿频

排尿增多，排尿后还有尿意，也是怀孕的征兆。这是怀孕后子宫变大压迫膀胱引起的，在怀孕的第11～15周开始出现。

❂ 白带也会增多

白带是一种无味、有韧性的乳白色黏液，怀孕时白带开始增多。随着受精卵在子宫内着床，白带的分泌量开始增多，但如果白带太多，颜色深如巧克力色，同时有脓，则可能患有阴道真菌性炎或滴虫性炎。

如果白带颜色深或呈红色出血状，一定要向医生咨询。

怀孕期间，准妈妈体内的分泌物增加，白带增多也就成了在怀孕女性中成了普遍现象，于是一些准妈妈用上护垫。但长期使用护垫反而容易使阴部透气不良而致感染。所以，孕期准妈妈最好少用或不用护垫。

轻松孕育

在分泌物不多的情况下，准妈妈们应天天更换内裤。一旦发现分泌物增多，并有异味，就应尽快就医。

❂ 疲倦感来了

怀孕时身体易困乏劳累，睡眠也会增加，这是受雌激素变化的影响之故。激素的自行调节变化也是为了保护准妈妈。

❂ 欣喜是很自然的

"你怀孕了"这个消息可能会让准妈妈心醉神迷，尤其对那些长期以来一直想要怀孕，现在终于如愿以偿的准妈妈来说，更是如此。

准妈妈可能会感到人生在瞬间充实了、生命完整无瑕，因为自己成了一个幸福健康的准妈妈。

❂ 有点难以置信

有时候准妈妈又会怀疑，"我真怀孕了吗？我一点异样的感觉都没有。"

这些感觉在刚开始怀孕的几周内特别强烈，尤其当没有出现任何症状的时候。或者准妈妈会认为自己感到恶心与疲倦都只是因为有病了；那些一直渴望怀孕的准妈妈可能会担心，这些症状都只不过是因愿望而产生的幻觉，尤其当自己看起来和别人没什么不同的时候。没关系，忐忑不安很快会随着日渐增加的腰围而消失，放心，真的有一个小宝宝在生长。

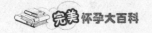

❀ 对新角色感到迷茫

即使对于计划已久的怀孕，准妈妈在这个新的角色里也会感到迷茫。

准妈妈有时会怀疑自己是否已准备好成为一个母亲，或是否能够成为一个称职的母亲。自己是否能尽到做个好母亲的责任？是否能怀孕到足月并承受分娩时的痛苦折磨？是否能妥善照顾这个新生儿？

如果你也有这些疑问，是很正常的，信心不够是准父母常有的感觉。疑虑可以让你学着应付即将到来的改变。

❀ 焦虑在所难免

对于未知的事物，能够坦然面对的人毕竟是少数。怀孕期间适当的担忧是正常的现象。

如果在没有做好孕前准备工作的情况下就已经怀孕，也不要担心。

这时，首先要调整好心态，认识到妊娠反应是一种正常的生理现象，要正确对待，努力保持心情舒畅，只要采取一定措施，就会减轻妊娠的不良反应。

其次，要听取产科医生对妊娠知识的介绍，了解胎宝宝的孕育过程，尽量在思想上和心理上做好准备。

再次，还可以经常与做了母亲的人交流，因为她们对妊娠都积累了一些宝贵的经验，听取这些经验是十分有益的。

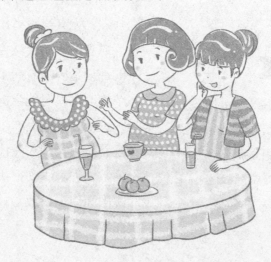

营养饮食，科学合理

孕早期应适当增加热量

由于孕早期母体基础代谢以及体重的增加不明显，胚胎还比较小，发育相对缓慢，所以热能的摄入量只要比未孕时略增加就可以满足需要了。

热能主要来源于脂肪和糖类。肉类、动物油和植物油中脂肪含量十分丰富，但以植物油为佳。因为植物油类既能提供给母体和胎宝宝热能，又能满足机体对不饱和脂肪酸的需要。

糖类主要指蔗糖、面粉、大米、玉米、小米、甘薯、土豆、山药等，这类食物直接提供能量且易被吸收，是准妈妈的主要膳食之一。

百科速递

在孕早期，每天1～2杯牛奶、200克肉类、250克蔬菜、1～2个水果和不少于300克的淀粉类食物比较符合准妈妈的营养需求。

准妈妈要改善膳食质量

一项研究表明，准妈妈在意识到自己怀孕后，一般都已减少体力活动。因此，准妈妈不必在饭量上大增，只要改善一下膳食质量就可以了。

譬如，要适当增加优质蛋白质的摄入量，平时多吃几次肉和鱼，注意多吃绿色蔬菜和水果。对于那些体力活动并未减少的准妈妈，在保证膳食质量的同时，也要注意在数量上有所增加。

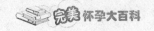

◎ 合理搭配三餐

怀孕初期是胎宝宝细胞分化、器官形成的重要阶段，其中以脑和神经的发育尤为迅速。因此，这一时期准妈妈的营养对胎宝宝的发育至关重要。

准妈妈一定要吃早餐，而且要保证质量。按照三餐两点心的方式进食。果类蔬菜与叶类蔬菜搭配，根类蔬菜和叶类蔬菜搭配，还要做到红色、紫色、黄色和绿色蔬菜搭配。一日三餐要营养均衡、搭配合理。

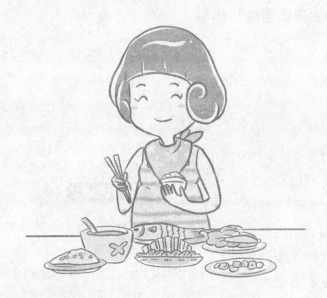

◎ 准妈妈应少吃刺激性食物

这里所说的刺激性食物主要是指葱、姜、蒜、辣椒、芥末、咖喱等调味品。虽然用这些调味品做菜可以使菜更加美味，起到促进食欲、促进血液循环和补充人体所需维生素和微量元素的作用。

但这些食物一般都有较重的辛辣味，进入体内后，会通过胎盘进入胎宝宝体内，易给胎宝宝带来不良刺激。因此，准妈妈要尽量少吃刺激性食物。

香蕉帮准妈妈缓解疲劳

食用香蕉不仅可以快速地提供能量，在一定程度上还可以缓解疲劳。尤其是对没有食欲的准妈妈而言，是最容易接受的食物。

对准妈妈的营养贡献

营养丰富、促进发育

香蕉含有淀粉、蛋白质、脂肪、糖分、果胶，以及多种维生素和矿物质，并含有5-羟色胺、去甲肾上腺素、二羟基苯乙胺和抗菌物质。上述物质对胎宝宝的身体与大脑的新陈代谢和发育都十分有益。

保护肠胃，润肠通便

香蕉为性寒味甘之品，寒能清肠热，甘能润肠通便，常用于治疗热病烦渴、大便秘结之症，是习惯性便秘的准妈妈首选的水果。

舒张血管、降低血压

香蕉富含能够保护动脉内壁的钾元素，且含有血管紧张素转化酶抑制物，可抑制血压升高，对降低血压有辅助作用，是预防妊娠高血压的保健食品。

缓解疲劳，抵抗抑郁

香蕉含有一种可帮助大脑产生5-羟色胺的物质，能使准妈妈缓解疲劳。

怎样食用，更健康

直接食用即可。每天1～2根香蕉为宜。将香蕉作为蔬果汁原料或做成拔丝香蕉，也是深受大众欢迎的食用方法。

另外，香蕉也可以与牛奶、面包一起作为早餐食用，营养非常丰富。

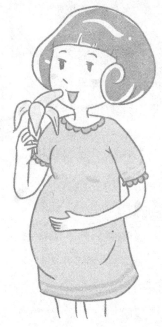

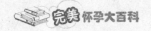

✿ 苹果为胎宝宝益智

苹果素有"健康之果"、"智慧之果"之称。它秋季成熟，果皮的颜色多为青、黄、红色。苹果酸甜可口，营养丰富，是老幼皆宜的水果之一。

苹果含有包括糖、维生素和矿物质锌等在内的大脑所必需的各类营养素。

对准妈妈的营养贡献

健脑益智

苹果中不仅富含锌等微量元素，还富含脂质、碳水化合物、多种维生素等营养成分，尤其是细纤维含量高，有利于胎宝宝大脑皮层边缘部海马区的发育，对提高胎宝宝后天的记忆力有益。

缓解妊娠水肿

苹果酸甜爽口，不仅可增进食欲、促进消化、缓解孕吐、补充碱性物质、钾和维生素，也可以有效防止妊娠水肿。

保持血糖稳定

苹果中的胶质和微量元素铬能保持血糖的稳定，还能有效降低胆固醇。

缓解压力，提神醒脑

苹果特有的香味可以缓解孕期压力过大造成的不良情绪，还有提神醒脑的功效。

怎样食用更健康

每天吃1～2个就足够了。吃苹果时最好细嚼慢咽，这样有利于消化和吸收。

食欲不好的准妈妈不要在饭前或饭后马上吃水果，以免影响正常的进食及消化。

百科速递

有些准妈妈到了妊娠中、后期，会出现妊娠高血压综合征。苹果含有较多的钾，钾可以促进体内钠盐的排出，对改善孕期水肿和妊娠高血压有较好的疗效。

橙子富含维生素C

橙子颜色鲜艳，酸甜可口，外观圆整漂亮。在很多人眼中，橙子就是维生素C的代表，因此它深受人们的喜爱。尽管大多数准妈妈在妊娠期对橙子等酸味水果尤其偏爱，但仍需要把握好分寸。

对准妈妈的营养贡献

提高身体免疫力

一个中等大小的橙子，可以提供人体一天所需的维生素C，所含的抗氧化物质还能清除体内有害的自由基。

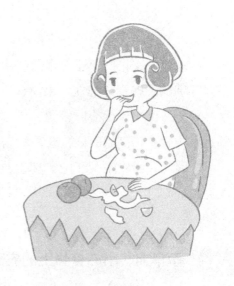

降压降脂

橙子中的橙皮苷对周围血管具有明显的扩张作用，有降压效果。其中所含的6-二乙胺甲基陈皮苷，能降低冠状动脉毛细血管的脆性；磷酰橙皮苷能降低血清胆固醇，明显减轻和改善主动脉粥样硬化性病变。

预防心脏病

每天喝3杯鲜榨橙汁，内含的类黄酮和柠檬素可以促进"好"的高密度脂蛋白（HDL）的增加，并运送"坏"的低密度脂蛋白（LDL）到体外，从而降低患心脏病的概率。

止逆止胃疼

橙子中的橙皮素有健胃、祛痰、镇咳、止逆和止胃痛的功效，特别适合孕早期的准妈妈食用。

怎样食用更健康

直接食用或是榨汁饮用均可。一天1个，最多不超过3个。中医认为橙子性温，口干咽燥、舌红苔少的人多吃则会导致"上火"。

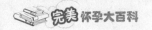

水果并非吃得越多越好

在未怀孕时，可能准妈妈就喜欢吃水果，既减肥又美容，当然是女性的首选零食。怀孕后，就更要多吃水果，因为胎宝宝在发育过程中，需要维生素参与细胞的合成。虽然蛋类、蔬菜中也含有丰富的维生素，但经过烹调往往流失很多，而水果就不同了，清洗干净就可以直接吃，这样就有效避免了维生素的流失。因此，准妈妈吃水果，是对母婴健康都有利的。但是你知道吗？水果并非吃得越多越好。

营养专家指出，虽然水果和蔬菜中都有丰富的维生素，但是两者还是有区别的。膳食纤维在水果中含量不高，但是蔬菜中却含量丰富。如果过多地摄入水果，而少吃蔬菜，就会造成膳食纤维的摄入不足。而且，很多水果中含有较高的糖分，准妈妈吃太多可能会引发妊娠糖尿病。

因此，正常情况下，如果是橘子、苹果或猕猴桃，准妈妈每天吃200克就可以了。如果是西瓜、草莓等季节性水果，每天的摄入量不要超过500克。

孕早期，小心食物上的农药残留

现在的农作物病虫害很严重，在种植期间需要喷洒农药，以致我们日常食用的蔬菜水果的表皮往往吸附有大量的农药。

如果准妈妈不小心吃下残留在水果上的农药，后患无穷。由于准妈妈新陈代谢旺盛，对农药的吸收能力强，容易发生中毒。农药中毒不但危害准妈妈身体健康，而且影响胎宝宝的正常发育，严重时还会导致胎宝宝畸形或胎死宫内。因此，准妈妈一定要认真清洗蔬菜水果，避免农药残留。

孕期的烹调方法有讲究

怀孕后，准妈妈们往往会根据个人的口味喜好来决定吃什么菜或怎么烧。但是同样的一条鱼、一块肉，不同的烹调方法对其中营养素的保存和破坏是不同的。日常人们所吃的米面类主食，经过高温烧煮后，B族维生素多有不同程度的损失，但煮成米饭、蒸成馒头的损失仍然比炸成油条的损失小得多。蔬菜烧熟后，水溶性维生素和微量元素损失较大，特别是维生素C，建议在吃凉拌蔬菜时滴几滴醋，就可有效减少维生素C的损失。

而人们平时吃的鸡、鸭、鱼、肉里含少量的胺类，以及丰富的蛋白质和脂肪，如果这些食物经腌制、熏制过，再进行烹调，尤其是油煎时，会分解出一些亚硝胺，这种物质对人体最大的毒性就是致癌和致畸作用；有的准妈妈喜欢吃烤香肠、烤肉、烤鸡翅等熏烤食品，但这些肉类熏烤过后易产生一类叫做苯并芘的物质，对人体有致癌作用。准妈妈是特殊人群，在这方面就更要小心，有些方法烹调出的食物的确很美味，但美丽的外表下掩盖了其对健康的伤害。

准妈妈一日营养食谱亲情放送

爱心早餐 ♥

面包50克，鸡蛋1个（或酱牛肉4~5片），牛奶250毫升，少量蔬菜。

灵活加餐 ♥

酸奶1杯，苹果1个。

营养午餐 ♥

米饭1碗或馒头1个；沙茶煎肉50克，番茄炒虾仁50克；姜米拌脆藕50克；甜椒牛肉丝50克；奶汁白菜100克。

下午茶点 ♥

香蕉1根；坚果、豆制品适量。

开心·晚餐 ♥

鸡肉炒饭1碗；白瓜松子肉丁50克，蔬菜沙拉100克；芦笋炒肉片50克；补脑鱼头汤1碗。

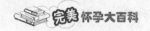

营养套餐特别推荐

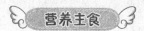 营养主食

【鸡肉炒饭】♥

原料

米饭250克，鸡肉50克，豌豆50克，鸡蛋2个，香菇50克，冬笋50克，熟猪油、盐、酱油、葱、湿淀粉各适量。

做法

1. 将香菇用水泡发好，洗净后切成丁；葱切成细末；冬笋切丁；鸡肉切丁，以蛋清和湿淀粉拌匀。

2. 锅内放熟猪油烧热，下鸡丁，翻炒出锅。

3. 锅内放入葱末，炒出香味，下冬笋丁、香菇丁、豌豆，炒几分钟后放入盐，倒入米饭，再倒入炒好的鸡丁和酱油炒匀即可。

推荐理由

鸡肉炒饭，软糯油润，鲜香可口。鸡肉炒饭中含丰富的蛋白质、脂肪、糖类及钙、铁、锌等矿物质和多种维生素。

精品荤菜

【沙茶煎肉】♥

原料

瘦肉1000克，沙茶酱3汤匙，酱油2汤匙，盐半茶匙，糖1汤匙，蒜末2茶匙，油少许。

做法

1. 将瘦肉切成半厘米厚的薄片，用沙茶酱、酱油、盐、糖、蒜末加少许清水调成汤汁腌约1小时。

2. 烧热锅，放少许油，慢火将肉片煎熟即成。

推荐理由

本菜富含蛋白质，且香鲜味浓，可增强食欲，适合孕妇食用。

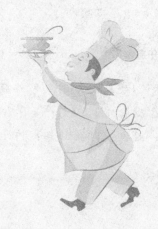

【白瓜松子肉丁】

原料

白瓜1个，瘦肉180克，松子1.5汤匙，蒜蓉1茶匙，生抽1茶匙，料酒、油、糖、生粉各适量。

做法

1．将白瓜去皮及瓤，洗净切小粒；将瘦肉切小粒加生抽、料酒、糖、生粉，略腌；将松子以清洁湿布抹过备用。

2．烧热锅，下油，炒熟白瓜盛起。再烧热锅，下油，爆香蒜蓉，下瘦肉粒，炒香至熟，白瓜粒再回锅，下松子兜匀，便可上碟。

轻松孕育

白瓜松子肉丁有润肺、正气、助消化的功效，还可以帮助胎宝宝大脑健康发育。

推荐理由

白瓜含蛋白质、膳食纤维和维生素，可帮助消化。松子含蛋白质、脂肪以及铁等矿物质，有健脑通便的功效。

【猪肉芦笋卷】

原料

猪肉片100克，芦笋100克，料酒、姜、蒜、盐、咖喱粉、黑胡椒粉各适量。

做法

1．用料酒、姜、蒜末把猪肉片腌制10~15分钟。

2．将芦笋洗净，去根去皮，切成长短适中的段。

3．用腌好的猪肉包住芦笋段。

4．在包好的卷上撒上咖喱粉、盐和黑胡椒粉，放入烤箱中烤7分钟左右即可。

推荐理由

芦笋的叶酸含量在蔬菜中居首位，最好的食用方式是在滚水中过一下，直接浇上橄榄油来吃，而用烤箱可以驱除猪肉中的大量油脂。

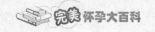
【当归黄瓜肉丝】

原料

鲜嫩黄瓜750克，熟猪瘦肉丝100克，白糖50克，醋30毫升，当归3克，精盐2克，生姜10克，精制油50毫升。

做法

1. 将黄瓜洗净去两头，切成3厘米长的粗条待用；生姜洗净，切成丝待用。

2. 将当归洗净切片，用开水煮熟，捞出放凉，沥干水；将精制油放入锅中，加热至八成放入当归片，出香味后去渣留油。

3. 将黄瓜条、生姜丝、熟猪肉丝放入盆中，倒入当归油、白糖、醋、精盐拌匀则可食用。

推荐理由

本品具有滋阴润燥、清热利湿、减肥健美之功效。

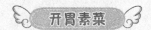

开胃素菜

【茼蒿炒萝卜丝】

原料

白萝卜200克，茼蒿100克，植物油100毫升，花椒20粒，鸡汤、盐各适量，水溶芡粉和香油少许。

做法

1. 将白萝卜切丝，茼蒿切段；将植物油烧热，放入花椒炸焦，捞出花椒渣。

2. 将白萝卜丝倒入带花椒油的热锅中翻炒，加入鸡汤，待白萝卜丝七成熟时再加入茼蒿炒拌，下盐调味，熟透后加香油，以水溶芡粉勾芡即可。

推荐理由

此菜含有丰富的维生素和膳食纤维，具有去脂减肥之功效，体重过大的准妈妈常吃对控制体重很有帮助。

【海米醋熘白菜】

原料

白菜心500克，水发海米25克，花生油50毫升，花椒油5毫升，酱油10毫升，白糖30克，醋15毫升，精盐2克，味精1克，水淀粉15克，料酒少许。

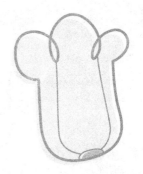

做法

1. 将白菜心切片，放入沸水锅内焯一下，捞出沥干水分。

2. 将炒锅上火，放入花生油烧热，下海米和酱油、精盐、醋、料酒、白糖，加入白菜片翻炒，加水少许，待汤沸时，用水淀粉勾芡，放味精，淋花椒油，盛入盘内即成。

推荐理由

海米醋熘白菜酸甜鲜香、味美适口。含有丰富的维生素C、钙、磷、铁、锌、蛋白质、脂肪等多种营养素。

【混炒蔬菜】

原料

胡萝卜80克，青椒和红椒各50克，豌豆荚50克，菜花50克，蘑菇50克，白菜100克，水1/2杯，大蒜1茶匙（切碎），食用油3大匙，糖1茶匙，蚝油2大匙，盐适量。

做法

把所有的蔬菜洗净后，切成小块。用中火把油烧热后，爆香大蒜。加入蔬菜和适量水一起炒熟，后加入糖、蚝油和盐。

推荐理由

胡萝卜质地细密、脆嫩，含有丰富的胡萝卜素、维生素C和B族维生素。适宜高血压、夜盲症、营养不良、食欲缺乏者、皮肤粗糙者食用。

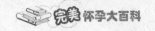
【凉拌菠菜】

原料

菠菜500克，花生米50克，精盐、醋、白糖、香油各适量。

做法

1. 将菠菜择洗干净，去根，放入沸水中烫一下，捞出，沥去水，切成2厘米长的段放在盘内，趁热加入精盐、白糖和醋，拌匀。

2. 将花生米放入锅内炒熟，搓去红衣，放在案板上，用面棍压碎，放入菠菜中，淋入香油，拌匀即成。

推荐理由

凉拌菠菜色泽碧绿，咸香酸甜。含有丰富的蛋白质、必需脂肪酸、烟酸，还含有多种维生素、矿物质及叶绿素。

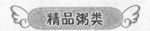

精品粥类

【草莓绿豆粥】

原料

糯米250克，绿豆100克，草莓250克，白糖适量。

做法

1. 将绿豆拣去杂质，淘洗干净，用清水浸泡4小时；将草莓择洗干净。

2. 将糯米淘洗干净，与泡好的绿豆一并放入锅内，加入适量清水，用大火烧沸后，转微火煮至米粒开花、绿豆酥烂时，加入草莓、白糖搅匀，稍煮一会儿即成。

推荐理由

此粥色泽鲜艳，香甜适口。含有丰富的蛋白质、糖类、钙、磷、铁、锌、维生素C、维生素E等多种营养素。中医认为，绿豆味甘、性寒，有清热解毒、消暑利水等功效。

美味例汤

【牛奶花蛤汤】

原料

花蛤300克，鲜奶100克，姜2片，鸡汤半碗，盐、糖各1/2小匙，胡椒粉少许。

做法

1．将花蛤放入淡盐水中浸泡使其吐清污物，再将其放入沸水中煮至开口去壳。

2．将姜片放入油锅爆香，加入鲜奶、鸡汤煮滚后，放入花蛤用大火煮1分钟，加入盐、糖、胡椒粉调匀即可。

推荐理由

花蛤肉味鲜美，营养丰富，非常易被人体吸收，常吃可以缓解准妈妈的疲劳。

【海蜇马蹄汤】

原料

海蜇200克，荸荠（别名马蹄）200克，精盐少许。

做法

将海蜇用清水漂洗干净，切成丝状；将荸荠洗净去皮，同放锅内，加入清水适量，用大火烧开，转用小火煎煮20分钟，加精盐调味即成。

推荐理由

海蜇马蹄汤具有清热养阴，润肠通便的功效。

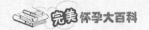
花色点心

【海橘饼】

原料

胖大海500克，广柑500克，白糖100克，甘草50克，水适量。

做法

1. 将胖大海、甘草加水煮成茶。

2. 将广柑去皮核，放入锅中，加入白糖50克，腌渍1日，至广柑肉浸透糖，加清水适量，用小火熬至汁稠，停火。

3. 再将每瓣广柑肉压成饼，加入白糖50克，拌匀倒入盘内，通风阴干，装瓶。

4. 服用橘饼时，用已做好的胖大海甘草茶冲下。

推荐理由

海橘饼清热、燥湿、化痰，适用于痰火所致的妊娠心烦的准妈妈食用。

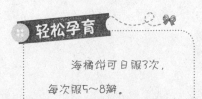

轻松孕育

海橘饼可日服3次，每次服5～8瓣。

健康饮品

【豆奶麦茶】

原料

大麦茶50克，水1000毫升（1大碗），豆奶200毫升，糖2大匙。

做法

1. 将大麦茶放入锅中，加水约1000毫升，煮沸后熄火，浸泡15～20分钟，使麦茶的香味及色泽溶于水中。

2. 过滤麦茶渣，稍凉后，再加入豆奶及适量糖拌匀即可，冷、热饮均宜。

推荐理由

大麦茶是将大麦炒过，再经煮沸而得，含多种必需氨基酸、多种矿物质及不饱和脂肪酸，闻起来有咖啡香，喝起来有一股浓浓的麦香味，具有解毒、去油腻、开胃助消化等功效，是天然、健康的饮料，非常适合孕期女性饮用。

日常护理，细致入微

孕期应暂时与宠物告别

也许就在准妈妈的宠物狗或是宠物猫咪的身上，藏有弓形虫。如果弓形虫通过猫狗的粪便感染了准妈妈，就会给胎宝宝造成恶劣的影响，胎宝宝失明、癫痫、智力低下等这些症状都是弓形虫所造成的。

为了胎宝宝的健康发育，准妈妈还是应该狠下心来把宠物送走，将感染弓形虫病的概率降到最低。

警惕电磁辐射的危害

只要电器处于操作使用状态，它的周围就有电磁场或电磁辐射。各种家用电器的普及，随之而来的是电磁辐射充斥室内空间，直接影响着女性的免疫、生殖和代谢功能。

由于它能破坏人体特别是女性固有的生物电流及其磁场，进而引起体内的生态平衡失调，可使女性神经系统和体液调节功能发生紊乱，进而出现头痛、乏力、疲倦、烦躁、易激动、失眠等症状。

怎样对付电磁辐射

电磁辐射有害健康，但电磁场无处不在，家家都离不开电器的使用。因此，专家给出了个人防护原则：尽量远离电磁辐射源。一般距离1.5米以上就基本安全了，而且家电不要集中摆放；用完电脑或看完电视一定要洗洗脸，不要嫌麻烦；每次接触和使用家电，要尽量缩短时间；不用但仍然通电的电器照样能产生大量的电磁辐射，因此用完电器后一定要记得随手关上电源；注意家电的通风。

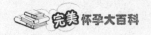

电脑和手机应少用

为了保护胎宝宝的健康，专家建议准妈妈尽量减少电脑和手机的使用时间。

准妈妈如果必须用电脑，每天最好不要超过3小时，并每小时需要离开电脑10分钟左右。处在孕早期的准妈妈，每周使用电脑的时间不要超过10小时，过了孕早期，也就是当婴儿的重要器官基本发育完成后，每周使用电脑的时间也不要超过20小时。

手机是最常使用的电子通讯设备。但怀孕期间，准妈妈每天使用手机最好不要超过30分钟。有一种孕期最佳的手机使用方法：在家时，用固定电话作为通讯设备，外出时再使用手机。

谨慎使用电热毯

电热毯相当于一个电磁场，即使关上开关，仍然会扰乱体内的自然电场，对准妈妈、儿童、老人的损害最大，应慎用。

安全使用微波炉

使用微波炉时，眼睛不要看着炉门，不可在炉前久站。食物从炉中取出后，最好先放几分钟再吃。

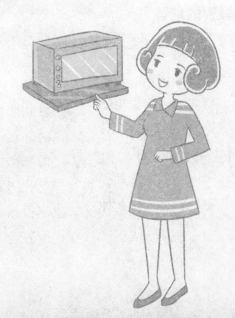

❀ 准妈妈应远离化学制品

如果准妈妈长期接触化学制品，则会对母婴健康造成严重危害。铅、镉、甲基汞等重金属会增加准妈妈流产和死胎的危险性，其中甲基汞还可能导致胎宝宝中枢神经系统的先天疾患。铅可能导致婴儿智力低下。二硫化碳、二甲苯、汽油等会引发流产。氯乙烯会增加婴儿患先天性痴呆的概率。

❀ 警惕自然环境的污染

随着时代的进步和发展，人们的生活水平有了很大提高，但随之而来的还有环境的日益恶化。受环境污染的影响，男性的精子数量正在悄然下降。此外，在妊娠的最初3个月里，胚胎细胞分化剧烈，处在高度敏感的时期，如果致畸因素在这一时期作用可以导致胎宝宝先天畸形，甚至死亡。

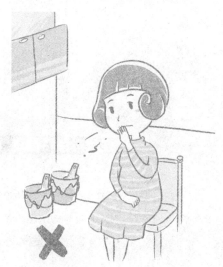

但是，也并非没有办法可以解决环境污染给优生带来的影响。在日常生活中，夫妻双方要注意养成健康的饮食习惯和生活方式。尤其是男性，要多吃一些黄绿色蔬菜和海带、蘑菇等抗污染食品。对于那些有条件的准妈妈，可以选择在环境污染较轻的地方居住。

❀ 孕期要增加睡眠时间

怀孕后，准妈妈应适当增加睡眠和休息的时间，保持适量的运动，不要过于劳累。

夜间睡眠不要少于8小时，如果有条件要午睡，即使单位没有太长的午休时间，也应在午饭后，闭目养神一段时间。晚上入睡前，要认真做好个人卫生，用热水泡脚，一方面可有效缓解压力，而且在冬春寒冷季节，也可以避免感冒。

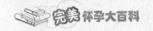

提高准妈妈的睡眠质量

下面介绍一些能帮助准妈妈提高睡眠质量的方法：

❶ 睡前不要看煽情故事，也不要看情节大起大落的电影或电视剧。

❷ 不要饮用带有刺激性的饮料如浓茶、咖啡等，避免大脑受这类饮料的影响而过于兴奋。

❸ 睡前不要深入讨论或争论问题，因为讨论会使大脑过于兴奋，难以入睡。

❹ 睡前要做好准备工作，最好先上个厕所，排空膀胱，并用热水洗脚，使脑部血液下流，减少大脑皮质的兴奋。

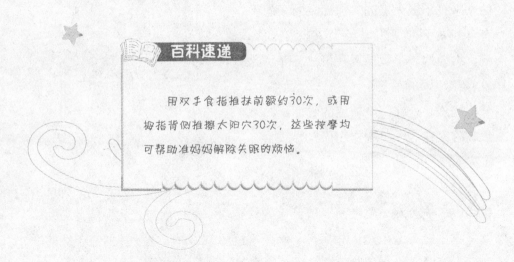

百科速递

用双手食指推抹前额约30次，或用拇指背侧推擦太阳穴30次，这些按摩均可帮助准妈妈解除失眠的烦恼。

准妈妈要适当晒太阳

一些医学专家经过研究表明，如果准妈妈缺少阳光照射，会使体内维生素D降低，从而影响胎宝宝的大脑发育。

因此，准妈妈应保证充足的光照。一般而言，冬季每天应接受1小时光照，夏季则需要2小时左右，尤其对那些长期在室内工作的准妈妈来说，晒太阳就显得更加重要。

◎ 准妈妈着装要舒适安全

通常情况下，适合准妈妈的
衣服面料应是纯棉、真丝和棉
麻。因为这些材质的衣服透气
性、吸湿性和保温性都比较好，
更适合准妈妈。

夏季要选择棉、麻布料，如
宽松下垂的T恤、圆领长袖运动
衫、无袖套领T恤衫及孕妇裙；
春秋季以平纹织物、毛织物、混
纺织物及针织品为主，如有弹性

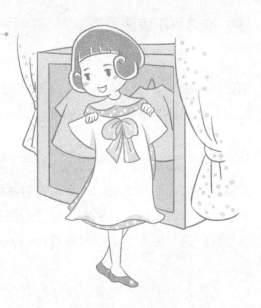

的运动裤、准妈妈背带装等，可以和衬衫、毛衣搭配；冬季则可选择各种
呢绒或带有蓬松性填料的服装。

在怀孕期间，乳房的变化会很大。因此准妈妈需要戴有承托作用的乳
罩，选择含棉质较多的产品，并且背带要宽点，乳罩窝要深些。先买两副
即可，以后根据乳房的变大可再买些。

在内裤的选择上，要选择纯棉的内裤，内裤直裆可稍长些，裤腰不要
勒紧，以保证阴道有良好的通气性，防止感染。

◎ 孕期洗澡的水温不宜高

在怀孕后，由于机体内分泌的改变，新陈代谢逐步增强，汗腺及皮脂
腺分泌也会随之旺盛。因此，准妈妈要注意保持个人卫生，经常洗澡。但
准妈妈要注意，洗浴时的水温不宜过高。

现代医学研究表明，水温过高会损害胎宝宝的中枢神经系统。据临床
研究测定，准妈妈正常体温上升2℃，就会使胎宝宝的脑细胞发育停滞，
如果上升3℃，则有杀死脑细胞的可能。脑细胞一旦损害，多为永久性的
伤害，会造成出生后的婴儿智力障碍。所以，洗澡时的温度越高，造成的
损害越重。准妈妈沐浴时水的温度应控制在38℃左右。

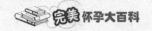
准妈妈不宜洗盆浴

怀孕后，准妈妈的内分泌功能会发生很多方面的改变，阴道内具有灭菌作用的酸性分泌物减少，体内的自然防御机能降低。如果坐浴，水中的细菌、病毒极易进入阴道、子宫，影响母婴健康。因此，采用淋浴的方式更好。

另外，浴室不宜密不透风。有些家庭中，为了预防冬春季节的寒冷，常常把浴室弄的密不透风，甚至安装沐浴罩。这对于一般人来说是可以适应的，但准妈妈在太过密实的环境内洗澡，很容易出现头昏、眼花、乏力等症状。这是因为洗浴空间相对封闭，水温较高，氧气供应量会越来越不充足。

此外，由于热水刺激，全身的毛细血管扩张，会使准妈妈的脑部供血量降低，容易造成昏厥。

准妈妈洗浴时要防滑倒

准妈妈在浴室里最要注意的是不要滑倒，所以，在浴缸里一定要垫上一块防滑垫，浴室的地板如果不是防滑的，也一定要垫上垫子才行。

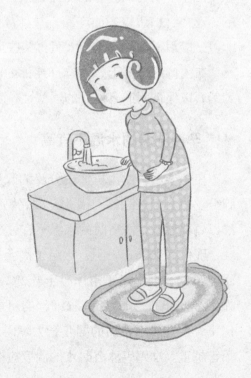

准妈妈洗澡的时间不宜太长，10分钟左右即可，头发和身体可以分次洗，这样不会因为消耗过多的体力而产生倦怠感。

香皂用完后随手放在固定的地方，不然的话，不小心踩到了可是十分危险的。洗澡时最好不要将门从里面锁上，以免发生意外时影响救护。

警惕室内装修中的危害

现在，很多夫妻在住进新房子时，都要进行精心的装修，在选择典雅美丽的室内环境的同时，是否注意到装修装饰材料的安全了呢？

材料类型	影响与危害
天然石材	它所发出的辐射会对人体内的造血器官、神经系统、生殖系统和消化系统造成损害
乳胶漆	含有甲醛，对给人体造成毒害
油漆装饰涂料	油漆颜料中含有铅、镉和铬，这些物质可损害身体多个系统，并引起皮肤溃疡
家具及地板亮光剂	家具中常用到一种化学物质，那就是硝基苯，这种物质可致癌症，对女性和胎宝宝危害很大

装修材料排毒三原则

要想解决这些装修材料带来的危害，需掌握以下排毒三原则：

❤ 原则一：加强居室的通风。新房装修完后，一定要打开门窗通风3～4周后再搬入。

❷ 原则二：地板蜡中含有一种叫做亮光剂的有毒物质。在给地板打蜡之前，先在地板上喷一些淘米水，这样可以使地板保持光泽，并有效减少地板蜡的用量。

❸ 原则三：尽量购买真正的木制品家具。如果购买的家具是刨花复合型材料，在使用前一定要通风，如果购买了人造板制造的衣柜，则不要把内衣、睡衣放到里面。

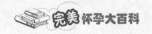

❀ 厨房油烟污染危害大

厨房是女性经常活动的场所，也是家庭居室环境中最大的污染源。厨房中排放的油烟气体含有一氧化碳、二氧化碳、氮氧化物及强致癌物苯并芘等许多对人体有严重危害的物质。

常用食油加热到270℃左右产生的油雾凝集物，可导致细胞染色体的损伤，这也是家庭主妇容易衰老和多病的原因之一。美国一家癌症研究中心最近指出，中国妇女患肺癌比例高是所处的厨房环境污染所致。

❀ 消灭室内的蟑螂

蟑螂能携带的细菌病原体多达40种，携带的寄生虫卵还有20多种，除此之外，还能携带多种致病的病毒和有毒的真菌。要想消灭蟑螂，有以下几个办法：

堵塞它的通道。用水泥或者玻璃胶把屋子里面所有没用的缝隙都堵上，让蟑螂没有入侵渠道。

切断它的食物来源。严格密封保存食物，及时清理食品垃圾，尤其要彻底断绝蟑螂的水源。因为在没有食物的状态下，一只蟑螂能活差不多1个月，但是在没有水的状态下，它只能活1周左右。

经常打扫室内卫生：及时扫除、清理垃圾，也可有效防治蟑螂。

百科速递

如果发现蟑螂的踪迹，最好不要用脚踩，因为踩死母体，会有很多枚卵被挤出来，反而加快了蟑螂的繁殖速度。死后的蟑螂尸体也不能随便丢弃，最好用火烧掉，以除后患。

警惕尘螨危害

除了蟑螂，还有一种常见害虫，它就是尘螨。尘螨常栖身在地毯下、床底、被褥、床垫、枕头、空调机等处。它是一种强烈的过敏源，可引起过敏性哮喘、过敏性鼻炎等多种疾病。杀灭尘螨的最好方法是室内通风、保持干燥、清除灰尘，床单、被褥等物要勤清洗和晾晒。

保持适宜的室内温湿度

居室内的温度、湿度应适宜，一般温度保持在18～24℃，湿度保持在40%～50%为佳。因为过高或过低的温度、湿度都会引起人的情绪波动，出现烦躁不安或抑郁，间接影响卵泡成熟与排卵。室内过于干燥，会导致口干舌燥、焦虑不安、心烦等，不利于妊娠。

卧室的朝向要合适

卧室宜安排在向南的房间，才能保证夏季有东南风，有充足的阳光。如果居住在没有阳光的屋子里，会影响孕产妇及孩子的骨骼健康，也会增加产妇罹患关节炎等产后疾病的可能，还会增加婴儿患感冒的可能。

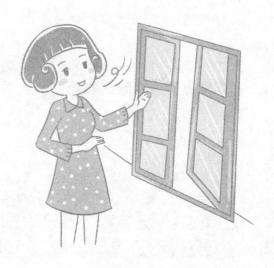

卧室内要经常开窗通风，保证呼吸新鲜的空气，尽量少用空调。

居室内摆放几盆绿叶植物，既增添绿意，又可净化空气。不过不要把夜间会与人争夺氧气的绿叶植物放在卧室里。

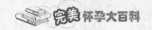

○ 挑选合适的卧具和床上用品

　　睡在过软的床上，容易浑身酸痛，长期如此易导致腰肌劳损。宜选择卫生、舒适、透气性强的棉麻床单和被套。枕头内的填充品种类和枕头的高低要适合，一般夏季用蚕沙、废茶叶枕芯；冬季选用蒲绒、木棉、羽绒枕芯，荞麦皮枕芯无论冬夏都适合。

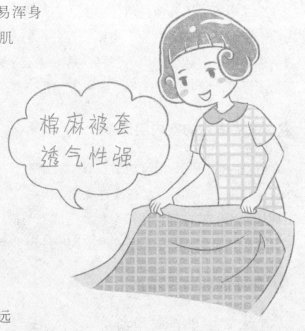

　　同时，卧具应该放在远离窗户、相对背光的地方。

○ 加强室内活动的安全性

　　怀孕前需要对居室环境进行一些特别整理，以保证未来准妈妈的安全和行动方便。

　　❶ 把可能绊脚的物品重新整理，留出最大的生活、活动空间。

　　❷ 在卫生间等地加放防滑垫，在马桶、浴缸、淋浴房附近安装扶手，以防滑倒。

　　❸ 清理家居用品，经常使用的物品要放在站立时方便取放的地方。

　　❹ 要注意养成用后物归其位的习惯。

　　❺ 整理梳妆台上的物品，把化妆品暂时放在一边，留下护肤品，因为准妈妈原则上只护肤不美容。选择护肤品时，注意是否含有影响生育的有害成分。

产前检查与孕期保健

孕早期的妇科检查

怀孕早期做妇科检查，可确定是否妊娠。因为月经不来不一定就是怀孕，也可能是健康方面有了问题。经过检查才可以准确地知道身体到底是怎么了。

另外，通过妇科检查，医生还可以了解胚胎大小与怀孕时间是否相符，如子宫小于理论大小，应考虑胚胎的死亡、宫外孕等异常情况，以便能做进一步的检查和及时处理。

孕期避免进行CT检查

CT检查就是电子计算机体层扫描。CT可将X线穿透人体每个轴层组织，具有很高的分辨率，比普通X线强百倍，而且其照射量比普通X线透视、照片的照射量大得多。准妈妈如果做CT检查，很可能引起胚胎停止发育或者畸形等不良后果。

所以，整个孕期准妈妈都应避免做此检查，若必须做CT检查时，准妈妈要在腹部放置防X线的装置，以防胎宝宝直接接受X线照射。

百科速递

目前为止，我国国内还没有B超检查引起胎宝宝畸形的报道。因此，控制在一定强度和次数内，B超检查还是安全的，但在孕早期时，宝宝的重要器官正在生长发育，准妈妈还是要尽量少做B超或避免做B超检查。

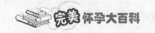

🌸 孕早期要查白带

各种阴道炎对准妈妈、胎宝宝均有危害。阴道滴虫可引起泌尿道感染；真菌在阴道黏膜表面形成白膜，胎宝宝娩出时接触可引起真菌性口腔炎（鹅口疮），因疼痛影响吸乳，还可发展成真菌性肺炎；淋菌可迅速传染给新生儿，最常见为淋菌性眼结膜炎，治疗不及时可致失明。

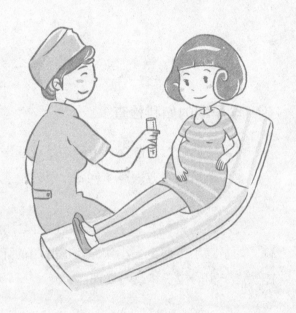

孕期阴道炎还可以使宫颈处的羊膜和绒毛膜发炎，坚韧度下降，容易使胎膜早破而引起早产、流产、胎宝宝宫内感染，严重时还会胎死宫内或使新生儿患败血症等。因此，孕早期有必要去医院检查白带情况。

🌸 宫外孕是怎么回事

宫外孕也叫异位妊娠，凡受精卵在子宫以外的任何部位着床者，都称为宫外孕。

宫外孕是最常见的妇科急腹症之一，常常被漏诊和误诊，这就增加了潜在的危险性。比较常见的是输卵管妊娠，在停经后一至两个月内，受精卵及绒毛组织（未来的胎盘）越来越大从而穿破输卵管。宫外孕患者在早期与正常妊娠没有明显区别，但随着胚胎的长大可以穿破输卵管壁或自输卵管伞端向腹腔流产，造成腹腔内出血，甚至因失血性休克威胁准妈妈的生命。所以，宫外孕要尽早诊断并及时做出相应处理。

学会辨识宫外孕的征兆

宫外孕的征兆通常在受孕的第一周就会产生，它的样子很像是准妈妈经历的一次流产，但一般来说，流产的疼痛没有那么严重；而出血情况，流产要比宫外孕严重得多，同时会伴有血块。

以下任何一项症状发生都有可能是宫外孕，如果全部症状都有，那么就可以确定是宫外孕。

❤几乎百分之百的宫外孕都会产生疼痛，一般发生在下腹部。

❷在宫外孕引发大出血之前通常只有一点出血，但出血并不是宫外孕的特征，有时甚至没有出血。

❸恶心、呕吐伴随眩晕。

❹盆腔部位时有剧烈疼痛。

❺输卵管部位感觉疼痛。

宫外孕的预防

要想减少宫外孕的发生，应从早期预防着手：

❤日常生活中应注意性生活卫生，定期进行妇科检查，积极预防和治疗慢性盆腔炎。

❷没有生育计划时要做好避孕措施，避免不必要的人工流产，减少子宫内膜损伤，减少感染机会。

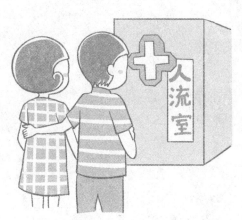

❸保持心情愉快。因为恶劣的情绪可以影响输卵管的蠕动，增加宫外孕的机会。

❹若计划受孕，宜在身心、环境因素处于最佳状态时怀孕。

❀ 了解可能出现的胚胎异常

怀孕1个月时，由于遗传环境等因素的作用，可能使得胚胎发育出现异常，一般可能会有下列几种情况出现。

❶ 子宫里面有胚胎，但胎宝宝已经停止发育。

❷ 子宫里面完全没有任何东西，很可能是胚胎早已流掉，而准妈妈全然不知。

❸ 宫外孕，胎宝宝不在子宫之内。

虽然可能会有以上胚胎异常的情况出现，但准妈妈也不必过于担心，这些异常都是可以通过医院内的检查来及时发现的。另外，在确定检查的医院之后，最好在同一家医院接受定期检查并分娩。如果希望采用某种特殊的分娩方法，应从一开始选择能够实施这种分娩手术的医院，并定期到该医院接受检查。

❀ 准妈妈要注意脚部保暖

俗话说"寒从足下起"，双脚离心脏最远，对冷非常敏感，一旦足部受凉，就会反射性地引起鼻、咽、气管等上呼吸道黏膜血管收缩，纤毛摆动减弱，清除病菌的能力降低，潜伏在鼻咽部的致病微生物将乘虚而入。

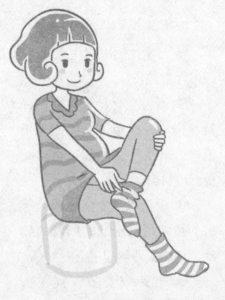

因此，在冬春感冒病毒肆虐时，准妈妈一定要穿厚鞋、厚袜，预防脚寒。对于那些体质虚寒，容易手足冰冷的准妈妈，冬天更要注意保暖。

准妈妈如何预防流感

在怀孕期间，准妈妈自己最怕的就是生病，尤其是一些季节性流行疾病，如流感。在患流感期间，不但自身的免疫力下降，胎宝宝受到病毒影响的概率也相应增加。那么，准妈妈要怎样做才能有效预防流感呢？

预防从家人做起：调查显示，家庭成员间存在的反复感染现象使得家庭环境中的流感发病率超过30%。

所以，有孕妇的家庭需要从两个方面做好对流感的预防：

首先，经常同准妈妈密切接触的家庭成员，最好接种流感疫苗，包括其丈夫、父母等。

其次，要注意室内开窗通风，家中一旦有人出现发烧、咳嗽等流感症状后，要尽最大可能地同准妈妈隔离。要经常洗手，经常擦洗家具和电器表面，流感病毒可附着在物体表面，准妈妈无意接触后再用手触摸鼻、眼、嘴等部位也有可能感染流感。

另外，忽冷忽热也是感冒的诱因，因此，冬天应注意调节室内温度，室内不宜太干燥。而在夏天，切不可让空调直接对着准妈妈吹凉风。

准妈妈发热会伤害胎宝宝

准妈妈因感染而致的高热，可直接危害胎宝宝的正常发育。医学专家指出，高热是致人类先天性畸形的原因之一。

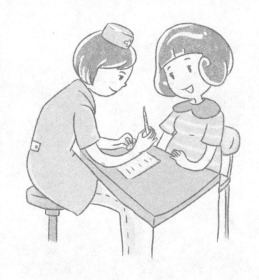

过去认为流感使先天性畸形发生率升高，是流感病毒和治疗药物所造成的。实际上畸形儿的出现是由母亲高热造成的，而且高热在孕早期对胎宝宝危害较大；高热程度越高，持续时间越长，重复次数越多，畸形出现率越高。

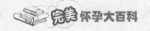

　　胎宝宝的神经细胞在孕早期繁殖旺盛，易受损伤，一次高热可使胎宝宝8%～10%的脑细胞受到损伤，损伤后的脑细胞由胶质细胞来充填，这些细胞无神经细胞功能，所以会表现出脑发育迟缓。高热也同时损伤其他器官，形成千奇百怪的畸形儿。

　　因此准妈妈一旦体温升高，应立即就诊，解除高热，治疗原发病。另外，平时还应注意预防一切发热性疾病，以保母婴平安。

❀ 准妈妈阴道出血应警惕

　　精卵结合后分裂发育成胚泡，于受精后第5～6天埋入子宫内膜。在黄体酮的作用下，卵巢卵细胞的发育受到抑制，排卵受到抑制，子宫内膜发育成蜕膜，月经周期停止。此时如果又出现阴道流血的症状，原因可能是先兆流产、宫颈糜烂、宫外孕或葡萄胎等，准妈妈应特别注意，一旦出现阴道出血症状，要及时到医院检查。

　　除了患病，饮食不当也可导致阴道出血，如吃太多巧克力、辣椒、桂圆等热性、刺激性食物都会加重出血症状。此外，过度的性生活也会使阴道出血。因此，在孕早期和临近分娩的时候，准妈妈和准爸爸要禁止过性生活。

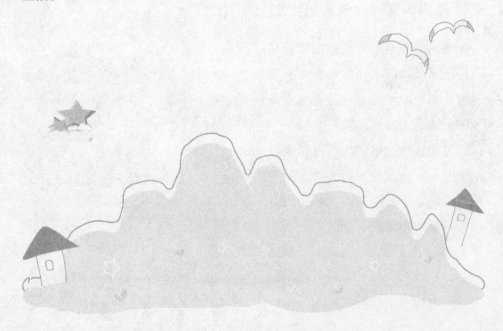

孕1月胎教同步指导

音乐胎教

常用的几种音乐胎教法

💗 哼唱法：每天哼唱歌曲给胎宝宝听，抒情的、欢快的都可以，重要的是要有一颗愉快和富有感情的心，通过歌声的谐振，将美好的感情传递给胎宝宝，他会很满足。

💗 教唱法：可以在哼歌谐振法的基础上进行，唱的时候想象胎宝宝正在跟着你唱，等他"唱"完，你再接着教。

💗 音乐熏陶法：这种方法就是单纯地欣赏音乐，准妈妈的感受会通过神经和体液传导给胎宝宝。

欣赏自然之乐《春野》

由于刚刚怀孕，很多准妈妈的心情是既欣喜又紧张，为了缓解这种情绪，这时不妨聆听一首班得瑞创作的《春野》，这首曲子轻忽缥缈，乐曲铺陈徐缓，细腻的钢琴配上优美的横笛，仿佛春日清晨淡淡青草的芳香，凉丝丝的，沁人心脾。

这首曲子最适合在早晨听，最好和丈夫携手比肩，共同沐浴音乐的美好和幸福。

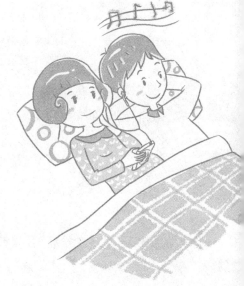

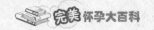

✿ 情绪胎教

受孕瞬间保持好的情绪

但凡父母都希望孩子能继承自己的优点，成为一个强壮、聪慧、俊美的宝宝。为此请把握好受孕的瞬间。要选择最佳受孕日，夫妻在情感、思维和行为等方面都达到高度协调时同房。

在同房过程中，夫妻都应该有好的意念，把自己的美好愿望转化为具体的形象。带着美好的愿望和充分的激情进入角色，最大限度地发挥各自的潜能。女性达到高潮时，血液中氨基酸和糖原能够渗入阴道，使阴道中精子获得能量加速运行，从而使最强壮、最优秀的精子与卵子结合。

记下胎宝宝点滴的美好

准妈妈可以通过胎教日记来记录怀孕期间的点点滴滴。这份日记不仅记录了怀孕期间的趣闻逸事，还记录了宝宝出生前的生命历程。无论是随笔形式、日记形式或其他形式；无论是母亲写、父亲写或两个人共同写；也无论是快乐的事、担心的事或是难过的事，只要用心去写，相信它可以成为一种记忆，也可以成为宝宝出生后的一份礼物。胎教日记不妨写写下面的内容：

准妈妈可以把每天去的地方记下来，告诉胎宝宝，今天带他去哪儿玩了，心情如何等等。可以随心所欲地记下当天发生的事情，并把当天的体会告诉胎宝宝，让他与自己一起感受。

随着妊娠天数的增加，胎宝宝也在一天天地长大，每天都会有不同的反应，到一定时期准妈妈会感到明显的胎动。准妈妈可以把宝宝每天的胎动记下来，并和宝宝进行交流，如"宝宝，你又在踢妈妈啦。宝宝，你今天玩的是什么游戏呢，可以和妈妈说吗？"等等来加强母子之间的交流。

胎教日记是"爱"的日记，是胎宝宝成长的"珍贵史料"。有时候，因为这样或那样的事情，准妈妈们可能经常会忘了记日记，但不要就此放弃，胎教日记可以培养准妈妈对孩子的爱和尊重，一定要坚持到底。

运动胎教

孕期运动好处多

从怀孕初期开始，准妈妈在整个孕期宜坚持适当的体育锻炼，这样能调节神经系统功能，增强内脏功能，帮助消化，促使血液循环，有利于减轻腰酸腿痛、下肢水肿等压迫性症状。准妈妈宜多到户外活动，既呼吸到了新鲜空气，又受到了阳光紫外线的照射，能促进身体对钙、磷的吸收利用，有助于胎宝宝的骨骼发育，防止发生骨质软化症。体育锻炼还能增加腹肌的收缩力量，防止腹壁松弛而引起的胎位不正和难产，届时能够缩短产程，减少出血。

在妊娠期间，由于体内激素发生变化，准妈妈的关节通常都会出现松弛的现象，因此关节容易感到疲劳和发紧。锻炼可以促进滑膜液进入关节，使准妈妈感到四肢伸展自如。总之，适量的运动可使准妈妈获得身心的双重健康。

适合孕早期的运动方式

怀孕初期，胚胎在子宫内扎根不牢，锻炼时要防止流产，怀孕晚期需防止早产。所以，在怀孕的早、晚两个时期中，不能做跳跃、旋转和突然转动等激烈的大运动量锻炼，可以散步、打太极拳、做健身操等。怀孕4～7月时，可以打乒乓球、托排球、打篮球、散步、慢跑、跳节奏较慢的健身舞等。锻炼时间以每次不超过半小时为宜。

锻炼的运动量，以活动时心跳每分钟不超过130次为宜，在运动后10分钟内，以能恢复到锻炼前的心率为限。

虽然孕期运动有利于母婴健康和优生，但有习惯性流产史的准妈妈，应当遵医嘱，根据医生的建议选择运动的方式和运动量。

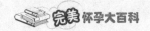

准爸爸爱妻课堂

让自己幽默一点

准爸爸除了在生活上体谅怀孕辛苦的妻子外，也可以和妻子开开适度的玩笑，幽默风趣的话会使妻子的情绪更愉悦；陪妻子观看她喜欢的影视剧；让妻子经常和亲朋好友相聚；让妻子参与社交活动；陪妻子作短途旅游等。在妻子心情不好时，要多开导，安慰她，尝试一切方法让她快乐起来。如果希望宝宝将来是一个朝气蓬勃、乐观向上的人，那就让妻子成为一个快乐的准妈妈。

不要对准妈妈保护过度

面对怀孕的准妈妈，准爸爸需要对她加以适当的保护。从生活上、饮食上、精神上多关心准妈妈，帮助准妈妈顺利地度过妊娠期。但准爸爸也应注意不要对准妈妈保护过度。一些准爸爸在准妈妈怀孕后把家务事全包下来，甚至让准妈妈请长假在家休息；在吃的方面也不惜花钱，买各种各样的高级营养品。更有甚者，因为怕准妈妈出门受凉、挤着、碰着，索性将准妈妈成天关在家中……

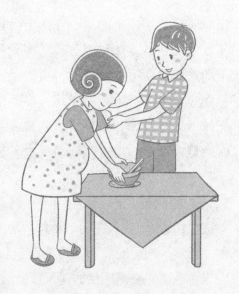

这种关爱之情是可以理解的，但是，这种过度保护对准妈妈弊多利少。因为准妈妈需要适度的活动，这样有利于保护准妈妈良好的心理状态，缓解妊娠和分娩引起的压力。适当的锻炼还能增强体质，特别是增强腹肌和骨盆肌肉的力量，有助于以后顺利分娩。准妈妈活动过少加上充足的营养，易导致妊娠肥胖症，这对准妈妈的健康和小宝宝的发育都有不利影响。

❀ 理解准妈妈的情绪波动

　　怀孕后，由于体内激素的变化，准妈妈情绪也会时好时坏，可能刚才脸上还挂着笑容，转眼间却泪水涟涟了，准妈妈情绪的变化也会给准爸爸带来一定影响。在外需要承受工作的压力，在家还要担负起照顾怀孕准妈妈和胎宝宝的重任，做准爸爸也是挺难的。不过准爸爸还是要理解准妈妈，因为她正承受着身体变化和情绪变化的双重折磨，准爸爸的安慰和宽容是抚平准妈妈情绪波动和宝宝健康发育的有力保障。

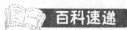

　　对于许多男性来说，可能犯的最大错误就是在妻子怀孕的过程中持观望和保持距离的态度。其实，积极地参与无论对夫妻关系、妻子的身体以及未来的三人世界都非常有好处。

❀ 做一个合格的倾听者

　　很多时候，准妈妈们需要表达她们的抱怨。不要忽视她诉说的种种不舒服——作为男人，很难想象怀孕的女人会承受什么样的身体困扰。其实很多时候，她们只要把怨气发泄出来就足够了。所以，温柔地问一句自己能替她做什么，但千万不要把自己认为好的解决方法强加给她。

　　其实如果适时地递去一杯热牛奶或果汁，相信没有准妈妈会拒绝。最好的效果是再加上几句贴心话：你受苦了，亲爱的，我爱你。

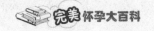

开始进行角色转换

从现在开始，准爸爸要进行向爸爸角色的转变，可以经常和准妈妈聊些轻松愉快的话题，回忆儿时往事、计划有了小宝贝以后的生活、找到两人都能接受的教育孩子的方式方法。可以多留心周围新生了小宝宝的父母，从他们身上总结出以后可以用到的方法和经验。夫妻两人日后会感到这即将逝去的宝贵的二人世界是多么值得珍惜。

当好准妈妈的"出气筒"

在孕期阶段，准爸爸要对准妈妈多加体贴和爱护。日常生活中要以诚相待，当双方产生矛盾或争执时，准爸爸要主动相让，多一点随和，多一些克制，多一分宽容，尽量忍让。

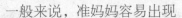

一般来说，准妈妈容易出现急躁情绪，常常不容易克制自己的情绪。遇到这种情况，准爸爸更要体谅妻子，心甘情愿地做到"忍气吞声"，时时笑脸相迎，说话柔声细语。如果有不同意见时，也不要高声喊叫，不能让准妈妈怒气冲冲，以免影响腹中胎宝宝的生长发育。为了让准妈妈保持良好的情绪，就需要准爸爸努力营造出温馨的家庭氛围，比如多带准妈妈散散步、聊聊天等。

剃掉心爱的胡须

如果准爸爸平时有留胡须的喜好，在准妈妈怀孕的日子里最好先放弃吧！因为，即使每天认真洗脸，胡须仍是诸多细菌的藏身之处。

当准爸爸和准妈妈亲吻时，就有可能将病菌传递给抵抗力降低的准妈妈，从而引发各种病症，造成不必要的麻烦。而且，在宝宝出生后，爸爸也最好不要马上把胡子留起来，抵抗力脆弱的宝宝同样需要好好保护。

❀ 不要过分关注胎宝宝的性别

不管是好奇，还是真的在乎宝宝的性别，准爸爸都不应该经常和准妈妈谈论这方面的话题。

如果准妈妈知道准爸爸特别希望自己肚子里的宝宝是公子或公主时，这肯定会成为一个无形的压力压在她心头。

有时，准妈妈会主动试探准爸爸："你希望咱们的宝宝是男孩还是女孩呀？"这时候，"模范"准爸爸的回答应该是："只要是个健康的宝宝就好。"

❀ 不要让准妈妈被动吸烟

"二手烟"对健康的危害是不容忽视的，尤其是对刚怀孕的准妈妈和胎宝宝。丹麦的一位教授进行了一项关于香烟对新生儿体重影响的研究，他提出，准妈妈每天同吸烟者接触2小时以上（在同一房间或在一起工作），低体重新生儿（小于2500克）的出生概率将大大提高，同时发现父亲大量吸烟的婴儿其产期死亡率比父亲不吸烟的婴儿高得多。总之被动吸烟对儿童的生长发育有着严重的影响。

不过，对于一时间无法马上戒除烟瘾的准爸爸，那就不妨换个地方吸烟吧，最好不要在家里吸烟了，如果做不到，最起码不要在准妈妈面前吸烟。想过烟瘾的时候，可以选择一处通风比较好的地方，比如阳台或者厨房，同时打开抽油烟机。

百科速递

医学专家调查发现，父亲大量吸烟的婴儿，围生期死亡率比父亲不吸烟的婴儿高得多。因此，在妻子怀孕后，丈夫一定要避免让妻子被动吸烟。

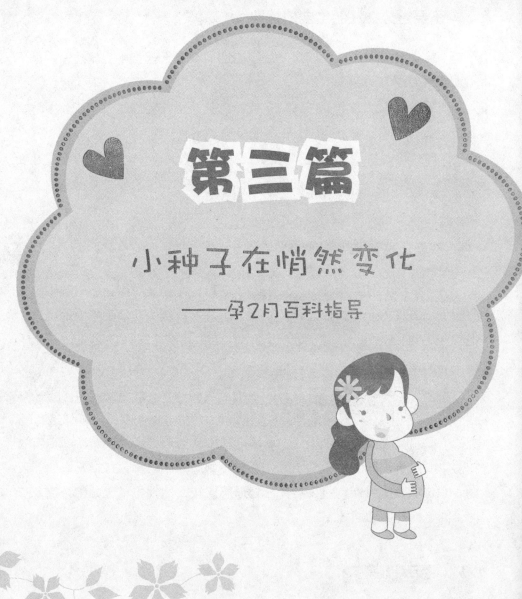

第三篇

小种子在悄然变化

——孕2月百科指导

一粒小小的种子，正在准妈妈的腹中一天天

变化。而能够成为一名准妈妈，真的很神圣，很

伟大。

　　现在，正是胚胎各器官进行分化的关键时

期，这时的胚胎不仅形态上已产生了巨变，而且

还能够感受到外界的刺激，准妈妈切不可以为

"怀孕不久，胚胎尚未形成"而掉以轻心。这时

的胚胎对致畸因素特别敏感。因此，准妈妈要慎

之又慎。

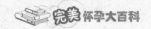

怀孕历程

胎宝宝的发育历程

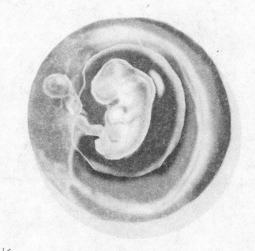

怀孕7周末左右，胎宝宝的身长是2～3厘米，重量是4克左右。长长的尾巴逐渐缩短，头和躯干也能区别清楚了，大体初具人形。手、脚已经分明，甚至手指及脚趾都有了，连指头长指甲的部分也能看得出来。眼睛、耳朵、嘴也大致出现，已经像人的脸形了，但是，眼睛还分别长在两侧。骨头还处于软骨状态，有弹性。胃、肠、心脏、肝脏等内脏已初具规模，特别是肝脏，发育明显。神经管鼓起，大脑急速发育。

准妈妈的身体变化

一般停经5周后，准妈妈开始出现早孕反应，表现为恶心、呕吐，尤其是在早晨刷牙或闻到油腻气味时更加明显，也可出现头晕、无力等症状。早孕反应由轻到重，一般持续2个月左右，逐渐消失。此时，准妈妈会觉得乳房胀满、柔软，乳头、乳晕颜色逐渐加深。乳头有时还会有刺痛和抽动的感觉。大多数的准妈妈会感到异常疲倦，需要更多的睡眠。

准妈妈可能有的感觉

❀ 恶心、呕吐接踵而至

许多准妈妈经历的恶心、呕吐或腹部不适感，很容易让怀孕的感觉由美好变成痛苦。恶心可能会让人误以为是流感或是得了什么不大对劲的疾病。

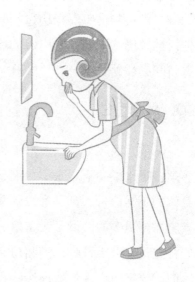

晨吐的两大痛苦是，对某些气味特别敏感，以及特别厌恶某些食物。一些气味可能"直达胃部"，让准妈妈立刻作呕。有些准妈妈对某些味道重的食物，像大蒜、鱼或咖啡，不论在怀孕之前是否介意，但怀孕之后就特别反感。奇怪的是，准妈妈开始特别想吃某些以前从来不碰的食物或以前认为没有味道的食物。

恶心和晨吐常常在第二个月尤为厉害。一般而言，恶心与晨吐最厉害的阶段，多半发生在怀孕第一个月月底至第二个月之间。

❀ 依赖感更强了

怀孕前，不论在单位或是在家，准妈妈可能习惯于独立自主的生活方式，或许习惯为他人做事，然后得到感谢和旁人的关注。怀孕之后，自己成为被照顾、被呵护的人，这样一种与过去截然不同的角色也许会使自尊心多少受到一些影响。

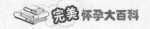

有了倦怠感

在怀孕第一个月里间歇性出现的疲倦感，到了第二个月会变成完全的精疲力竭。上个月准妈妈或许只是想要休息一下，现在则是非休息不可了。怀孕所产生的倦怠感会与准妈妈经历过的其他任何疲倦感不同，准妈妈的休息时间必须延长。

经常口渴

怀孕时的尿频意味着准妈妈必须多喝水以防止脱水。口渴是身体的正常信号，预示准妈妈和宝宝需要更多的液体。大量水分的补充也有助于肾脏迅速将母亲体内胎宝宝所产生的代谢废物排出体外。

腰围变大

到了怀孕的第二个月，准妈妈会开始感觉到腰围变粗，这种感觉是正常的。虽然子宫增大的幅度并不明显，但是会因为体重的略微增加而使腰部发生变化。

皮肤干痒

怀孕后期皮肤干痒是很常见的现象，但许多过来人表示，这种现象在怀孕的第二个月就有了。有一些人全身都有干痒现象，有些人则是在身体特定部位，例如手掌心、脚底板等才有干痒的情况发生。

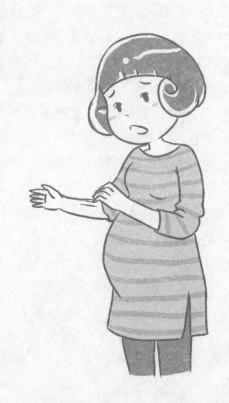

❀ 开始尿频

尽管在整个怀孕期间不断感到尿频，但在最初的3个月，扩大的子宫高出骨盆的位置之前，尿意增加是最明显的。子宫甚至压迫在空膀胱上也会使准妈妈产生尿意。

除了尿频之外，准妈妈还会发现每次排尿的时间，比平时要长一些。

❀ 便秘来了

大多数妇女在怀孕时容易出现便秘。这是因为在怀孕初期，激素会抑制肠胃蠕动，减缓食物通过消化道的过程。而食物和液体通过消化道的速度越慢，水分就被吸收得越多。肠蠕动减少和粪便变硬共同导致了便秘。

百科速递

蜂蜜是一种营养丰富的天然食品，也是最常用的滋补品之一。每天清晨喝一杯淡蜂蜜水对准妈妈大有好处，还可以预防便秘的发生。

❀ 胃灼热

许多准妈妈会在用餐后不久，有时甚至在两顿饭之间，就感到胸口闷、不停打嗝，有时胸骨下方还有灼热和刺激感。

❀ 爱发脾气

由于此时准妈妈的思想全部集中在怀孕时身心的种种变化上，因此，对那些以前不会感到心烦的小事也会开始发脾气。准妈妈会发现自己对无意义的琐事反应过度，比如过去对丈夫一些不好的个人生活习惯总是能一笑置之，但现在有些时候就无法忍受他做的一些事。

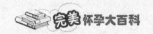

营养饮食，科学合理

○ 通过饮食缓解早孕反应

　　孕早期发生恶心、呕吐、食欲缺乏等症状，当然影响准妈妈的进食和营养素的摄取，严重的会不利于准妈妈的健康和胎宝宝发育，所以要注意饮食调理。

　　恶心呕吐时间多在早晨起床或是傍晚，也就是说胃中太空或太饱时对准妈妈都不利。采用少食多餐的方法，不拘泥于一日三餐，想吃就吃。

　　晚上可准备一些容易消化的食品，如面包片、馒头片、乳儿糕、饼干等，在早上起床前先喝一杯白开水，再将食物吃下去，稍躺一会儿再起床，可减少恶心与呕吐。

　　清晨起来若有恶心感，可吃些咸饼干、烤馒头片。多吃些蔬菜和水果，适当服用维生素B$_6$、维生素C。

轻松孕育

　　准妈妈要少吃高脂肪的食物。烹调中可采用植物油，少用动物油，以减少油腻感。

❀ 选择易于消化的食物

处于早孕反应时期的准妈妈由于经常感到恶心厌食，选择的食物应该易于消化。

动物性食物中的鱼、鸡、蛋、奶，豆类食物中的豆腐、豆浆，均便于消化吸收，并含有丰富的优质蛋白质，且味道鲜美，准妈妈可经常选用。

大米粥、小米粥、烤面包、馒头、饼干、甘薯，易消化吸收，含糖分高，能提高血糖含量，改善准妈妈因呕吐引起的酸中毒。

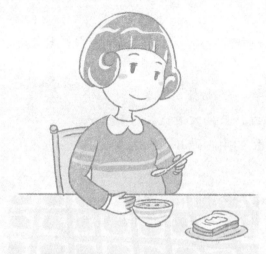

酸奶、冰淇淋等冷饮较热食的气味小，有止吐作用，又能增加蛋白质的供给量，准妈妈可适量食用。

❀ 防治孕吐的中医食疗

有孕吐现象的准妈妈，一定要稳定情绪、放松心情。在饮食上，中医食疗有一些行之有效的方法，准妈妈不妨试一试。

❤1 红糖姜茶：生姜、陈皮各10克，加一小勺红糖和适量水，煎成糖水饮用。

❤2 醋浸姜片：鲜嫩生姜1个，切片后用醋浸泡至变深色，含食。

❤3 姜汁柿饼：生姜20克，柿饼两个，加少量开水将柿饼捣烂后蒸煮，每次服食1小勺。

❤4 甘蔗姜汁：甘蔗1节，加10克生姜，榨汁饮用。

❤5 扁豆米汤：干扁豆10克，磨成粉，和米汤一起调和服用。

❤6 橄榄糯米粥：鲜橄榄50克，捣烂，连同汁水和糯米50克一起熬粥服用。

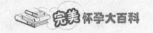

食用土豆需注意

土豆是世界上公认的营养丰富的食物。土豆中维生素B_1的含量，也居常食蔬菜之冠。

但是，准妈妈在食用土豆时却要格外小心。因为，土豆中含有龙葵素，它较集中地分布在发芽、变绿的部分。准妈妈如果不慎食入发芽或腐烂的土豆，就会吸收进龙葵素。龙葵素不仅具有溶血作用，还会麻痹运动和呼吸中枢，刺激胃黏膜，严重者会因呼吸中枢麻痹而死亡。更重要的是，龙葵素与雄激素、雌激素、孕激素等性激素结构相近，长期大量食用，其中大量的生物碱并不会因水浸、蒸、煮等烹调而减少，而是会蓄积体内，对有遗传倾向并对生物碱敏感的准妈妈产生不利影响。

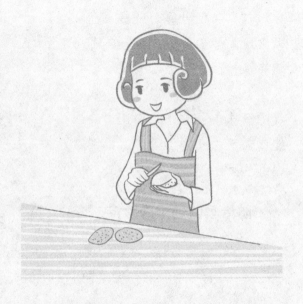

因此，准妈妈应注意不要过量地食用土豆，特别是发芽或外皮发绿的土豆。

准妈妈应多喝石榴汁

石榴富含多种人类需要的营养素，其中维生素C的含量比苹果高1～2倍，是名副其实的维C之王。

胎宝宝在准妈妈子宫内成长期间以及出生后不久的一段时间内，由于后者脑部供血供氧不充足，有可能造成其脑组织损伤等脑部突发疾病。据一项科学研究发现，如果准妈妈在怀孕期间多喝石榴汁，可以有效降低胎宝宝大脑发育受损的概率。

准妈妈应忌食山楂

准妈妈在面对恶心、呕吐、食欲缺乏等反应时，喜欢吃一些酸甜味儿的果品。山楂酸甜可口，并有开胃消食的作用，是准妈妈们喜欢的果品。但是，山楂对子宫有一定的兴奋作用，可促使子宫收缩。如果准妈妈大量食用山楂及山楂制品，可能造成流产。因此，有过流产史或有先兆流产的准妈妈，应忌食山楂。

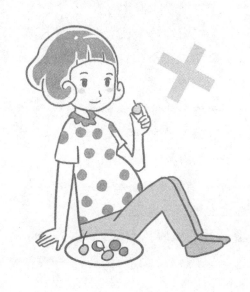

贪吃桂圆易流产

桂圆能养血安神，生津液，润五脏，是非常不错的食补佳品。但是，由于桂圆味甘性温，所以准妈妈不宜食用。

中医认为，妊娠期间，妇女月经停闭，脏腑经络之血皆用以养胎，母体全身处于阴血偏虚的状态，因此准妈妈容易出现"胎火"。在这种情况下，再服用温热性的补品，会加剧孕吐、水肿、高血压、便秘等症状，甚至导致流产或早产。

柠檬，真正的益母果

柠檬富含柠檬酸，其果实肉脆汁多，有浓郁的芳香。

柠檬具有极酸的味道，特别适合肝虚的准妈妈食用，因此被称为益母子或益母果。

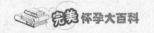

对准妈妈的营养贡献

健脾开胃、生津止渴

准妈妈在怀孕期间由于妊娠反应而经常出现口干舌燥、食欲缺乏等症状，适量饮用一些柠檬汁，能够促进胃蛋白分解酶的分泌，加快肠胃的蠕动，对准妈妈健康和胎宝宝发育都有利。

增强免疫力

柠檬富含维生素C，能够使准妈妈机体抗病能力得到提高。维生素C能够参与止血血细胞的再生过程，帮助铁的吸收，可预防准妈妈感冒及胎宝宝发育不良，还能让胎宝宝的皮肤变得细腻。

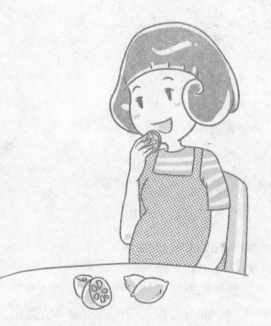

促进钙的吸收

柠檬对妊娠中期因缺钙引起的抽筋、骨关节痛、腰腿酸痛、水肿等症状能起到预防作用。

安胎止呕

由于柠檬汁有很强的杀菌作用和抑制子宫收缩的功效，因此，它具有很好的安胎作用。

怎样食用，更健康

由于柠檬太酸而不适合直接食用鲜果，通常用鲜果压榨出果汁、调制饮料或当作菜肴的配料。

在制作调味汁时，可用柠檬汁代替醋。在新鲜水果和蔬菜的切割面上喷一点柠檬汁，可以防止其变黑。

番茄，菜中之果

由于番茄不仅好吃，而且还具有丰富的营养价值，因此它又被称为"菜中之果"。

番茄外形美观，色泽鲜艳，汁多肉厚，酸甜可口，既是蔬菜也是水果，生吃或烹调味道都很不错。

对准妈妈的营养贡献

改善食欲，促进消化

番茄酸酸甜甜的口感有助于改善食欲，缓解早孕反应。番茄所含的苹果酸或柠檬酸，有助于胃液对脂肪及蛋白质的消化。

抗氧化，防出血

番茄特有的番茄红素有抗氧化损伤和保护血管内壁的作用，对预防妊娠高血压很有助益。

经常发生牙龈出血或皮下出血的准妈妈，吃些番茄有助于改善症状。

预防妊娠纹

番茄富含维生素C，能够帮助准妈妈预防妊娠斑和妊娠纹。

怎样食用，更健康

番茄常用于生食冷菜，用于热菜时可炒、炖和做汤。以它为原料的菜有"番茄炒鸡蛋"、"番茄炖牛肉"、"番茄鸡蛋汤"等。

番茄宜与花菜搭配食用，可以增强抗病能力，对胃溃疡、便秘、皮肤化脓、牙周炎、高血压、高血脂等有益。番茄与芹菜一起吃，有降压作用，对妊娠高血压、高血脂患者极为适宜。

百科速递

番茄中的番茄红素和胡萝卜素均溶于油脂，所以炒番茄或者做汤等都很好，生吃则上述营养物质的吸收率低。如果是为了摄取维生素C，则生熟均可，因为番茄酸度大，生吃有利于维生素C的稳定，烹调之后损失则较大。

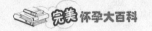

西瓜，夏季瓜果之王

西瓜肉质细嫩，美味爽口，营养丰富，清香宜人。西瓜是所有瓜果中含果汁最丰富者，含水量高达96%以上，有"夏季瓜果之王"的美誉。

对准妈妈的营养贡献

清热解暑、利尿消肿

西瓜含有大量水分、多种氨基酸和糖，可有效补充人体的水分，防止因水分散失而中暑。同时，西瓜还可以通过利小便排出体内多余的热量和水分，在达到清热解暑之效的同时还有助于消除水肿。故有水肿的准妈妈不妨多吃西瓜。

帮助对蛋白质的吸收

现代研究发现，西瓜汁中含有蛋白酶，可将不溶性蛋白质转化为水溶性蛋白质，以帮助人体对蛋白质的吸收。

降低血压

西瓜中的糖能利尿，盐类能消除肾脏的炎症，其苷能降低血压，所以特别适合妊娠高血压的准妈妈食用。

怎样食用，更健康

西瓜可生吃，也可榨汁，也可用西瓜制作冰碗、西瓜酪、西瓜糕等。

西瓜皮与赤小豆相宜，二者煎汤当茶饮用，具有利水消肿的功效。西瓜与鳝鱼搭配有补虚损、祛风湿的功效。西瓜与鸡蛋炒食，具有滋阴润燥、清咽开音、养胃生津的功效。

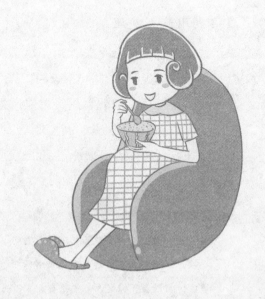

利用芝麻补充脂肪

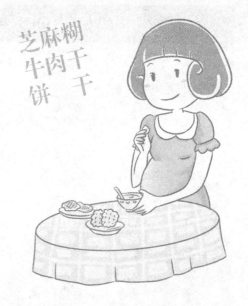

有些准妈妈不愿食用肉类食物，认为这样能减轻妊娠反应，这就必然造成妊娠早期摄入脂肪过少。

脂肪是早期妊娠女性体内不可缺少的营养物质。脂肪可促进脂溶性维生素A、维生素D、维生素E、维生素K的吸收。而维生素E有安胎的作用。

芝麻富含脂肪、蛋白质、糖、芝麻素、卵磷脂、钙、铁、硒、亚油酸等，具有营养大脑、抗衰美容的功用，这对准妈妈和胎宝宝都很有益。

准妈妈可将芝麻炒熟捣烂，加入适量的糖，每日上、下午用白开水各冲服一杯，不但不腻，还可补充脂肪，而且对胎宝宝健脑、润肤有益，还可增强准妈妈的抵抗力及预防感冒。

孕早期少吃动物肝脏

动物肝脏营养丰富，但是在孕早期，准妈妈却不宜多吃动物肝脏。

孕早期正是胚胎发育分化时期，最易受营养成分的影响。而动物肝脏，尤其是鸡、牛、猪肝含维生素A丰富。研究表明，大量维生素A的摄入会引起胚胎发育异常，这可能是由于它干扰了神经上皮细胞内的DNA合成，使细胞分裂周期延长，导致细胞增殖速度减慢，数量减少，从而表现出各种组织生长、分化异常。有学者认为，过量的维生素A能阻碍胎宝宝腭的生长发育，使两侧腭叶不能及时吻合而形成腭裂。

总之在孕早期过量食用动物肝脏不利于胎宝宝发育，有致畸的可能，应引起准妈妈的重视。

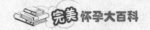
准妈妈一日营养食谱亲情放送

爱心早餐

豆包50克，二米粥1碗，煮鸡蛋1个，麻酱白菜心50克。

灵活加餐

苹果1个，牛奶300毫升。

营养午餐

面条150克，南瓜蒸肉50克，土豆炖鸡50克，黑木耳炒黄花菜50克，奶油白菜50克。

下午茶点

马蹄豆浆1碗。

开心晚餐

米饭100克，芹菜豆腐丝炒肉50克，番茄炒鸡蛋50克，素什锦50克，绿豆粥1碗。

营养套餐特别推荐

营养主食

【二米饭】

原料

大米100克，小米50克。

做法

1. 将大米和小米分别淘洗干净，放入电饭煲中煮。

2. 饭焖熟不要立刻断电，再多焖10分钟，即完成。

推荐理由

二米饭中的大米和小米粗细搭配，营养更加丰富，特别是富含B族维生素。其中小米有滋阴养血的功能。

精品荤菜

【南瓜蒸肉】

原料

南瓜1个，猪肉500克，豆腐乳汤15毫升，粳米100克，高汤25毫升，酱油、红糖、米酒、葱、姜、花椒各少许。

做法

1．将南瓜挖净瓤，取把做盖；猪肉洗净切成片；葱、姜切成末。

2．将粳米、花椒混合入锅炒黄后磨成粉。

3．猪肉片用葱、姜、豆腐乳汤、酱油、红糖、米酒和高汤拌匀，加入米粉、花椒粉再次拌匀，装入南瓜内，上蒸笼蒸熟即可。

推荐理由

南瓜蒸肉，肉烂瓜甜、鲜香可口，富含多种营养素，具有定喘、明目、消炎、止痛的作用。

【芹菜豆腐丝炒肉】

原料

豆腐丝100克，芹菜100克，瘦猪肉50克，葱、姜各适量，淀粉、料酒、酱油各1小匙，盐1/2小匙，鸡精少许。

做法

1．将猪肉洗净切成丝，加入淀粉、酱油、料酒拌匀；芹菜去叶洗净，也切成细丝，投入沸水中余烫一下；葱切段，姜切片待用。

2．锅内放植物油烧热，放入肉丝，大火炒熟后盛出备用。

3．另起锅放油烧热，加入芹菜丝、豆腐丝，加适量盐炒匀，再加入已炒好的肉丝，放酱油、料酒，大火快炒几下，最后加鸡精翻炒均匀，即可。

推荐理由

这道菜清淡甘平，醒脾开胃，可帮助孕吐严重的准妈妈增进食欲，并可以补充钙元素，促进胎宝宝生长发育。适于孕早期食用。

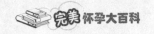

【肉丝海带】

原料

瘦肉150克，冬笋50克，水发海带150克，花生油、酱油、精盐、味精、醋、白糖、姜各适量。

做法

1．将海带洗净切成丝，放入开水锅内烫透捞出，沥水，装入盘中。将瘦肉切成丝，将炒锅置于火上，加花生油，油烧热后，倒入肉丝迅速炒散，肉丝变色时，加入酱油，翻炒几下，盛入盘中。

2．把冬笋洗净，切成丝，放入开水锅内烫一下，捞出，沥水，放在盘内。把姜洗干净，切成丝，放在盘内，再加入精盐、味精、醋、白糖，拌匀即可。

推荐理由

肉丝海带鲜香，脆嫩。动物性优质蛋白质和钙、铁、碘、钾含量丰富，还含有多种维生素。

【泡菜炒肉末】

原料

净猪肉100克（肥3瘦7），四川泡菜200克，花生油50毫升，精盐3克，味精1克，白糖3克，料酒3毫升，花椒10粒。

百科速递

泡菜炒肉末含有丰富的蛋白质、脂肪及钙、磷、铁等矿物质。适于妊娠早期食用。

做法

1．将猪肉切碎剁成末；泡菜剁成末（轻轻挤去水分）。

2．炒锅上火，放入花生油烧热，下花椒炸煳捞出丢弃，放肉末，用铲推动煸炒，待肉末水分炒干时，加入精盐、白糖、料酒、味精、泡菜末，翻炒均匀。

推荐理由

此菜鲜脆略酸，味美适口。

开胃素菜

【麻酱白菜心】

原料

白菜心400克，山楂100克，芝麻酱100克，白糖、葱花、蒜泥、味精、酱油、醋各适量。

做法

1．将白菜心洗净切成细丝，放入盆内；山楂洗净，去核，切成薄片。

2．将芝麻酱中加一点凉开水拌匀，倒在白菜上，加入白糖、味精、酱油、醋、葱花、蒜泥和山楂片拌匀即成。

推荐理由

麻酱白菜心爽口宜人，含蛋白质、脂肪酸、粗纤维、钙、磷、铁、维生素C、烟酸等，具有健脑、补血等作用。

【姜汁菠菜】

原料

菠菜500克，生姜、盐、醋、香油、味精各适量。

做法

1．将生姜拍破捣烂，加入少许清水浸泡（浸出姜汁）。

2．将菠菜洗净，经开水烫一下，捞出控干水分，整齐地码放在盘中。

3．淋入姜汁、盐，加味精和醋少许，滴香油即成。

推荐理由

这道菜清新鲜香，姜汁味郁，富含钙、铁。生姜调味，开胃更健康。

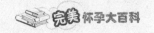
【珊瑚萝卜卷】

原料

白萝卜500克，胡萝卜100克，白糖100克，白醋50毫升，精盐6克，葱、姜5克，蒜3瓣。

做法

1．将白萝卜洗净去皮，切成薄片。胡萝卜洗净，去皮、去黄心，切成细丝，放入淡盐水中浸泡，半小时后取出，用凉开水浸透，捞出挤干水分。

2．将葱、姜均切丝，蒜瓣剁成泥，一起放入盆内，加入白糖、白醋，兑成糖醋汁。

3．将白萝卜片、胡萝卜丝放入糖醋汁中浸渍4小时，使之入味。然后将白萝卜片逐片摊开，用胡萝卜丝做蕊，裹成卷，斜切成马耳朵形，码入盅内即成。

推荐理由

此菜色泽素雅，红白相间，甜酸脆爽，含有丰富的维生素C、糖类、钙、磷、铁等多种营养素。

【三色菜】

原料

花菜1棵（约500克），胡萝卜250克，黄瓜500克，白糖、醋精、五香粉各少许。

做法

1．将花菜洗净去根，切成小块；胡萝卜洗净去皮，切成滚刀块；黄瓜洗净，切成小长条块，备用。

2．锅内放适量清水，加白糖、五香粉煮沸后，离火晾凉，过滤一次，再将醋精放入滤后的糖水中，调匀，即成甜酸适宜的卤汁。

3．将花菜块、胡萝卜块、黄瓜块一起放入沸水锅中余一下，马上捞出，放入甜酸卤汁中浸泡1天后，即可装盘。或置冰箱内冷藏后再食用。

推荐理由

这道菜清补滋养、生津润燥，可降血压、降血脂、抗衰老。

精品粥类

【绿豆粥】

原料

绿豆50克，粳米250克，冰糖适量。

做法

1．将绿豆、粳米分别淘洗干净，放入沙锅内，加入适量清水，置火上烧开，转用小火熬煮成粥。

2．将冰糖放入粥内，推搅至溶化，盛入碗内即成。

推荐理由

绿豆粥具有清肝泄热，和胃止呕的功效，适用于呕吐苦水或酸水，肝热反胃妊娠呕吐者。

【玉米南瓜粥】

原料

南瓜150克，玉米碴50克。

做法

1．南瓜洗净切块。

2．煮锅中放入玉米碴和水，用大火煮开后，改微火煮。

3．玉米渣煮到半熟时，把南瓜块放入一起煮，直到南瓜熟、粥熟变稠。

推荐理由

玉米碴含有谷氨酸、不饱和脂肪酸、维生素B_1、维生素B_2、烟酸等，有益于大脑的发育；南瓜含有钙、磷、钾等矿物质，具有润肺补气的作用，可经常食用。

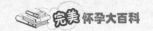

美味例汤

【家常蛋花汤】

原料

鸡蛋1个，水发黄花菜50克，水发木耳50克，小白菜250克，盐、味精、葱、胡椒粉、香油各适量。

做法

1. 锅内放适量清水烧开，放入择净的木耳、黄花菜、小白菜。

2. 煮至小白菜茎变软后，将鸡蛋直接打入汤中，用筷子挑散。最后以盐、味精、葱、胡椒粉、香油调味即成。

推荐理由

这道汤色彩亮丽，汤鲜味美，可提供胎宝宝成长必需的蛋白质和丰富的维生素A和维生素B$_1$。

【佛手姜汤】

原料

佛手15克，白糖20克，生姜6克。

做法

1. 将生姜去皮切片，佛手洗净备用。

2. 将锅洗净，把生姜片、佛手放入锅内，加清水适量，置于火上煮1小时，去渣留汁，加入白糖搅拌即成。

推荐理由

佛手具有芳香理气、健胃止呕的功效；生姜是中医常用来治疗恶心、呕吐的良药。这道菜对准妈妈的早孕反应能有所缓解。

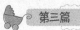
花色点心

【红枣酪】

原料

红枣、核桃仁各100克，粳米50克，白糖200克。

做法

1. 将红枣洗净，放入沸水锅内煮至膨胀时捞出，去皮去核。核桃仁用沸水浸泡后去皮，用冷水洗净。粳米淘洗干净，用温水浸泡2小时。

2. 将核桃仁和红枣一起切成细末，放入盆内，加入泡好的粳米和清水200毫升调匀，用洗净的小磨磨成黏稠的浆汁。将磨好的浆汁放入锅内，加白糖和清水500毫升搅匀，置中火上，用汤勺不断推搅，待烧沸后，盛入汤碗内即成。

推荐理由

红枣酪甜蜜爽口，营养丰富，含有丰富的蛋白质、脂肪、糖类和胡萝卜素、B族维生素、维生素C、维生素P和钙、磷、铁等。

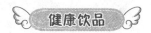
健康饮品

【马蹄豆浆】

原料

生豆浆250克，荸荠（马蹄）5个，白糖25克。

做法

1. 将荸荠（马蹄）洗净去皮，放入沸水锅内烫1分钟，捣蓉放入净纱布内绞汁备用。

2. 将生豆浆放入锅内，用中火烧沸，加入荸荠汁，待再沸，盛入碗内，加白糖调匀即成。

推荐理由

马蹄豆浆清润凉血，适于准妈妈饮用。

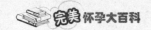
日常护理，细致入微

开车要注意保护胎宝宝

如果准妈妈一定要开车出行时，就要注意以下几点：

1 绝对禁止他人在车内吸烟。

2 尽可能避开交通堵塞。

3 安装防晒窗帘以缓和阳光照射。

4 准妈妈不宜开新车。由于新购置的车中皮革、化学溶剂等气味很重，空气污染严重，不利于准妈妈和胎宝宝的健康。

百科速递

准妈妈自驾车除了上、下车时要格外注意保护腹中的胎宝宝以外，开车本身对胎宝宝不会有太大的影响。但准妈妈如果是驾驶新手，由于开车并不熟练，容易出危险，加上精神高度紧张，对腹内胎宝宝不好。

🌸 避免可能引起流产的行为

妊娠初期非常容易流产，准妈妈在日常生活中要格外小心，警惕可能引起流产的各种因素。专家提醒准妈妈应注意以下事项：

💗 妊娠初期在整理家务时，以不感到疲劳的程度为宜。对于清扫洗手间和阳台等重体力劳动，应托付给丈夫或其他人。

💗 不要提重物，在逛商场或超市时，重物最好让其他人拎。不要长时间站着做事情，否则有可能导致子宫收缩。

💗 外出时，应穿舒适、便利的服装以及平跟鞋，以免滑倒。

💗 避免过于激烈的运动，同时还应避免能对腹部产生强烈冲击的动作。

🌸 孕期要注意外阴卫生

妊娠期准妈妈要特别注意个人卫生，每日清洗外阴，防止发生各种生殖系统炎性疾病。

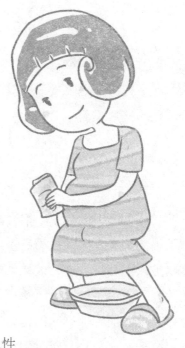

阴道是内生殖器官与外界相通的地方，细菌易于侵入。它的位置十分不利，阴道的后方便是肛门，粪便里有大量细菌，极易污染阴道。特别是有些准妈妈患有外痔，大便后如不清洗，更易弄脏内裤，从而污染阴道及泌尿道。

因而，医生告诫准妈妈，平时一定要注意阴部保洁；发现白带增多又有异味要及时检查治疗；妊娠初期尽量避免性交；胎膜早破要及时住院，预防和治疗感染。

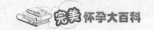

❀ 不必清洗阴道

很多准妈妈为了保持局部清洁，每天清洗阴道，却反而引起了严重的阴道炎症。

阴道内本身就有多种细菌存在，这些菌群之间形成生态平衡，阴道的生态平衡一旦被打破或外源病原体侵入，即可导致炎症发生。在维持阴道生态平衡的过程中，雌激素、乳酸杆菌及阴道pH值起重要作用。

阴道频繁灌洗可使阴道pH值升高，不利于乳酸杆菌生长，反而使其他致病菌成为优势菌，引起炎症。

研究表明，每天冲洗阴道一次或一次以上的女性，比不清洗的女性，盆腔感染危险增加73%。这很有可能与冲洗液的不洁有关。沾染有一般病菌及性病病原微生物的冲洗液进入阴道，可上行至子宫和输卵管，导致盆腔炎。所以，正常情况下，准妈妈没有必要做阴道冲洗，只要保持外阴清洁即可。

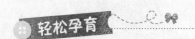

轻松孕育

　　准妈妈应该经常换洗内外衣，最好每1～2天换洗一次，以免受细菌感染。

❀ 夏季少用风油精

在夏季里，每个家庭都会准备一些风油精、清凉油、藿香正气水等清凉消暑的药品。因为夏季蚊虫多、温度高，人们容易产生高温头痛，也很容易被蚊虫叮咬，这时，风油精就能派上大用场了：把风油精轻轻涂抹在两侧太阳穴，可以有效缓解暑热头痛；将风油精点在被蚊虫叮咬而刺痒的地方，可以消肿除痒。但是，风油精的主要成分为樟脑、薄荷等物。对于准妈妈来说，樟脑可穿过胎盘屏障，给胎宝宝的发育带来一定的影响。因此，风油精虽是祛暑佳品，却对胎宝宝的健康有危害作用。尤其在孕期最初的3个月，宝宝器官正在发育的时期，准妈妈最好不要使用风油精。

准妈妈不要用指甲油

目前市场上销售的指甲油大多是以硝化纤维为基料，配以丙酮、乙酯、丁酯、苯二甲酸等化学溶剂及各色染料制成。这些化学物质对人体有一定的毒害作用。

准妈妈用手拿东西吃时，指甲油中的有毒化学物质很容易随食物进入体内，并能通过胎盘和血液进入胎宝宝体内，日积月累，就会影响胎宝宝健康。

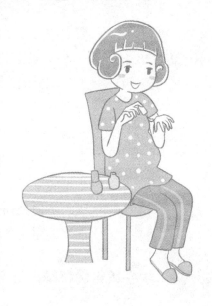

准妈妈的指甲脆而易折断，往往也是涂指甲油造成的。另外，指甲油掩盖了指甲的本来颜色，医生在诊断是否有缺血现象和有无心脏病时很难将指甲作为参考依据，这时产前检查的可靠性就大大降低了。

孕期最好留短发

建议准妈妈留短发，完全是从生活便利角度考虑的。由于生理的变化，准妈妈更容易出汗，这无疑增加了洗澡和洗头发的次数，长头发较不容易清洗和打理，而短发就不存在这种问题。

随着怀孕时间的推进，准妈妈的身体会越来越臃肿，行动也渐渐不方便起来。如果是长发，每天还要进行梳理，费时费力。短发就不同了，梳理几下就可以清清爽爽地出门去。而且，短发常给人活泼清爽的感觉，情绪波动变化的准妈妈，剪个清爽的短发，心情也一定会很不一样。

百科速递

在怀孕的最初3个月，职场准妈妈最好不要使用化妆品，避免有害化学物质危害宝宝健康。

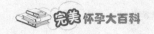

❀ 防辐射服不宜常洗

怀孕后，防辐射服成了准妈妈的必备衣装。目前市场上较为常见的防辐射服是把不锈钢丝纤维与布纤维一起混纺制成的。这种防辐射服可以清洗，但由于它是混纺制成的，无法分离，因此不宜多洗。

因为在清洗过程中，可能会磨损防辐射服的金属丝纤维，使衣服的防辐射功能降低。因此，要尽量少洗。在清洗的过程中，混纺制成的防辐射服一定要用中性肥皂轻轻手洗，绝对不要用洗衣机清洗，手洗后不要用力拧，直接悬挂晾干就可以了。

清洗防辐射服时不能漂白或者使用含漂白成分的洗衣粉，这样可以减少在清洗过程中磨损金属丝纤维，保护衣服的防辐射功效。

❀ 学会适当缓解孕期疲劳

嗜睡乏力是早孕反应之一。但处在现代社会的准妈妈，多数都是上班族，并没有更多闲暇的时间。在这种情况下，准妈妈可以试试以下几种缓解疲劳的方法：

❤ 每天中午休息半小时左右，就算闭目养神也是好的。

❤ 适量运动可以消除乏力感。晚饭后，在准爸爸的陪伴下，夫妻二人到公园、广场或乡间小路边悠闲地散步，边走边聊天，在赶走疲劳的同时，这也是调节和保持良好情绪的妙方，对母婴健康都有益处。

❤ 听舒缓的音乐。轻快、舒缓的音乐不仅能给人美的享受，而且还能使精神得到放松。

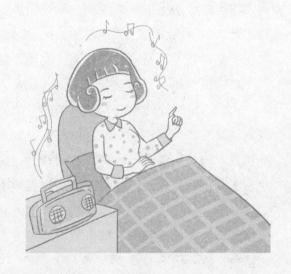

产前检查与孕期保健

了解产前常规检查的内容

产前常规检查一般都有下列项目：

♥ 心、肺、血压、体重检查。医生会为准妈妈检查心脏、肺，测量动脉血压，以确定准妈妈身体的总体状况。

♥ 尿液检查。尿液检查当天即可拿到结果，主要检查尿液里面是否含有蛋白和糖分。尿液检查每次产检都要做。

♥ 妇科检查。触摸乳房，注意有没有结节（囊肿或纤维瘤类的疾病），检查子宫的大小、宫颈涂片情况、白带常规，以免漏诊宫颈癌等妇科疾病。

♥ 血液常规检查。主要检查下面几项：

血红蛋白：准妈妈血红蛋白低于100克/升，表示贫血，应补充铁剂或进食富含铁的食物。

白细胞：准妈妈白细胞计数低于40克/升，表示白细胞过低。

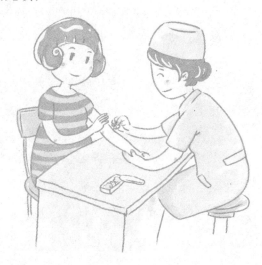

血小板：准妈妈血小板低于100克/升，提示血小板过低，产时容易出血，必要时要进一步检查血小板过低的原因，并及时处理。

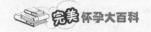

做好产检前的准备工作

为了保证检查结果准确和检查方便，初诊检查前做些相应的准备是很必要的。一般来说，从以下几方面准备比较好：

❤ 初诊检查前日晚上休息好，保证良好睡眠；

❷ 检查时间一般选择在上午9点钟前为宜，且最好空腹；

❸ 选择适合自己条件的医疗单位进行初诊检查，这样既便于孕期情况的连续观察，又免去了转来转去的麻烦，耗费精力；

❹ 检查当日穿着宽松易脱的衣服，以利于妇科检查。

关键的第一次产前检查

孕早期检查一般要在怀孕40～70天进行第一次检查。医生要询问病史，进行妇科检查，确定妊娠。必要时还要通过产前咨询和遗传咨询，判断准妈妈能否继续妊娠。孕早期检查能够确定子宫大小与停经时间是否相符，从而了解到胚胎的发育情况，并且可以发现生殖器官的异常及妇科疾病等。此次检查十分重要，准妈妈一定要充分重视。去医院之前，准妈妈可以自己仔细观察身体，检查有何变化，以便让主治医生全面、正确地了解自己的情况。

轻松孕育

为了节省时间、保证就诊效果，准妈妈最好事先明确末次月经时间、早孕反应开始时间等。另外如果准妈妈有什么疑问需向医生咨询，可以事先整理出来。

❀ 何时进行绒毛细胞检查

绒毛细胞检查用一根细细的塑料管或金属管，通过准妈妈的子宫口，沿子宫壁入内，吸取少量绒毛进行细胞学检查。一般在怀孕第2个月时进行。此时，胚泡周围布满绒毛，是进行检查的最佳时间。

通常下列准妈妈需要对这项检查特别关注：

❤ 高龄准妈妈，即35岁以上的准妈妈。

❤ 生过染色体异常婴儿的准妈妈。

❤ 有多次流产史的准妈妈。

❀ 孕期哪些疫苗不宜接种

在孕期，有些疫苗是不适宜准妈妈接种的。

❤ 准妈妈应禁用风疹疫苗，或只能在孕前及早注射疫苗。未患过风疹的准妈妈如果在妊娠早期接触风疹患者，最好终止妊娠。因为风疹病毒易致畸，而免疫球蛋白的预防效果又不确定。

❤ 如果准妈妈从来没有患过麻疹，也没有注射过麻疹疫苗，却不小心接触了麻疹患者，应立即注射丙种球蛋白。

❤ 有过流产史的准妈妈不宜打预防针，或应在医生指导下接种。

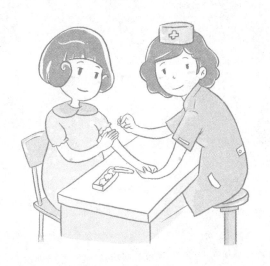

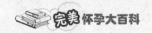

孕早期不宜拔牙

大量临床资料显示，在妊娠最初的两个月内拔牙都可能引发流产，而在妊娠8个月后拔牙则可能导致早产。所以，准妈妈一定要注意孕期的口腔安全，除非到了万不得已，千万不要去拔牙，即使要拔牙，也最好选在较为安全的孕中期。

为什么说孕早期不宜拔牙呢？很多女性在妊娠期间会出现一系列的生理变化，包括各种各样的牙病。但妊娠期是个特殊时期，对刺激特别敏感，即使轻微的不良刺激也有可能导致流产或早产。

如果准妈妈的牙病已经到了非治不可的阶段，最好选在怀孕3个月后拔牙，在治疗前要做好充分的准备工作，保证睡眠，避免过度的精神紧张。如果需要，在拔牙前一天或当天服用保胎药。

准妈妈胃烧灼疼怎么办

自妊娠两个月起，准妈妈血液中孕激素水平逐渐增高，使胃贲门括约肌变得松弛，胃液容易反流到食管下段，刺激此处痛觉感受器，从而引起胃烧灼感，并且因为怀孕，胃酸的分泌也增多，会使疼痛加重。

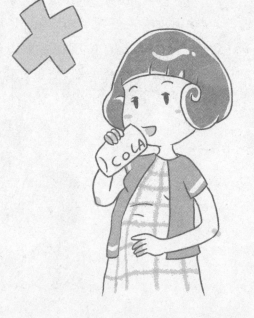

准妈妈在孕早期出现这种情况时，可在饮食调理上加以注意，以减轻症状。

就餐时不要过于饱食，以免胃液反流加重，可少食多餐。

不要一次性喝大量饮料，要注意避免喝浓茶、咖啡，吃巧克力，因为这些食物会使贲门括约肌更加松弛，从而加重病情。

要慎用抗胆碱药物，如阿托品、胃复安等，这些药物也会使贲门括约肌松弛。

孕期仍有月经需检查

怀孕必然会导致闭经，但少数女性在确定妊娠以后，在原来应行经的时间仍出现少量阴道出血，常被误认为是"月经"。

这种现象常在怀孕的头一个月出现1次，也有个别人在孕早期2~3个月内按期出现少量流血。这种现象对胚胎的生长发育不会有什么影响，医学上把这种现象称之为"盛胎"或"垢胎"。

这种情况常见于双子宫，往往是不受孕的一侧子宫蜕膜出血。但也有些出血的真正原因不十分清楚，可能是孕卵着床时的一种生理排异反应，也有先兆流产等妊娠并发症的可能，应及时去做检查。

准妈妈不要盲目保胎

有流产征兆就应该保胎，这似乎是理所当然的。但是，盲目地、无休止地保胎，常常徒劳无功，甚至有害。

对于自然流产，关键应该是预防。一旦出现流产征兆，以绝对卧床休息为主，药物治疗为辅。

如果滥用保胎药物黄体酮，可能造成女胎男性化，男胎可能出现生殖器官畸形。因此，应听从医生的指导，全面衡量保胎与否，以便及时得到正确处理，切勿滥用保胎药物。

百科速递

黄体酮保胎主要适用于黄体功能不足所导致的不孕症、习惯性流产、先兆流产等相关疾病，而对于非黄体功能不足所导致的上述疾病，应用黄体酮是不适宜的。

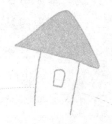

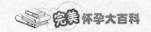
孕2月胎教同步指导

🌸 音乐胎教

好方法教准妈妈乐享音乐浴

· 准备工作。准妈妈坐在沙发或椅子上，双腿放在前面比座椅稍高的凳子上，手放在双腿两边，闭上眼睛，全身放松。

CD机放在有一定距离的地方，音量开到适中，音乐以自己喜爱的为主，节奏较明快为好，也可先舒缓，后明快。音乐要连续播放10分钟左右。

· 享受音乐。随着音乐的奏起，准妈妈全身自然放松，首先感受到音乐如波浪般一次一次有节奏地向自己冲来，冲走了疲乏，冲醒了头脑，血液在全身正随着音乐节奏流动；其次，想象音乐如温热的水流自头顶向下流动，血液也在从头到脚来回有节奏地流动；最后睁开眼，随着音乐的节奏，手、脚有节奏地晃动，时间约2分钟。

· 结束。当音乐停止以后，起身走动走动。享受完音乐浴之后，头脑的昏沉感和身体的疲乏感会一扫而光，变得头脑清醒。

聆听《春江花月夜》

《春江花月夜》原是一首琵琶古曲，1923年被改编为丝竹合奏曲，并且借用《琵琶行》中"春江花朝秋月夜，往往取酒还独倾"这个诗句改名为《春江花月夜》，至今沿用此名。

丝竹合奏曲《春江花月夜》共分10段。改编者根据对乐曲内容的理解而用诗的语言为每段加了小标题，它可以让人们在欣赏音乐时产生联想。

这首乐曲适合于孕早期准妈妈情绪烦躁时听，它能镇定准妈妈的情绪。准妈妈在欣赏这首乐曲时，应将自己融入到月夜春江的迷人景色中，在优美柔婉的旋律里，除尽烦躁，创造一个宁静、甜美的心境，让自己的情绪在音乐绘就的这幅清丽、淡雅的长卷山水画中变得心旷神怡起来。

春江花月夜

古曲
王健填词

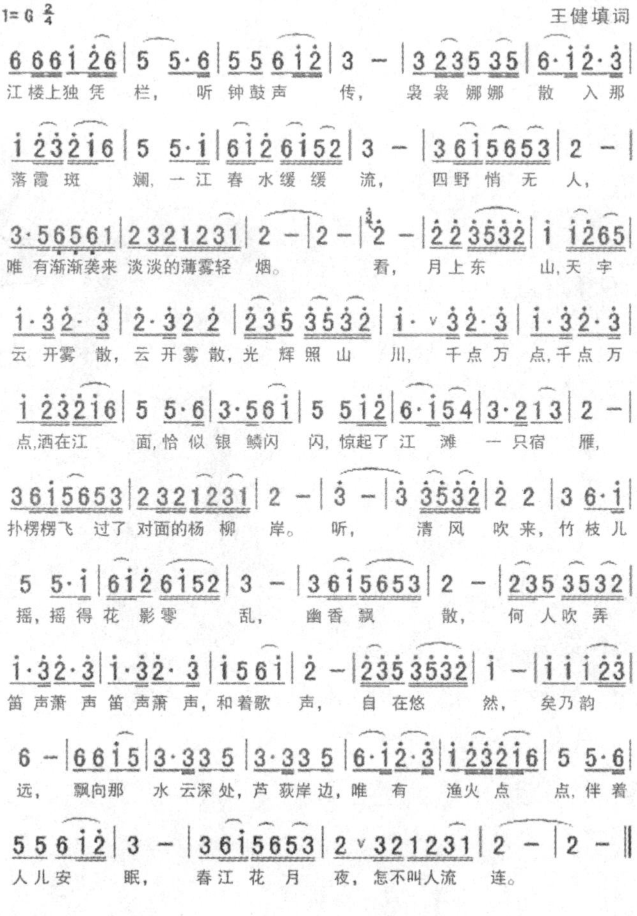

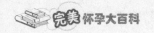

情绪胎教

避免情绪过度紧张

准妈妈的精神情绪，不仅影响本人的食欲、睡眠、精力、体力等几个方面，而且可以通过神经—体液的变化，影响胎宝宝的血液供给、心率、呼吸和胎动等许多方面的变化。如果准妈妈情绪不佳便可能对胎宝宝产生不利影响。

实验观察表明：准妈妈情绪过度紧张，可能导致胎宝宝发生兔唇；如受到惊吓、恐惧、忧伤、悲怒等严重刺激，或其他原因造成的精神过度紧张，能使大脑皮质与内脏之间不平衡，关系失调，引起胎宝宝循环紊乱，严重者可直接导致胎宝宝死亡。

自我调节情绪有方法

准妈妈应胸怀宽广，乐观舒畅，多想孩子远大的前途和美好的未来，避免烦恼、惊恐和忧虑。

把生活环境布置得整洁美观，赏心悦目。不妨挂几张健美的娃娃头像，准妈妈可以天天看，想象腹中的孩子也是这样健康、美丽、可爱。多欣赏花卉盆景、美术作品和大自然美好的景色，多到野外呼吸新鲜空气。

衣着打扮、梳洗美容应考虑有利于胎宝宝和自身健康。常听优美的音乐，常读诗歌、童话和科学育儿书刊。

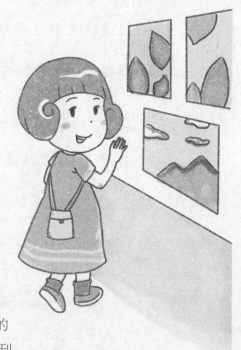

运动胎教

准妈妈体操有益母子健康

进入孕2月，胎宝宝的运动天赋就已经开始显露，他会在妈妈的肚子里活动了，现在，当他在你的子宫里觉得懒洋洋时，他偶尔也会转个身或伸个懒腰，准妈妈不妨抓住这个大好机会来和胎宝宝一起来做个准妈妈体操吧。

轻松的准妈妈体操，可以使胎宝宝有一种安全感，让他感到舒服和愉快，身体发育会更好，而且这样的胎教还可以激发胎宝宝的运动天赋，这样的训练能促进他出生后翻身、抓、握、爬、坐等各种动作的发展，也更愿意同别人交流。

准妈妈体操是依据孕期身体的变化而编排的运动疗法，其项目多种多样，准妈妈可以根据自己的身体状况选择适合的项目进行锻炼，只要运动程度在正常范围之内，都可以达到锻炼的效果。

行为胎教

父母行为影响宝宝一生

母亲的习惯将直接影响胎宝宝的习惯，如果母亲本身生活不规律、习惯不良，那么胎宝宝在母体内也接受了种种不良的习惯，出生后可能难以改掉。所以，从准妈妈怀孕起就要养成一个良好的行为习惯。

相传周文王的母亲在怀文王时，由于她做到了目不视恶色、耳不听淫声、口不出傲言、坐立端正等良好的胎教，因此她所生的文王贤明英武，深得民心。由此可见，早在古代人们就已经懂得了母亲的良好行为对后代的影响。

胎宝宝在母体内就可能接收到母亲言行的感化，因此要求准妈妈要清心养性，品行端正，给胎宝宝以良好的影响。

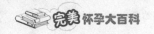

✿ 意念胎教

脑"呼吸操"使胎宝宝发育得更完善

孕2月，正是胎宝宝各器官进行分化的关键时期，准妈妈可用意念胎教的方法使胎宝宝发育得更加完善，最常用的是脑"呼吸操"。脑呼吸胎教是与简单的基本动作一起冥想的，即从脑运动开始。

方法是：首先熟悉脑的各个部位的名称和位置，闭上眼睛，在心里按次序感觉大脑、小脑、间脑的各个部位，想象脑的各个部位并叫出名字，集中意识，这样做可清楚地感觉到脑的各个部位。

刚开始做脑"呼吸操"时，先在安静的气氛下简短做5分钟左右，在逐渐熟悉方法后，可增加时间。吃饭前，在身体轻快的状态下做更有效果。

想象一下未来宝宝的样子

进入第2个月，是胎宝宝的各个器官进行分化的关键时期，准妈妈可用联想胎教的方法使胎宝宝发育得更加完善。准妈妈不妨想象一下未来宝宝的模样。

肚子里的胎宝宝是男是女，像爸爸还是像妈妈？常常看一些自己所喜欢的儿童画和照片，仔细观察自己和准爸爸，以及双方父母的相貌特点，取其长处进行综合，在头脑中形成一个清晰的印象。

百科速递

科学研究证实：在孕期设想的孩子形象在某种程度上相似于将要出生的婴儿，因此，许多准妈妈在家中的墙壁上都悬挂一些自己喜欢的漂亮的婴幼儿照片，天天看上几回。

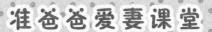

准爸爸爱妻课堂

✿ 美化准妈妈的生活空间

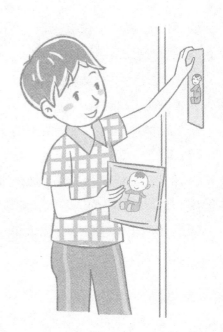

在准妈妈怀孕期间，准爸爸应该把室内环境布置得更加美观，在室内挂几张漂亮宝宝的画像，常常想象自己的宝宝也是这样的可爱、健康。

此时的准妈妈更需要清新的环境，为此准爸爸可以在家中摆放几盆花卉盆景，增添一些大自然的气息，还可以陶冶情操。

✿ 帮助准妈妈规律作息

准妈妈由于怀孕会有行为和生理上的变化，可能有焦虑、担忧等情绪，这些变化可能不利于她们进行有规律的生活，而规律的作息是宝宝正常生长发育所必需的。准爸爸这时就应该发挥作用了。

准爸爸应该帮妻子规律作息，养成良好的生活习惯，如果准妈妈在怀孕前的作息就不规律，进入孕期后，为了妈妈和宝宝的健康，准爸爸就应该花大力气纠正准妈妈错误的生活习惯。

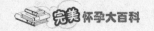

❀ 了解准妈妈的心理

"女人心，海底针。"准爸爸可能会对准妈妈不断波动的情绪感到不解，其实是因为自己不了解准妈妈的内心世界。下面就让我们一起来了解准妈妈的简单想法吧：

❶ 希望丈夫与我共享怀孕的快乐和担忧，理解我情绪上的种种变化，并及时给我安慰。

❷ 孕吐使我很难受，我常常发脾气。希望丈夫能注意到我的性情变化，宽容、谅解我的烦躁情绪和过分挑剔。

❸ 我一点胃口也没有，很害怕进厨房，希望丈夫能主动为我调理饮食，减轻我对恶心、呕吐的恐惧。

❹ 我的身体不舒适，又怕流产，对性生活没兴趣，希望丈夫能够理解，并愉快地与我配合。

❺ 我心绪不佳时，希望丈夫能在我身边，耐心劝慰我，并多抽一些时间陪陪我。

❻ 希望丈夫能像我那样关注未来宝宝的一切，经常和我一起谈论他是否健康、聪明、漂亮的话题，一起设计宝宝出生后的成长计划。

❼ 为了胎宝宝健康发育，希望一直吸烟的丈夫能戒烟，至少不要在我面前吸烟，虽然这很难为他。

❀ 早点回家

有些准爸爸在下班后还有很多应酬，有些准爸爸习惯和朋友聚会、吃饭、打牌。

妻子怀孕了，准爸爸最好能将生活节奏做一些调整，尽可能下班后直接回家，陪妻子一起吃饭、散步、聊天，分享和了解她的感受。

要知道，有时候准爸爸一句关切的问候就会让准妈妈的郁闷一扫而光；而准爸爸耐心地做准妈妈的听众，也会让她开心雀跃。

不要再听重金属音乐

激烈、刺耳的音乐对准妈妈和胎宝宝都会产生不好的影响。在这段时间里，准爸爸最好和准妈妈一起听一些轻快、柔和的音乐，也可以听一些经典优美的世界名曲，帮助准妈妈放松精神，听音乐的过程同时也是很好的胎教和亲子时光。

如果准爸爸实在想念重金属音乐，那就自觉地把音量调低一点，或者干脆用耳机听吧！

挑起做家务的担子

也许在妻子怀孕之前，丈夫从未做过家务活，甚至属于那种"油瓶子倒了都不会扶起来"的甩手掌柜型。但妻子怀孕后，就需要丈夫大显身手了。毕竟孕育宝宝是夫妻两人共同的责任，虽然宝宝在准妈妈的子宫中生长，但做好后勤保障工作就是准爸爸的任务了。

❤ 洗衣。孕期，由于体内激素分泌的变化，准妈妈特别爱出汗，准爸爸在清洗准妈妈的衣服，尤其是内衣裤时，最好能通过高温消毒一下。

❤ 做饭。为了保证准妈妈和胎宝宝的营养需求，准爸爸要在烹调时，注意食物的色、香、味，同时根据个人的经济能力、地理环境、季节变化来对食物进行选择、加工和烹调，力求使准妈妈摄入最佳的营养素。

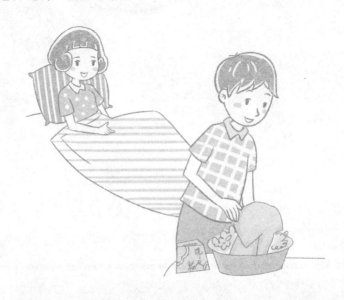

第四篇

让胎宝宝爱上自己的"暖巢"

——孕3月百科指导

孕3月，怀孕的喜悦和妊娠反应的不适一起缠绕在准妈妈的生活里。现在这样的状态，对于胎宝宝的成长，是一种必然，对于准妈妈也是一种宝贵的经历。

　　所以，为了腹中的胎宝宝，准妈妈一定要保持良好的情绪，因为不良的情绪会伤害腹中的胎宝宝。不妨和胎宝宝一起听听音乐，自己快乐，宝宝也幸福。

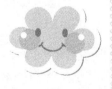

怀 孕 历 程

胎宝宝的发育历程

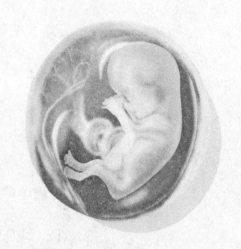

从第9周开始，胚胎可以正式被称为胎宝宝了。胎宝宝的身体为7～9厘米，体重约20克，尾巴完全消失，躯干和腿都长大了，头的比例相对较大，下颌和脸颊发达，更重要的是已长出鼻子、嘴唇四周、牙根和声带等，眼睛上已长出眼皮，和以前相比，更像人脸了。因为皮肤是透明的，所以可以从外部看到皮下血管和内脏等。心脏、肝脏、胃、肠等更加发达，肾脏也渐发达，已有了输尿管，因此，胎宝宝可进行微量排泄了。骨头开始逐渐变硬（骨化），长出了指甲、眉毛，头发也长出来了。

准妈妈的身体变化

第9～12周为怀孕第3个月，胎宝宝发育到第11周末，准妈妈的子宫增大如拳头大小，但下腹部外观隆起仍不明显。增大的子宫压迫周围组织，孕妇会感到下腹部有一种压迫感。孕妇会出现脚后跟抽筋，去厕所次数明显增多。

这一时期，准妈妈妊娠反应明显，妊娠第8周、第9周是孕妇生理上最难受的时期，家人应多一些体贴关怀，帮助准妈妈坚持度过这一时期。

准妈妈可能有的感觉

衣服要加大尺码了

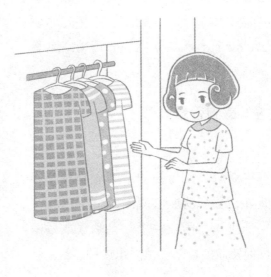

　　一般到了怀孕第3个月，准妈妈会发现以前的衣服都不太适合自己穿了。过去买的外衣、内衣，可能不是穿起来太紧，就是根本穿不下，而正式的准妈妈装穿起来又松松垮垮的。这个时候，建议准妈妈可以挑选一些比原来的尺寸大一号的休闲服饰来搭配，并选用有弹性的腰带，这些会让你穿着舒适又好看。不用担心浪费，这些衣服在分娩之后还能用上一段时间呢！

骨盆区仍旧不适

　　在怀孕的最初3个月，由于子宫韧带所引起的刺痛，往往较为短暂、轻微，更像是一种不适而不是真正的疼痛。要想减轻骨盆韧带的疼痛，准妈妈可以试着一脚站着，把另一只脚抬起来，然后，尽量保持身体的平衡，用双手反向顶着椅背，然后将举起的脚保持离地5厘米左右，慢慢转向，接近疼痛的部位，在那儿停留10秒钟左右。重复10次，然后换脚。

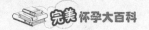

乳房变化更大了

乳房进一步增大，出现胀痛，甚至有时候会出现悸动或刺痛的感觉，这是因为胸部的乳腺正在发育。乳晕、乳头会出现色素沉着，乳晕内的汗腺会变得很明显，就像大粒的鸡皮疙瘩并逐渐变黑，机体会将增加的血液供给到胸部，静脉将变得更加明显，皮下出现淡蓝色的血管网路且日渐扩大。

感到昏晕

昏晕的发生是因为孕酮舒张了血管平滑肌，使更多的血液流到腿部。此外，更多的血液流到子宫，这会产生低血压，导致昏晕。平躺着或做锻炼促使血液再循环可防止这种症状。

渴望独处

许多准妈妈表示，大约到了怀孕的第三个月时，会有强烈地想独处的念头。这可能是另一种自然信息，让你放慢脚步，重新反省一下自己的本能。也可能是个信号，自己已经开始正视怀孕的事实，想要熟悉这个正在体内生长的小生命，责任感顿时油然而生，心态上也会随之转变。

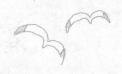

轻松孕育

如果说孕期的各种心理状态很复杂，那它最基本的底线就是"舒适"，一定要给自己一个舒适的心理状态，来呵护小生命的成长。孕期，准妈妈需要更多的是理解和体谅，并尽量照顾好自己。

营养饮食，科学合理

❀ 适当增加碳水化合物

在孕早期，如果为人体提供能量的碳水化合物供给不足，准妈妈会一直处于"饥饿"状态，可导致胎宝宝大脑发育异常，出生后智商下降。碳水化合物主要来源于蔗糖、面粉、大米、甘薯、土豆、山药等，准妈妈每天应摄入150克以上的碳水化合物。

❀ 补镁有益胎宝宝发育

镁不仅对胎宝宝肌肉的健康至关重要，而且也有助于骨骼的正常发育。近期研究表明，怀孕头三个月摄取镁的数量关系到新生儿的身高、体重和头围大小，在色拉油、绿叶蔬菜、坚果、大豆、南瓜、甜瓜、葵花子和全麦食品中都很容易找到镁的身影。同时，镁对准妈妈的子宫肌肉恢复也很有好处。

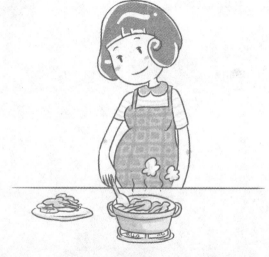

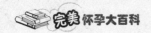

◎ 日常饮食要混吃搭配

食物进行混吃搭配，可同时起到吸收多种营养素的作用，可以说这是一种科学的食用方法。下面介绍几种巧搭配：

❤ 用土豆炖牛肉既可以减少牛肉的油腻，又可以获得土豆和牛肉中的营养。

❤ 蒸玉米面馒头时加入黄豆面，可同时获得玉米、黄豆两种食物的营养，味道和质地也大为改善。

❤ 蒸大米饭加上红小豆。

❤ 白面与玉米面发酵后蒸丝糕，都是很好的搭配，可以同时获得多种营养成分。

总之，准妈妈的饮食尽量多样化和搭配食用，才能获得多方面营养成分。

❀ 安胎保胎也有食物陷阱

由于准妈妈在孕期需要补充一定的营养，于是，家人忙前忙后地为她准备好吃而又营养的食物。殊不知，补充营养也是有讲究的，一定要小心谨慎，以免出现不慎流产等严重的问题。安胎保胎不宜吃的食物有：

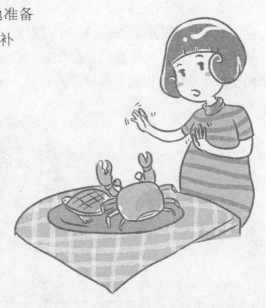

海产品类不宜吃螃蟹、甲鱼等，食用后会对早期妊娠产生不良反应，导致出血、流产等症状。

黑木耳，孕期食用不利于胚胎的稳固和生长。

薏米和马齿苋，它们对子宫肌肉

具有明显的负面作用，能促使子宫收缩或兴奋，因而有诱发早产的可能。

人参，性温，如果过多食用会使身体内热加重，引起气盛阴耗，易动血动胎，不但不能保胎，反而易出现出血、腹痛等先兆流产症状。

由此可见，孕期对以上这些食物都应该敬而远之，千万别掉进饮食的陷阱，否则后果不堪设想。

食用荔枝莫过量

荔枝，富含糖、蛋白质、脂肪、钙、磷、铁及多种维生素等营养成分。不过，荔枝性热，多食易上火。

准妈妈吃荔枝每次以100～200克为宜。如果一次大量食用可引起突发性低血糖，医学上称之为"荔枝急性中毒"，也称"荔枝病"。表现为头晕、出汗、面色苍白、乏力、心慌、口渴、饥饿等症状，重者可出现四肢厥冷、脉搏细数、血压下降，甚至抽搐和突然昏迷。

所以，对于准妈妈而言，千万别因一时贪吃，而让自己患上荔枝病。

菠菜补铁效果差

有人误认为菠菜富含铁，多吃菠菜可供给人体较多的铁，对补血有利。其实，菠菜中铁的含量并不多，其主要成分是草酸，而草酸对人体所需的重要营养素锌、钙有着不可低估的破坏作用。

锌和钙是体内不可缺少的矿物质。

一旦缺锌，人就会感到食欲缺乏、味觉下降。

儿童一旦缺钙，有可能发生佝偻病，出现鸡胸、罗圈腿以及牙齿生长迟缓等现象。

如果准妈妈过多地食用菠菜，势必会给胎宝宝造成一些不利影响。

因此，不可把菠菜作为富铁食物食用。

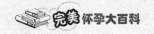

◎ 吃海鲜要有选择

很多海产品可以促进胎宝宝的大脑发育，但是，过多食用也是有危害的。

因为很多海鱼含汞量相当高，譬如金枪鱼、剑鱼等，准妈妈应尽量少吃，还有一些贝类中藏匿病菌，一定要煮熟后再食用。而食用的频率最好为每周吃1～2次，每次100克以下。

如果准妈妈吃海鲜过多，不仅无法促进宝宝大脑发育，还会对神经系统发育造成不利影响。

◎ 准妈妈不宜全吃素食

平时我们提倡多吃素食，但对准妈妈来说如果全吃素食则不利。这是因为：

准妈妈光吃素食而不吃荤食，就会造成牛磺酸缺乏。实验证明，牛磺酸有助于视力正常发

> **百科速递**
>
> 鸡蛋营养丰富，又易消化吸收。中医认为，鸡蛋性味甘平，有滋阴润燥、养血安胎的功效。

育，准妈妈如果缺乏牛磺酸，就会造成胎宝宝视力不佳，甚至生出失明的新生儿。

另外，只吃素食也会不利于脂溶性维生素的吸收。维生素A、维生素E、维生素D、维生素K需要有脂肪的协助才能被人体吸收。

所以，为了胎宝宝正常发育和自身健康，准妈妈在多吃素食的同时，不要抛弃荤食，要适当食用鲜鱼、瘦肉、鲜蛋、小虾、牛奶等含牛磺酸的荤食。

◎ 白萝卜，孕期廉价营养品

白萝卜含有钾、磷、叶酸等多种营养物质，是一种既经济又营养的食物，自古就有"小人参"的美称。准妈妈常吃白萝卜，对自己和胎宝宝都很有好处。

对准妈妈的营养贡献

增加免疫力

萝卜中富含的莱菔子素能够抑制多种细菌，准妈妈经常吃白萝卜还可以增强机体免疫力，预防感冒。

健全造血系统

白萝卜富含维生素C，对胎宝宝形成细胞基质、产生结缔组织、发育心血管以及健全造血系统都有重要作用。此外，还有促进对铁元素吸收的功效。

健胃消食

白萝卜中的芥子油和膳食纤维都能促进肠胃蠕动，可帮助消化、润肠通便，是准妈妈的理想食品。

帮助营养物质的吸收

白萝卜中的淀粉酶能分解食物中的淀粉、脂肪、使之得到充分的吸收。

怎样食用，更健康

白萝卜可生食，炒食，做药膳，煮食，或煎汤、捣汁饮。烹饪中也可作为配料和点缀。萝卜种类繁多，生吃以汁多辣味少者为好，平时不爱吃凉性食物的准妈妈以熟食为宜。

对准妈妈来说，白萝卜最好的吃法就是用它加醋拌凉菜或做沙拉，生吃时每次不能超过200克。或者用来烧萝卜汤、和牛羊肉块一起炖或者炒萝卜丝，也可以做成饺子馅。

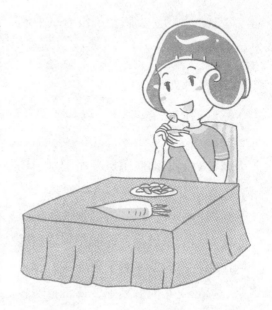

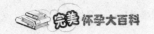

❂ 冬瓜，利尿消肿

冬瓜除富含水分外，还具有较高的营养价值。它含有丰富的蛋白质、糖类、维生素以及矿物质等营养成分，维生素中以抗坏血酸、维生素B_1、维生素B_2和烟酸含量较高。因其利尿，且含钠极少，所以是慢性肾炎水肿、营养不良性水肿、准妈妈孕期水肿的消肿佳品。

对准妈妈的营养贡献

清热利尿

冬瓜不含脂肪，含钠量极低，有利尿排湿的功效。对于因为排尿困难而造成水肿的患者，把冬瓜作为治疗的辅助食物，可使症状得到缓解，达到消肿而不伤正气的作用，适合下肢水肿的准妈妈食用。

降压降糖

矿物质中含钾量较高，对肾脏病、高血压、水肿、糖尿病患者大有益处，适合有妊娠高血压综合征和妊娠糖尿病的准妈妈食用。

预防便秘

冬瓜不含脂肪，膳食纤维含量很高，其所含的粗纤维，能刺激肠道蠕动，促进排泄。

怎样食用，更健康

冬瓜的吃法很多，可以炒、煮、炖、煨汤食，也可用来捣汁饮。冬瓜与芦笋同食对孕期高血压、高血脂、糖尿病、肥胖病等均有很好的食疗效果。

准妈妈在食用冬瓜的同时搭配豆腐，能有益肠胃消化，还能起到减脂轻体的作用。将冬瓜子晒干研细末，调入牛奶、豆浆或其他食品中，每日早晚各服一次，每次6～10克，连续服食两个月，可令皮肤白皙、细腻光滑。

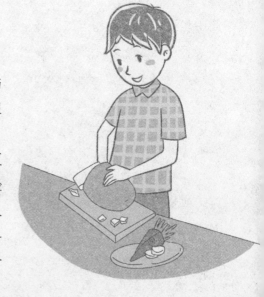

❀ 芹菜，降压降糖良蔬

芹菜含有较多的维生素A及钾元素，而热量却较低，对于帮助准妈妈预防妊娠高血压及糖尿病来说，芹菜是不可缺少的蔬菜。

对准妈妈的营养贡献

补钙补铁

芹菜含有较多的铁和钙，因此，它也是补铁补钙和治疗缺铁性贫血的佳蔬。准妈妈多食能避免皮肤苍白、干燥、面色无华，而且可使目光有神，头发黑亮。

镇静降压

芹菜含有黄酮类物质和芹菜素甲、乙等，还含有挥发油、甘露醇、肌醇等，这些物质有一定的镇静和保护血管的作用；黄酮类物质可降低毛细血管的通透性，增强小血管的抵抗力，还具有降压作用。对由妊娠高血压综合征引起的先兆子痫等并发症，也有预防作用。

有助于控制体重

芹菜含有能刺激体内脂肪消耗的化学物质，再加上其富含粗纤维，利于排泄粪便，从而减少脂肪和胆固醇的吸收，因而有较好的减肥效果。

怎样食用，更健康

芹菜叶柄可用沸水焯后制作沙拉；可和各种肉、其他蔬菜一起炒、炖；还可做成芹菜汁或者与其他蔬菜汁液混合饮用。

芹菜与花生二者搭配，可改善脑血管循环、延缓衰老。适合妊娠高血压、高血脂、血管硬化等患者食用。

百科速递

在烹调时，可先将芹菜放入沸水中焯烫（焯水后要马上过凉），除了可以使成菜颜色翠绿，还可以缩短炒菜的时间，以减少油脂对蔬菜的"入侵"。

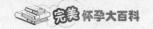
○ 南瓜，孕期排毒美食

南瓜营养丰富，不仅维生素和矿物质含量丰富，而且含果胶、镁、甘露醇、胡芦巴碱、腺嘌呤、精氨酸、多缩戊糖以及维生素A的衍生物等。

准妈妈食用南瓜，不仅能促进胎宝宝的脑细胞发育，增强其活力，还可防治妊娠水肿、高血压等孕期并发症，促进血凝及预防产后出血。

对准妈妈的营养贡献

促进胎宝宝发育

南瓜中锌的含量很丰富，锌是人体生长发育的重要物质，参与核酸与蛋白质合成，是肾上腺皮质激素的固有成分。

预防妊娠糖尿病

南瓜含有丰富的钴，其含量在各类蔬菜中居首位，钴能促进人体的新陈代谢，加强造血功能，并参与维生素B_{12}的合成，是人体胰岛细胞所必需的微量元素，对防治糖尿病，降低血糖有特殊的疗效。

帮助身体排除毒素

南瓜不仅富含膳食纤维，其果胶还能黏结和消除体内细菌的毒性，甚至能将重金属铅、汞和放射性元素及农药等吸附、中和，起到解毒作用，还能保护胃肠道黏膜，帮助消化。

怎样食用，更健康

南瓜可蒸、煮或做汤，还可用来做成南瓜饼，是准妈妈加餐的好点心。

南瓜与牛肉同食，具有补脾益气、解毒止痛的疗效，适用于辅助治疗中气虚弱、消渴、筋骨酸软等病症。

南瓜与莲子搭配，适宜妊娠性糖尿病、妊娠性高血压等患者食用，也适宜肥胖、便秘者食用。

准妈妈不宜多吃薯片

薯片是许多女性喜爱吃的零食之一，但是准妈妈不宜多吃薯片。

因为，虽然它们接受过高温处理，龙葵素的含量会相应减少，但是却含有较高的油脂和盐分，多吃除了会引起肥胖，还会诱发妊娠高血压等疾病，增加妊娠风险，所以不能贪吃。

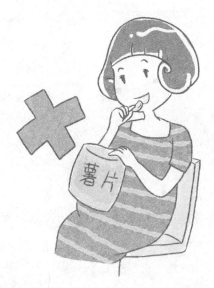

适当减少食盐量

从现在开始，准妈妈要减少食盐量，因为盐中含有大量的钠。

在孕期，由于肾脏发生变化，功能减退，排钠量相对减少，从而失去水电解质的平衡，易导致心脏功能受损。

如果体内的钠含量过高，血液中的钠就会由于渗透压的改变，渗入组织间隙中，造成组织水肿。

因此，多吃盐会加重水肿并且使血压升高，甚至引起妊娠高血压等疾病。

然而，长期低盐饮食也会有副作用，正常的准妈妈每日的摄盐量以5克为宜。

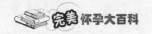

腌制的酸味食物有危害

在孕早期妊娠反应时，准妈妈吃些酸味食物可以开胃进食。但是，准妈妈要少吃人工腌制的酸味食物，如酸菜、酸萝卜等，因为人工腌制的酸味食物所含的维生素、矿物质、氨基酸、糖分等营养成分几乎丧失殆尽，失去了原有的营养价值。同时腌菜中致癌物质亚硝酸盐含量较高，过多进食，显然对母体、胎宝宝健康不利。据近年医学界研究证实，人工腌制的酸味食物也是导致胎宝宝畸形的元凶之一。

另外，含酸性成分的药物，如阿司匹林等也应少服或不服。

轻松孕育

准妈妈可以适量食用有酸味，又营养丰富的无害的天然酸味食物，比如番茄、樱桃、杨梅、石榴、橘子、草莓、酸枣、葡萄、苹果等，在开胃的同时还可以补充维生素、矿物质等营养成分。

红糖比白糖更有益

红糖是未经提纯的蔗糖，其中保存了许多对准妈妈有益的成分。据分析，100克红糖中含钙90毫克，含铁4毫克，钙含量比白糖高2倍，铁含量比白糖高1倍。此外，红糖还含锰、锌等微量元素以及胡萝卜素、维生素B_2和烟酸等，这些营养物质对准妈妈很有利。

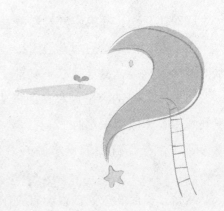

维生素不能代替蔬菜

有一部分准妈妈认为，既然补充了维生素片，就可以少吃些蔬菜或水果了。其实，这种观念是不正确的。维生素片和蔬菜不能相互代替。蔬菜中的维生素是按照一定比例存在的天然成分，而维生素片大多是人工合成的，两者在性质上存在很大差别。此外，蔬菜中还含有其他营养物质，如叶绿素、各种矿物质、碳水化合物、膳食纤维等，这些都是身体所必需的营养物质，因此，吃蔬菜营养更全面。

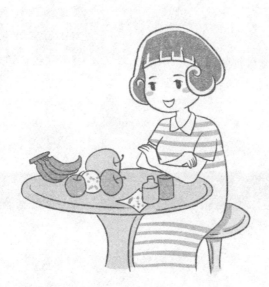

鱼和豆腐一起吃

鱼和豆腐都是孕期适宜的食物，准妈妈多吃鱼，可以使胎宝宝大脑发育得更好。豆腐含有丰富的蛋白质和钙质，也是孕期首选食物。而且如果将这两种食物放在一起吃，效果会更好。

鱼和豆腐中的蛋白质都是不完全的。豆腐的蛋白质缺乏蛋氨酸和赖氨酸，这两种成分在鱼肉中却较为丰富；鱼肉的蛋白质苯丙氨酸含量较少，但在豆腐中含量较多，二者搭配可取长补短。

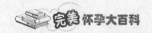

准妈妈一日营养食谱亲情放送

爱心早餐

牛奶250克，鸡蛋1个，面包2片，蔬菜沙拉50克。

灵活加餐

苹果1个，饼干2片，豆腐干2片。

营养午餐

米饭1碗，糖醋排骨100克，芦笋炒肉片50克，蚝油菜花50克，黄豆芽蘑菇汤适量。

下午茶点

豆奶1杯，水果沙拉50克。

开心·晚餐

广东菠萝炒饭1碗，姜汁蹄花50克，鸡汤豆腐小白菜50克，香椿苗拌鲜核桃仁50克。

营养套餐特别推荐

营养主食

【广东菠萝炒饭】

原料

带皮鲜菠萝1个，白米饭100克，熟虾肉25克，叉烧肉丁40克，鸡蛋1个，葱花、香菜叶各适量，花生油15毫升，精盐5克。

做法

1. 将菠萝切去顶部，做盖用，用刀把菠萝肉掏出。再把菠萝肉及菠萝壳分别放入淡盐水中稍浸泡，捞出沥干水分。将菠萝肉切成小丁。将鸡蛋磕入碗内，搅打均匀。

2. 将炒锅置中火上烧热，放入花生油，倒鸡蛋液炒散，再放入白米饭、叉烧肉丁、熟虾肉炒至香味溢出，加入葱花、精盐调味，再加入菠萝丁炒匀，盛入菠萝壳内，放入香菜叶，盖上顶盖即成。

推荐理由

此炒饭放入菠萝壳内，菠萝的香味焗于饭中，富有岭南果香味，醒胃可口。富含钙、铁、维生素C及优质蛋白质。

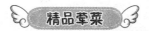

精品荤菜

【糖醋排骨】

原料

猪排骨500克，香油10毫升，白糖50克，醋25毫升，料酒20毫升，红糖2克，精盐5克，花生油500毫升（约耗50毫升），葱末、姜末各适量。

做法

1. 将排骨洗净，剁成8厘米长的排骨块，放入盆内，加入适量盐水腌渍4小时左右。

2. 将炒锅置火上，放入花生油，烧至六七成热，下排骨浸炸片刻捞出。

3. 将炒锅置火上，注入香油，下葱末、姜末炝锅，速下排骨、开水、白糖、醋、料酒，用小火煨20分钟左右，待肉骨能分离，加红糖，收汁，淋香油即成。

推荐理由

此菜色泽油亮，酸甜适口。排骨含钙、磷较丰富，加醋烹调，钙容易溶解吸收，是准妈妈妊娠初期的可口菜肴和保健佳品。

【姜汁蹄花】

原料

净猪蹄1000克，生姜50克，葱20克，酱油30毫升，香油25毫升，精盐、米醋各适量。

做法

1. 将猪蹄劈成两半，放入汤锅内煨至软烂后捞出，稍凉后砍成小块，放入盘内。

2. 将姜、葱洗净，切成碎末，放入一小碗内，再放入酱油、米醋、精盐、香油调匀成汁，浇在盘中猪蹄块上，拌匀即可食用。

推荐理由

姜、葱性味辛温，此菜中用量较多，有健胃解毒、杀菌止呕、促进血液循环的作用。猪蹄有滋养胃液、促进食欲之功效，营养丰富，但不腻不腥，准妈妈进食有益。

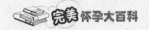

【沙锅狮子头】

做法

猪肥瘦肉200克，油菜200克，酱油15毫升，精盐5克，味精2克，料酒5毫升，水淀粉30克，葱10克，姜10克，花生油300毫升（约耗10毫升）。

做法

1. 将猪肉剁碎。葱、姜均切成细末。把猪肉末放入碗内，加入适量葱末、姜末、酱油、料酒及精盐、水淀粉后搅成肉馅，揉团成4个大肉丸。油菜洗净，切成段（小棵油菜不用切）。

2. 将炒锅置火上，放入花生油，烧至七成热，下入肉丸炸成金黄色，倒入漏勺沥油，再把油菜倒入锅内炒至断生，放入沙锅内，再放入炸好的肉丸，加入余下的葱、姜、酱油、料酒及味精、清水，用小火炖20分钟即成。

推荐理由

狮子头松软咸香，油菜碧绿爽口。富含动物性脂肪、蛋白质、钙、磷、铁、硫胺素及维生素C。适于准妈妈在营养不良、贫血等情况下食用。

【桂花肉】

原料

猪五花肉150克，鸡蛋2个，白糖15克，醋10毫升，酱油3毫升，精盐、椒盐各1克，香油1毫升，料酒6毫升，糯米粉5克，干淀粉25克，味精、葱末、姜末各2克，花生油500毫升（约耗40毫升），面粉少许，肉汤适量。

做法

1. 将猪五花肉切成0.7厘米厚的片。鸡蛋磕入碗内，加入精盐、味精、料酒、面粉、糯米粉调匀成糊，放入肉片，均匀挂糊。

2. 将白糖、醋、酱油、干淀粉放入小碗内，加肉汤调匀成味汁。

3. 炒锅上火，放入花生油，烧至六成热，下肉片炸至呈淡黄色、浮在油面时，捞出沥油。

4. 炒锅置火上，注入底油，下葱末、姜末略炸，放入炸过的肉片，烹入余下的料酒，加椒盐、香油，炒匀即成桂花肉，盛入盘内。再将锅上火，放油少许，把调好的糖醋汁倒入，勾成卤汁，盛入小碗内，供蘸食。

推荐理由

此菜色泽金黄，甜酸适口，含有丰富的优质蛋白质、脂肪、糖类和钙、磷、铁、锌、维生素A、维生素B$_1$、维生素B$_2$、维生素D等营养素。

开胃素菜

【清蒸南瓜】

原料

南瓜600克，姜片、盐各少许。

做法

1. 将南瓜洗净切块备用。
2. 将南瓜排放于蒸盘，撒上少许盐及姜片，放入电饭锅蒸烂即可。

推荐理由

南瓜中含有很多对人体有益的成分，比如多糖、氨基酸、活性蛋白、类胡萝卜素及多种微量元素等。准妈妈可多食用。

【番茄什锦蔬菜碗】

原料

鲜番茄4个（重约500克），熟鸡蛋2个，土豆50克，胡萝卜25克，黄瓜100克，豌豆25克，沙拉酱适量，精盐少许。

做法

1. 将番茄洗净，用开水略烫，切去蒂，挖去瓤（另用），制成番茄碗备用。
2. 将土豆、胡萝卜分别洗净，用水煮熟，去皮切丁。豌豆煮熟沥水。熟鸡蛋切成小丁。黄瓜切丁，用少许精盐腌渍片刻，沥干水。
3. 将土豆丁、胡萝卜丁、豌豆、鸡蛋丁、黄瓜丁放入碗内，用沙拉酱拌匀，装入番茄碗内即成。

推荐理由

此菜造型美观，清淡爽口。番茄什锦蔬菜碗富含维生素C、蛋白质和矿物质，有利于准妈妈增加营养素，又有清热利尿、消渴解毒、开胃益气之功效。

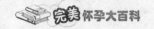

【黄花菜炒黄瓜】

原料

黄花菜15克，黄瓜150克，生油12毫升。

做法

1. 将黄瓜洗净切块，黄花菜去硬梗漂洗干净。

2. 锅放炉上，倒入生油，烧至九成热时倒入黄花菜、黄瓜，快速翻炒至九成熟时调味即可。

推荐理由

此菜补虚养血，利湿消肿，适合妊娠期准妈妈食用。

【酱香茄子】

原料

嫩茄子750克，猪瘦肉100克，豆瓣酱（辣）50克，白糖、水淀粉、花生油、味精、料酒、高汤各适量。

做法

1. 将茄子切去蒂，剥去皮，切成5厘米长的条；猪瘦肉洗净切丝。

2. 将锅置火上，放入花生油，烧至六成热时，将茄子条倒入油锅中，炸干水分，倒入漏勺沥去油。

3. 锅内留底油，烧热后将肉丝下锅炒散，放入豆瓣酱，炒至肉呈红色时，加入茄子条，继续炒，烹入料酒，加入高汤、白糖、味精炒匀，用水淀粉勾芡，立即起锅装盘即成。

推荐理由

这道菜酥软，鲜嫩。茄子有清热解毒、利尿消肿、降低血压的作用，对妊娠高血压综合征有辅助治疗作用。

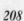

精品粥类

【刀豆粥】

原料

刀豆30克，粳米50克。

做法

将上述材料洗净，放入锅内，加水熬煮成粥。

推荐理由

刀豆粥具有温中下气、益肾补元的功效，适用于虚寒呃逆、呕吐腹胀、肾虚腰痛、痰喘及妊娠呕吐的准妈妈。

美味例汤

【核桃鸡蛋汤】

原料

核桃6个，鸡蛋2个，精盐、味精、花生油各适量。

做法

1. 将核桃砸碎取仁，放入搅拌机里搅碎。煮锅洗净，加入清水适量，置于火上，放入碎核桃，用中火煮半小时，过滤去渣，取汁备用。

2. 将核桃汁重置于锅内，打入鸡蛋搅匀，用大火煮沸，点入花生油、精盐、味精调味，再煮沸即成。

推荐理由

核桃富含维生素E，鸡蛋富含蛋白质等营养成分。此汤有补肾、安胎的功效。

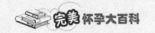

花色点心

【山药扁豆糕】

原料

山药200克，扁豆50克，红枣500克，陈皮3克。

做法

1．选取新山药洗净去皮，入笼蒸熟，捣成泥；陈皮切丝；新鲜扁豆洗净切碎。

2．红枣洗净，用刀拍破，去核切碎，入笼蒸烂，碾压成蓉。

3．将山药泥、切碎的扁豆和红枣蓉同入盆内，和匀，放入笼屉上，做成糕，上面撒上陈皮丝，用大火蒸20分钟即成。

推荐理由

这道小点心具有健脾益胃、养血安胎的功效。

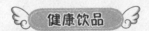

健康饮品

【椰汁奶糊】

原料

椰汁1杯，鲜奶2杯，白糖200克，栗粉5汤匙，红枣3枚，清水3杯。

做法

1．将红枣去核，椰汁和栗粉调成浆。

2．把白糖、鲜奶、红枣一起煮开，慢慢地加入栗粉浆。

3．不停地搅拌成糊状，一直到开，然后盛入碗中即可食用。

推荐理由

孕吐常常会影响准妈妈对营养的吸收，富有蛋白质和高热量的椰汁奶糊则可帮助孕早期的妈妈吸收营养。

日常护理，细致入微

远离身边的铅污染

如果铅积聚在准妈妈的骨骼中，那么它将会溶入血液，并通过胎盘血液循环危害胎宝宝的大脑发育，出现智力障碍和先天畸形等。因此，准妈妈在孕期一定要避免铅污染，远离含铅的一切物品。具体应对方法如下：

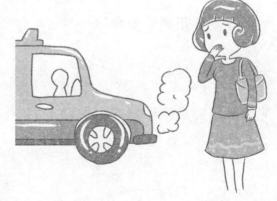

❤ 准妈妈应尽量少出行，热闹拥挤的马路上会产生许多含铅量大的汽车尾气。

❷ 准妈妈不要使用任何印刷品直接包裹食物，尤其不宜用报纸。

❸ 居家用的筷子要用材质好的木制筷，不要用带漆的筷子和容器内壁色彩鲜艳的瓷餐具。

❤ 准妈妈不要因为爱美，随意地使用任何有增白作用的化妆品。

百科速递

准妈妈可以多吃些促进排铅的食物，如猕猴桃、胡萝卜、虾皮、牛奶、绿豆、银耳、牛肉等。

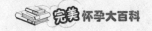
如何有效预防畸形

遗传、物理、生物及化学物质因素，都有可能导致胎宝宝先天性异常，除遗传因素外，其他三个因素都是可以预防和克服的。准妈妈要远离以下有害因素：

1. 吸烟、过量饮酒及被动吸烟的环境。
2. 射线。
3. 不必要的药物治疗。
4. 毒品——例如迷幻药、海洛因、可卡因及大麻。
5. 不够熟的鸡蛋。
6. 与猫、狗接触。
7. 有毒的化学制品：染料、油漆、防腐剂、木焦油等。
8. 溶剂中散发的有毒气体——清洁剂及黏合剂等。

孕期要正确系安全带

随着私家车的普及，准妈妈坐车的概率越来越大，然而很多准妈妈面对自己逐渐增大的肚子，常常不知如何系安全带。下面就教给准妈妈正确系安全带的方法：

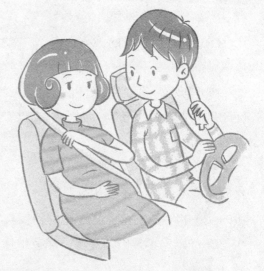

在系安全带时，要避开腹部隆起处，上方肩带要斜穿过肩头锁骨、前胸、胸线下方、侧肋骨；下方腹带要推至耻骨处，让其勒住胯骨大关节与耻骨连线位置。如果准妈妈自己开车，要调节好坐椅位置，让肚子和方向盘之间有一定空间。调节坐椅的倾斜度，使安全带始终贴在身体上。

这些步骤看起来复杂，要点可以归纳为一句话，就是准妈妈使用安全带时，不得横穿子宫隆起部位，应尽量缚在骨头上。

双胞胎妊娠要加倍呵护

怀双胎的准妈妈与单胎妊娠的准妈妈相比有许多不同，容易出现如贫血、妊娠高血压疾病、早产、流产、胎宝宝官内生长受限、羊水过多、前置胎盘、胎宝宝畸形、胎死宫内、胎位异常等危险情况。上述情况导致准妈妈和胎宝宝死亡。因此，双胎妊娠的准妈妈要注意以下事项：

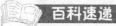

百科速递

孕期一旦患病，准妈妈应去医院诊治，并告知医生自己已经怀孕，不能自行滥服药物，一定要按医嘱治疗。

❶ 双胎属高危妊娠，应定期产检，加强对母儿的监测。

❷ 加强营养，监测胎宝宝生长情况，如发现胎宝宝生长迟缓，应及时就医。

❸ 孕晚期注意休息，防止早产及胎膜早破。出现先兆早产，及时保胎。

❹ 出现胎宝宝发育异常，及时治疗。

❺ 胎宝宝畸形应尽早发现，及时引产。

❻ 若出现一胎胎死宫内，可监测凝血功能，凝血功能无异常，可继续期待另一活胎直至成熟。

高龄准妈妈如何安全过孕期

研究表明，高龄产妇出现流产、早产、畸形儿的概率要比普通育龄女性高得多，生出体重过轻或巨大婴儿的概率也明显偏高。

那么，怎样使高龄产妇安全孕育呢？除了日常必要的产期检查外，准妈妈还应该经常去医院做关于遗传疾病或畸形儿的检查，每次检查都必须测量血压，以防出现妊娠高血压等疾病。

高龄产妇平日的保养也尤为重要，每天要保持足够的睡眠，不能做大幅度的动作或运动。要身心放松，不要过度紧张、恐惧，因为高龄准妈妈通常在孕期总会担心自己的宝宝会出现问题，这样易导致情绪低落，心理压力过大。

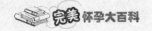

❀ 家庭生活要注意安全

为了保证孕期女性家庭生活的安全，要注意家庭中家居摆设的合理性，使准妈妈的居住环境方便又安全。

❶ 室内最好不要使用大面积的玻璃和镜子。

❷ 家具的边角和把手不要留棱角和锐利的边缘。

❸ 地板上不要有磕磕绊绊的杂物。

❹ 衣橱的推拉门，可采取安全护手或门夹，还可以把安全护手固定在两个推拉门的交接处，可有效防止准妈妈被夹伤。

❺ 将桌面上的相框、大书、易碎物品、细小危险物品收拾起来，养成不随意乱放的习惯。

❀ 过度静养不可取

有些女性怀孕后十分害怕早产或流产，因而活动大大减少，不参加文体活动，甚至从怀孕起就停止做一切工作和家务，体力劳动更是不敢参与。其实，这样做是没有必要的，对准妈妈和胎宝宝的健康非但不利，甚至有害。

当然，准妈妈不宜参加过重的体力劳动、过多的活动和剧烈的体育运动，但是如果活动太少，会使准妈妈的胃肠蠕动减少，从而引起食欲下降、消化不良、便秘等，对准妈妈的健康也不利，甚至会使胎宝宝发育受阻。

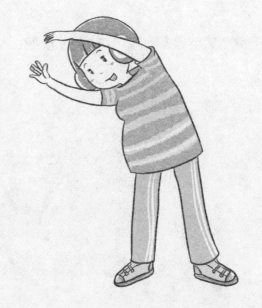

因此，准妈妈在怀孕期间应注意做到适量活动、运动和劳动，注意劳逸结合，将活动量掌握在与平常差不多的度上就可以了。

○ 孕期如何安全做家务

孕期适当地做些家务，参加劳动，对母子都是有益的。劳动可改善睡眠，增加食欲，增强体力，预防过胖，减少便秘。但孕期家务劳动要适度并有所选择，同时准妈妈要感觉愉快才好。那么，孕期该如何安全地做家务呢？

在孕早期，妊娠反应使准妈妈吃不下饭，这个时期不要做饭，也不要下厨房劳动，以免加重孕吐。

冬天不要使用凉水，以免着凉诱发流产。

注意保护腹部，防止任何重物、硬物顶着腹部或撞击腹部。

不要端盛水的盆；洗衣宜用肥皂，不宜用洗衣粉；不要用力拧衣服，最好不洗大件；晒衣服可低矮些，不要用力高举。

不要登高、抬重物，不要干弯腰下蹲的劳动。

不要站立过久，过劳过累。

心情不愉快，不愿干时便不要勉强。

○ 孕期需要的护肤品

对于准妈妈来说，需要准备的护肤品主要包括清洁型、防晒型、祛痘型。

♥ 清洁型。很多洗面乳或洁面泡沫中含有刺激皮肤的物质，准妈妈不宜选择，应选用纯植物油或纯矿物油基质的卸妆油或婴儿油、婴儿皂以及适合敏感肌肤的洗面奶。

♥ 防晒型。准妈妈的皮肤对强烈的日光非常敏感，因此，在外出时一定注意防晒。选择防晒产品时，应尽量选择纯物理防晒的产品。

♥ 祛痘型。不少祛痘产品都含有某些活性成分，孕早期是胎宝宝重要器官的发育时期，要慎用。过了孕早期，准妈妈可以选择不含水杨酸和防腐剂的祛痘产品。

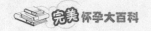
学会辨识护肤品的安全性

孕期怎样辨别护肤品的安全性呢？下面就介绍几种简单的辨别方法：

第一，看看是否有国家检验检疫的证明。如果护肤品上贴了个圆形亮片标签，上面标有"中国检验检疫"及缩写"CIQ"字样，那证明已经通过了相关部门的安全检测。

第二，看品牌。相对来说，一些名牌产品的安全性较有保证。准妈妈在选择护肤品时，要选择较为知名的品牌。

第三，看触感与吸收速度。越是精纯的护肤品，触感越是细腻，肌肤吸收也会越快，安全性相对较高。

第四，看外包装上的成分说明。选择不含色素、香料、防腐剂及活性剂的产品。

穿鞋要适合孕期生活

准妈妈在孕期中的身体重心会向前移动，如果鞋跟过高，腰部和后背部的承受力就会变大，从而加重腰痛；但是，如果选用平跟鞋，也会使身体的震动直接传到脚后跟，若是站立、行走的时间久一些，就会很疲倦，还会引起足跟痛。

因此，适宜的鞋应该是柔软且富有弹性的坡跟鞋，鞋后跟高度以2～3厘米为宜。

家人在为准妈妈挑选鞋子的时候，要选择松紧性稍大的鞋，鞋的前部应柔软宽松，鞋帮也要松软，面料要有弹性，如羊皮鞋、布鞋，否则脚会肿胀得更厉害。另外，准妈妈身体的稳定性差，容易摔倒，所以考虑安全性，要选择能牢牢支撑身体的宽大鞋后跟，重量也要轻，鞋底要带有防滑花纹。

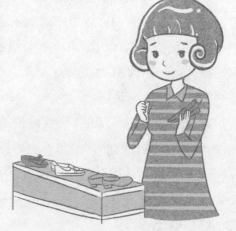

职场孕吐如何应对

大约有75%的准妈妈在孕早期会有恶心、呕吐等不适的反应，对于职场准妈妈来说，这也许会影响一整天的工作。

如果可能发生孕吐，准妈妈可以在上班路上准备好毛巾和漱口液，考虑好去洗手间最快的路线。如果准妈妈还没有告诉老板和同事们怀孕的消息，那么别忘了准备好借口诸如"食物中毒"抑或是"胃不太好"等。万一碰巧在卫生间看见，也就可以从容应对。

工作之余巧休息

睡眠是准妈妈度过这段艰难期最好的能量补充，但是对于职场准妈妈来说，这点却成了最大的奢侈。每天到了下午两三点的时候，职场准妈妈总是感觉全身软绵无力，眼皮变得很沉，非常想睡觉，如果能小睡15～30分钟，状况就能得以改善。

职场准妈妈可以选择在状态好的时段把一天中比较重要的工作完成，并把这个突然会觉得疲倦嗜睡的事情和上司及周围同事都讲一讲，得到他们体谅之后就可以"高枕无忧"了。

如果公司有空闲的小会议室，可以在里面准备一把躺椅，休息片刻最好。如果没有，可以戴上不会引人注意的小耳塞，在自己的座位上闭上眼睛休息。千万不要趴在桌子上睡，因为这样会压到宝宝。

轻松孕育

怀孕后，工作中有些不方便的地方，如果有同事愿意帮助，准妈妈别介意，请接受他们的帮助。这是一生中很特别很值得珍惜的日子，准妈妈可能因此而在这个日益繁忙的社会里体验到人性的温暖。

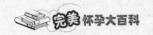

孕期如何维持职业形象

准妈妈的怀孕大家都看见了，想继续保持工作中严肃的职业形象，职场准妈妈就要尽可能少地在同事面前抱怨或是谈论怀孕的事，工作时间要集中精力。

还有不少职场准妈妈，因为怀孕，记忆力不如从前。这虽然是孕期正常的表现，但职场准妈妈的职业水准不能因此而受到影响。可以利用一切办公用具，比如N次贴、小笔记簿来做备忘。另外，有些特别重要的事情，除写在纸上备忘外，还可以关照左右的同事提醒自己，双保险就不会误事了。

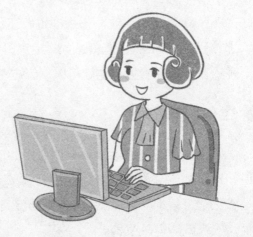

怀孕带来的身体外形的巨大变化让职场准妈妈的职业形象多少打了折扣，有些准妈妈甚至极力掩饰。其实，自信才是最有力量的职业形象。

工作时怎样保持舒适的坐姿

对于长时间要坐在位置上的职场准妈妈来说，还有一些方法可以让自己工作得更舒适。

把办公室的椅子调到舒服的高度，在腰、背后放上舒服、颜色又鲜艳的靠垫；不要弯腰驼背，头和身体要同电脑屏幕保持一定的距离，不要离太近了，保持正确的坐姿，这样眼睛、脖颈都不会容易觉得累了。

一般来说，现在的公司都是开放式的格子间，应坐在出入比较方便的地方。准妈妈可以告诉上司自己随时有可能孕吐，要求调换到出入方便的座位。

座位下放一个小凳子，把脚抬高，可以预防静脉曲张，缓解水肿，解除双脚的疲劳。舒服了，注意力自然就能集中了。

孕期如何面对出差问题

准妈妈由于工作或者其他的原因，可能在孕期还要出差，为了保证准妈妈的安全和健康，在出差时，一定要注意身边的情况和日常生活，以免发生危险或意外。

也许上司不知道准妈妈怀有身孕，而指派的出差时间过长或者路途又过于遥远。准妈妈要和上司说明自己的特殊情况，以免由于误会造成不必要的压力。

准妈妈要切记随身携带自己需要的物品，可能在孕早期会出现孕吐的反应，所以要携带一些纸巾或者手绢以备不时之需，还可以随身携带一些小零食、酸味食物来缓解孕吐的不适感。

在乘坐飞机前要注意提前咨询医生的意见，确定自己的身体状况是否适合乘坐飞机。乘坐前，要告知乘务员自己准妈妈的身份，以便得到更好的照顾。随身携带产检手册、医生和家人的联系方式，万一发生情况以便于机组人员展开急救。

遇到这些情况应暂时停止工作

准妈妈正在经历着一次普通的怀孕过程，如果工作环境又是安全的，那么准妈妈当然可以继续工作直到预产期临近。但当出现下列的情况时，准妈妈可能要停止工作或是缩短工作时间：

❤ 有早产征兆或是怀了双胞胎的准妈妈。

❷ 有高血压或是先兆子痫。

❸ 如果出现宫颈无力，或之前有过流产经历。

❹ 如果胎宝宝生长出现问题。

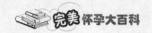
产前检查与孕期保健

哪些准妈妈要做唐氏儿筛查

唐氏综合征是一种最常见的遗传性疾病——染色体病，主要表现为智力障碍，同时多伴有严重的心脏病及多发畸形。

唐氏儿筛查是抽取准妈妈血清，检测母体血清中甲胎蛋白（AFP）和绒毛促性腺激素（HGG）的浓度，结合准妈妈预产期、年龄和采血时的孕周，计算出"唐氏儿"的危险系数，这样可以查出80%的唐氏儿。

唐氏综合征的致病原因为染色体数目异常，患者比正常人多一条21号染色体。

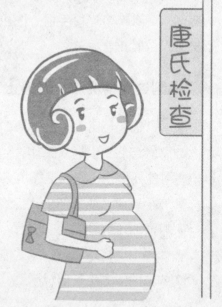

其多余的染色体80%来自母亲，20%来自父亲。随着母亲年龄增长，发病的风险增大。

所以，根据准妈妈的年龄和生育史，35岁以上的高龄准妈妈、生过唐氏儿的女性再孕时必须做产前诊断。她们应在孕早期（8~10周）及孕中期（16~20周）到产科门诊做羊膜腔穿刺，抽出羊水进行绒毛及羊水细胞的染色体核型分析。

什么是羊膜穿刺术

通过羊膜穿刺术，可以获得准确度较高的胎宝宝基因信息，但是，羊膜穿刺术对母亲与胎宝宝的危险性也相对较高。

做羊膜穿刺术通常在孕15～20周，因为这时子宫已经有发育完整的羊膜及足够的羊水可供取样。穿刺不会刺伤胎宝宝，原则上也不会造成胎宝宝异常。一般来说，检查结果要经过1～2周的时间才能知道。

百科速递

做羊膜穿刺术有大约5%的概率可能引发流产。不过准妈妈也尽可放心，一般来说，只有经验丰富的医生，才能做羊膜穿刺术。

做穿刺时，医生以约0.6毫米内径的长针，在超声波引导下，穿过准妈妈腹部，经过子宫壁，到达羊膜腔，然后抽取20毫升的羊水。通过羊水中的胎宝宝细胞，可以分析细胞的染色体，由此可以检查染色体异常（如唐氏综合征）、基因异常，或是先天性代谢异常。

什么情况下准妈妈需要做羊膜穿刺术

❶ 准妈妈先前生过染色体异常的孩子。

❷ 准妈妈本身患有遗传疾病，特别是与性别有关的遗传疾病，比如母亲患的是血友病而她怀的是男孩。

❸ 准妈妈之前生过有脊柱缺陷的孩子。

❹ 准妈妈的AFP含量出现无明显原因的持续偏高现象。

❺ 发现胎宝宝有患唐氏综合征的高风险。

❻ 准爸妈双方都是遗传病基因的携带者。

❼ 超声波检查发现胎宝宝有严重的或足以致命的基因缺陷。

❽ 35岁以上的高龄准妈妈。

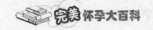

◎ AFP检查：最常见的缺陷筛查

要检查胎宝宝是否有缺陷，最常见的检测莫过于AFP了。AFP是指胎宝宝血清中最常见的球蛋白，其结构和功能类似于白蛋白。AFP从胎宝宝肝脏里分泌出来，它会流入准妈妈的血液里。因此，如果准妈妈的血液中AFP的含量过高，便表示原本应该流入胎宝宝脊髓的AFP，有许多从胎宝宝开放的脊柱流失，可能造成胎宝宝神经管缺陷。

相反，如果准妈妈血液中的AFP的含量过低，胎宝宝就有可能患唐氏综合征和其他染色体缺陷。

◎ 什么是孕期敏感综合征

怀孕的妈妈由于体内激素水平的增加，心理会随之产生一系列变化，这一切都是正常的，绝大多数准妈妈都是在这样的情绪动荡中过来的。但如果准妈妈表现得过于敏感，就有可能是患了孕期敏感综合征，需要想办法克服。一般来说，孕期敏感综合征患者具有下面的表现：

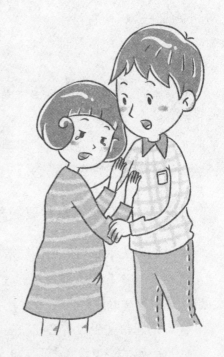

一些准妈妈在这个特殊的时期，总是黏着丈夫和其他家里人，并且希望家人能经常陪伴在自己的身边。她总是能敏感地感觉身体的细微变化，把一些身体出现的正常反应或者小毛病放大成严重的症状；有时候也会抱怨丈夫或家人对自己疏忽，当情绪不稳定的时候，甚至会以哭闹的形式来引起亲人的注意。

有的准妈妈甚至感情变得敏感脆弱，总是忧心焦虑，甚至在思想上容易走极端。以上这些症状都是孕期敏感综合征的表现，也是孕期容易出现的常见病，多因不适应身体和角色上的变化而引起的。

○ 过于敏感对胎宝宝有伤害

准妈妈如发生强烈的情绪变化，就会对胎宝宝产生刺激。长时间地给予持续的不良刺激，会影响胎宝宝的身心发育。准妈妈的情绪是通过改变血液成分来影响胎宝宝的。准妈妈的内分泌腺在不同情绪下，其分泌的激素也是不同的。这些激素为化学性物质，在向胎宝宝输送养

百科速递

专家认为，新生儿爱哭爱闹，与母亲妊娠期焦虑时间过长有关；胎宝宝神经质与暴躁，可追溯到母亲怀孕时经常发怒或感到恐惧。

分时，经由脐带进入胎盘，使胎盘血液的化学成分发生变化，从而间接性地对正处在形体和神经发育关键时期的宝宝进行刺激。而准妈妈如果过于敏感，无疑也会对胎宝宝产生不良的影响。

○ 如何克服敏感综合征

那么，如何来赶走敏感综合征呢？不妨来看看下面的建议：

❤ 经常陪准妈妈散步聊天。准妈妈出现了敏感综合征，很大程度上是因为对生宝宝有一种莫名的恐惧感和陌生感。此时，准爸爸或其他家人应该抽出更多的时间陪陪准妈妈，和她散散步，聊聊天，讲一讲怀孕也会给人生带来更多的乐趣和幸福，从而减少准妈妈的心理负担。

❤ 安排好孕期的生活。有些准妈妈在感觉无聊的时候，常常会以情绪的波动来引起家人的重视，因此建议准妈妈找些自己喜欢做的事情，如散步、看书、听舒缓的音乐等，来缓解种种不适。

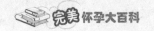

孕3月胎教同步指导

🌸 音乐胎教

名曲欣赏《田园》

《田园》是贝多芬的F大调第六号交响曲，也是贝多芬最受欢迎的交响乐之一，这部作品1808年在维也纳首演，由贝多芬亲自指挥，在首演节目单上，他写道："对乡村生活的回忆，写情多于写景。"

《田园》的灵感来自大自然，整部作品表达了对大自然的依恋之情，细腻动人、朴实无华、宁静而安逸。

这首乐曲让人感受到人与自然既和谐又统一的佳境，自然的千姿百态与音乐宏伟互相映衬，就像一幅用眼睛看不见的图画，美妙而令人身心舒展。

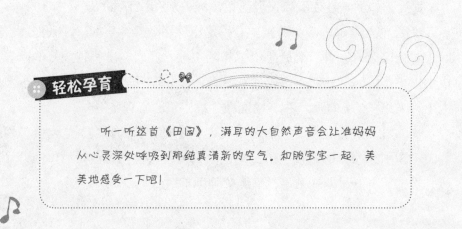

轻松孕育

听一听这首《田园》，满耳的大自然声音会让准妈妈从心灵深处呼吸到那纯真清新的空气。和胎宝宝一起，美美地感受一下吧！

倾听《摇篮曲》

《摇篮曲》是舒伯特在19岁时创作的作品，作于1816年。后被改编为钢琴、小提琴等独奏曲以及合唱曲等，成为广泛流行的乐曲之一。

摇篮曲一译"催眠曲"，最早为母亲抚慰婴儿入睡时咏唱的歌谣，后由舒伯特、勃拉姆斯等作曲家发展为艺术歌曲。19世纪，摇篮曲成为一种特性曲风的器乐体裁。其特点为3/4拍或6/8拍、4/4拍，速度中庸或徐缓，主旋律亲切温柔，伴奏音乐多模仿摇篮摆动的节奏。

这首摇篮曲特别适合准妈妈在晚上用音乐与胎宝宝交流，让胎宝宝安静入睡，能平静胎宝宝的躁动。

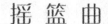

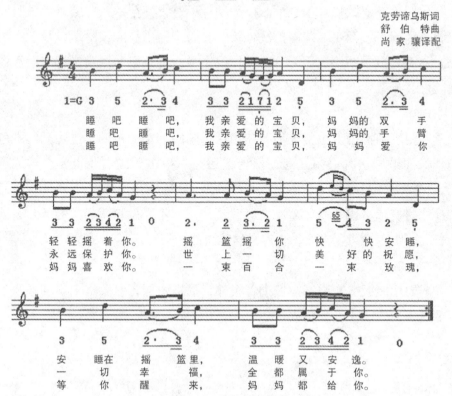

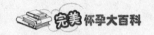

为胎宝宝哼支小曲

准妈妈的歌声能使胎宝宝获得感觉与感情的双重满足，无论是来自录音机或是电唱机的歌声，既没有母亲唱歌给胎宝宝机体带来的物理振动，更缺乏饱含母爱的亲情对胎宝宝感情的激发。

给胎宝宝哼歌时应注意以下几点：

轻声哼唱就可以了，不必放声大唱，以免对胎宝宝和自己造成不利的影响。不宜哼唱悲伤的音乐。一直哼唱悲调歌曲，不禁令人觉得肃杀凄凉。比较适合准妈妈哼唱的曲目有《世上只有妈妈好》、《月儿明风儿静》、《小宝贝》等。

❀ 运动胎教

适当做家务也是好胎教

孕期适当地做些家务也是一种运动。不过，怀孕后一定要避免长时间弯腰工作或打扫卫生、跪着擦洗地板、长时间蹲着洗衣或除草以及手提重物、从高处取东西等。因为这些动作或姿势对准妈妈和胎宝宝都有潜在的危险性。

扫除

不要登高打扫卫生，也不要在扫除时搬抬沉重的东西。这些动作既危险，又压迫肚子，必须注意。弯着腰用抹布擦东西的活儿也要少干或不干，怀孕后期最好不干。冬天在寒冷的地方打扫卫生时，千万不能长时间和冷水打交道，因为身体着凉会导致流产。也不要做除草一类的活儿，因为长时间蹲着，骨盆充血，也容易导致流产。

洗衣服

不要用搓板洗衣服，搓板顶着腹部，撞击腹部，对胎宝宝不利。洗衣不要过多，应该干一会儿歇一会儿。

做饭

为避免腿部疲劳和水肿，能坐在椅子上操作的就坐着完成。怀孕晚期应注意不要让锅台压迫已经突出的大肚子。在孕早期，妊娠反应使准妈妈吃不下饭，这个时期最好不要做饭，也不要下厨房劳动，以免加重孕吐。

准妈妈的冥想式瑜伽

准妈妈双脚交叉盘坐，脊柱挺直收腹，双手手掌向下放在双膝上，肩、肘放松，排出脑中的杂念，闭上眼睛进行深长的呼吸。

在动作进行中，准妈妈要根据自己的身体情况来决定运动时间，由短至长，以舒服为主，慢慢感到身体和思想的完全放松和平静。从怀孕初期到整个孕期结束，冥想式都非常适合准妈妈做。这个动作有助于髋关节的伸展，能增强这个部位的柔韧性。但是，如果准妈妈有严重的关节炎，这个瑜伽动作就不适合了。

静坐：简单有效的运动方式

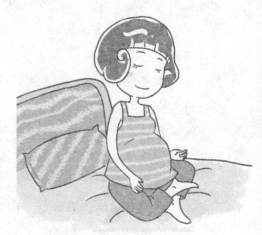

静坐对准妈妈来说是简单有效的健身方法。静坐能改善因怀孕带来的心理压力和问题，进而使胎宝宝的身心更为健康。通过静坐，准妈妈和胎宝宝都能从中受益、改善身心。

静坐时，尽可能解开身上所有的束缚，轻松舒坦地练习静坐，最好穿着舒适透气的衣服，不要穿紧身衣。还要注意静坐的环境，一般选择安静、空气流通的地方，房间灯光必须柔和，不宜太亮。留意不要让冷气或风直接吹到身上，同时特别注意身体的保暖。

静坐时，周围比较安静，因此准妈妈的感觉会变得比较敏感，应该避免干扰。如电话突然响起的声音、门铃声等。另外，在静坐时，要特别注意腿部和膝部的保暖。静坐时，腿部与膝部较易受寒，因此可以盖上毛毯，避免寒气侵入。即使是夏天，仍然需要较薄的盖腿布来保护膝盖关节。

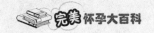

❀ 情绪胎教

多微笑吧，宝宝能感受到

最好的情绪胎教是准父母的微笑。微笑是开在嘴角的两朵花，我们都喜欢看见微笑的脸。腹中的胎宝宝虽然看不见母亲的表情，却能感受到母亲的喜怒哀乐。准妈妈愉悦的情绪可促使大脑皮层兴奋，使准妈妈血压、脉搏、呼吸、消化液的分泌均处于相对平稳、相互协调的状态，有利于准妈妈身心健康，并能改善胎盘供血量，促进腹中胎宝宝健康发育。因此，微笑也是准妈妈给予宝宝的一种胎教。

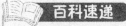

百科速递

情绪胎教虽然是一种最简单的胎教，但对胎宝宝来说，却是最好的胎教，而最好的情绪胎教的方式便是微笑。

每天给自己一个微笑

就像有人说的，哭也是一天，笑也是一天，何不让自己快乐地过每一天呢？每天清晨，准妈妈可以对着镜子，先给自己一个微笑，在一瞬间，一脸惺忪转为光华润泽，沉睡的细胞苏醒了，让人充满朝气与活力。良好的心态，融洽的感情，是创造幸福美满家庭的一个重要条件，也是能够优孕、优生的重要因素。

将微笑传递给胎宝宝

准妈妈在注意心理保健，控制各种过激情绪，始终保持开朗、乐观的心情的同时，准爸爸也应该在精神上给妻子以安慰，共同为胎宝宝创造一个安定、舒适的环境。怀孕期间，不仅准妈妈要常常微笑，准爸爸也要常常微笑，因为准爸爸的快乐与微笑会影响妻子的情绪，妻子再将这种良好快乐的心态传递给腹中的胎宝宝，胎宝宝也一定会跟着快乐起来的。胎宝宝如果经常受这种良好情绪的影响，会在生理、心理各方面健康发育。

小笑话，让你和宝宝开口笑

生日

有一天我搭公共汽车上班，老远就听到同车一位准妈妈的说话声。她向她的同伴抱怨有好多人老是问她孩子是什么时候生。对此，她厌恶之极。

两三天后，我又在车上碰到她，只见她在孕妇服的前襟上绣着几个大字："九月五日生。"

婚礼太晚

老婆婆："我们的儿子是在今年一月间结婚的。五个月之后，媳妇生下了一个十磅重的女孩，说那孩子是早产。老头子，你说说看，那么重的孩子能是早产吗？"老头子："不是孩子早产，而是婚礼太晚。算了，别计较这些了。"

的确是迟了

有位朋友结婚，请一对夫妇作证婚人。

那天早上，这对夫妇赶到市政府，却不知道婚姻注册处在哪里，时间已经过了，那对夫妇中的丈夫怀抱着10个月大的孩子。

正着急时，一位男职员走过来，问他有什么事。"婚姻注册处在哪里？"那丈夫冲口说，"我们来迟了。"

那职员见状，点头同意说："的确是太迟了！"

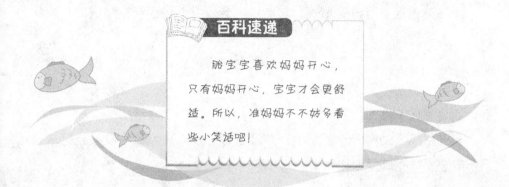

百科速递

胎宝宝喜欢妈妈开心，只有妈妈开心，宝宝才会更舒适。所以，准妈妈不不妨多看些小笑话吧！

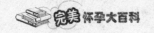

○ 语言胎教

和胎宝宝聊聊天

父母的声音对胎宝宝的智力发育具有无可替代的作用。父母亲切的语调，动听的语言，将会通过语言神经传递给胎宝宝，使他们产生一种安全感，促进大脑发育，使大脑产生记忆。在日常生活中，准妈妈不妨多和自己腹中的胎宝宝说说话，拉拉家常。

如早晨起床时，先跟胎宝宝问声好："早上好！我最可爱的小宝贝，让我们一起共同度过这美好的一天吧！"并且告诉胎宝宝早晨已经到来。打开窗户时说："啊！太阳升起来了，阳光洒满大地，今天是一个晴朗的好天气。"或者是："阴天，下雨了"、"天上飘着雪花"，同时描述风雨的声音、气温的高低、风力的大小等。

○ 抚摸胎教

用双手向胎宝宝传递爱

在妊娠期间，准妈妈经常抚摸一下腹内的胎宝宝，可以激发胎宝宝运动的积极性，并且可以感觉到胎宝宝在腹内活动而发回给母亲的信号。这是一种简便有效的胎教运动，值得每一位准妈妈积极采用。

正常情况下，在怀孕3个月左右胎宝宝即开始活动，其活动项目丰富多彩，有吞吐羊水、眯眼、握小拳头、咂指头、伸展四肢等。最初抚摸胎宝宝，由于胎宝宝的月份还小，准妈妈一般不容易感觉到胎宝宝所发回的信号，而随着胎宝宝月份的增长，渐渐地就会发觉，每当抚摸腹内的小家伙以后，他就会用小手来推或用小脚来踹母亲的腹部。

通过对胎宝宝的抚摸，沟通了母子之间的信息，并且也交流了感情，从而激发了胎宝宝运动的积极性，在发展动作的同时，也促进了大脑的发育，从而使孩子更加聪明。

孕早期抚摸动作一定要温柔，并且要身心投入，好像在抚摸自己未来的小宝宝那样充满爱意和欣喜。

美学胎教

用心感受大自然的美

自然是对人类来说，不仅是物质宝库，也是精神和生命活力的宝库。准妈妈多到大自然中去走走，可以开阔心胸、调节情绪，对腹内的胎宝宝也大有好处。

大自然中有更多的新鲜空气

有条件的准妈妈最好能多去空气清新的郊外，在大自然中散步游玩，不时地清理一下肺中的废气，也使自己和胎宝宝都能获得更多的新鲜空气。

大自然能陶冶准妈妈的性情

大自然中各种各样的花草树木、百花盛开的情景、令人赏心悦目的山水、自由自在的动物、和谐美妙的鸟鸣虫叫都会给人带来美好的心情，准妈妈如能多去欣赏和观看，从中能获得愉悦的美感，对胎宝宝也是极有好处的。

有时一棵树或一片叶子的形状、一朵花的色彩、一两声虫鸣，足以给人创造美好的心情，在这样的环境下，准妈妈的心情也会不自觉地好起来。

大自然能给准妈妈更多的灵感

当准妈妈面对一座高耸云际的大山时，心中会感觉到它雄伟的气势给自己带来的豪迈和心旷神怡；面对开阔的原野时，心胸又会有被舒展开的美妙感觉。风起云涌的天空、布满星星的穹宇、春天鲜花密布的草地、夏天被风吹动的满地荷叶、秋天金黄色的田野、冬天"山舞银蛇，原驰蜡象"的雪原，还有大自然固有的奇妙的寂静或喧闹的蛙声虫鸣，都可能成为准妈妈良好的精神源泉，从而成为胎宝宝生长发育最好的精神食粮。

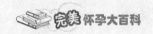

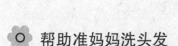

准爸爸爱妻课堂

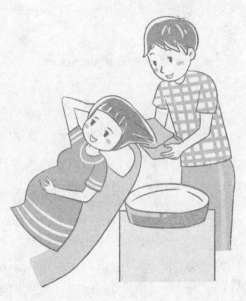

帮助准妈妈洗头发

怀孕期间，准妈妈可能因身体的原因不便于洗头，这时准爸爸就应主动过来帮忙。为准妈妈洗头时，要轻轻按摩，水温宜适中。洗完后，不要用吹风机吹干头发，因为有些吹风机吹出的热风，含有石棉纤维微粒，可以通过准妈妈的呼吸道和皮肤进入血液，给胎宝宝带来不利的影响。准爸爸应专门为妻子准备一条吸水性好、透气性佳、抗菌又卫生的厚毛巾。用它来擦头发，头发很快就能干，而且还不用担心有害物质的侵入。

护送准妈妈上班

准爸爸在时间允许的条件下，可以抽出时间护送准妈妈上班。如果有车的话，那么准爸爸就是稳当的司机，一定要把车开得平稳安全；也可以选择打车等方式，尽量少坐公交车，尤其是在上下班高峰的时期，以避免人多拥挤，发生意外。

○ 掌握给准妈妈按摩的手法

准爸爸学会按摩，既能帮助准妈妈促进血液循环，减少不适的感觉，又能让胎宝宝感受到来自老爸的浓浓关爱。下面就介绍一些头部按摩的方法：

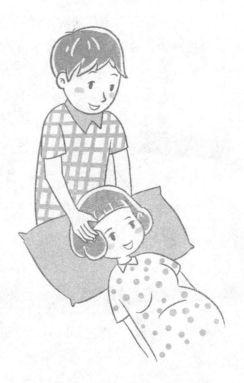

❤ 双手放在准妈妈头部两侧轻压一会儿，以帮助松弛，然后用手指轻揉整个头部。

❷ 双手轻按前额中央位置，然后向两侧轻扫至太阳穴。

❸ 轻轻按压眼部周围。

❹ 双手放在准妈妈的下巴中央，然后向上扫至太阳穴。

❺ 将食指及中指沿着准妈妈的下耳部四周前后轻按。

如果在睡前进行按摩，可以帮助准妈妈松弛神经，改善睡眠。

按摩时间长短应根据准妈妈的需要。一般每个部位按摩10分钟左右即可。

○ 满足准妈妈的依赖感

这是孕期里的准妈妈最需要的。因为孕期由于体内激素水平的"大起大落"，会直接影响她的心境，容易出现情绪波动。具体可表现为烦躁、焦虑、易怒、脆弱、害怕孤独，对所爱的人的依赖感增强等，她们希望自己最亲爱的人能够多陪陪自己。以下做法更能体现准爸爸对孕后准妈妈的爱意：多和准妈妈聊天，和她说说将要出世的孩子；说说孩子生的时候会怎么样，以减轻准妈妈对怀孕及分娩的种种担心和疑虑。

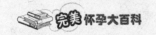

为准妈妈作胃部推拿

准妈妈在早期怀孕时经常出现呕吐现象，等早孕反应不是特别强烈的时候，胃部还会有灼热等不适感，这时，准爸爸可以用胃部推拿的方式来增强妻子的消化系统。

具体方法是，双方坐着，准爸爸坐在准妈妈身后，准妈妈可将身体放松并靠在准爸爸身前。准爸爸右手轻轻扶着，左手则从准妈妈右方最底的肋骨开始，用手掌内侧边缘沿着肋骨轻轻摩扫一下，再用左手从相反方向摩扫一次。这样连续做5～10次即可。

轻松孕育

随着肚子的逐渐增大，很多人喜欢触摸准妈妈的肚子，准爸爸要尽量保护妻子和宝宝，以免外人频繁地触摸腹中的胎宝宝，这对准妈妈和胎宝宝都是不利的。

稳定准妈妈的情绪

女性怀孕以后，由于早孕反应和日益沉重的身体负担，生理上和心理上都会发生很大变化。准妈妈往往感情脆弱，爱生气，或为一些小事哭闹，发脾气。如准妈妈妊娠反应剧烈，吃不好睡不好，感到很委屈，向准爸爸哭诉时，准爸爸一定要注意自己的一言一行，千万别吵、别生气、别责备，应该用亲昵爱抚的动作来表达理解和同情。当准妈妈在爱抚下情绪稍稳定后再用语言宽慰，一定会让准妈妈很开心的。

当然，为了让准妈妈情绪稳定，准爸爸自己首先要保持平静的心，不要把自己的不快，毫无保留地全盘托出，更不要把在外面受的气撒在准妈妈身上，也不要把自己的脸变成"寒暑表"，一会儿晴一会儿阴。为了让准妈妈情绪保持最佳，准爸爸除了有男人的阳刚之美，还要多一些温柔，经常同准妈妈谈心，编故事，讲笑话……使准妈妈精神生活充满阳光，胎宝宝也会从中受益。

善于开导准妈妈

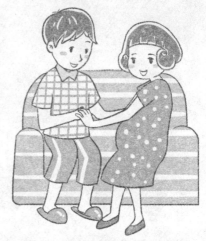

一般，女性在得知自己怀孕后，会非常喜悦，她们会为自己能够孕育而感到自豪，欣喜之情溢于言表。可是随着孕育的发展，她们又可能陷入一种茫然或担忧状态之中。尤其在此期，她们会因为妊娠反应而紧张、担忧，也会变得很敏感，她们甚至开始考虑种种即将面临的新问题：如何适应由女人、妻子到母亲的社会角色的转变，如何孕育腹中的胎宝宝，如何应对在孕期和分娩中可能遭受的痛苦等。

所以，在此期，准妈妈会表现得很脆弱，容易引起伤感、烦恼、不安与畏难情绪。这时，准爸爸就要学会关心、爱护准妈妈，要帮助准妈妈认识到自己的心理变化，积极地开导她，如："你的身体很棒，一定不会有问题！""没关系，如果觉得不舒服，我们去请教医生，不要胡思乱想！""我会找到很好的医生来做你的妊娠顾问，所以不要太紧张！"总之，准爸爸要用爱和耐心，来帮助准妈妈调整心态，这样更有益于胎宝宝的健康发育。

与准妈妈共同商量胎教方案

现在，社会上种类繁多的"胎教方案"不断描述着照此培养出的孩子如何"超常"、"智力超群"，多数父母不愿意让自己落伍，也纷纷解囊参加培训或买"方案"。

其实这些所谓的"方案"中有一些就是打着"科学"、"专家"的旗号在进行误导，有的方案明显违背胎宝宝发展的自然过程，只是为了经济目的。

因而，准爸爸应阅读一些科学的书籍，与准妈妈进行讨论，做到心中有数，保持冷静的头脑，结合自身的期望值，为小宝宝量身定做一个合适的胎教方案。

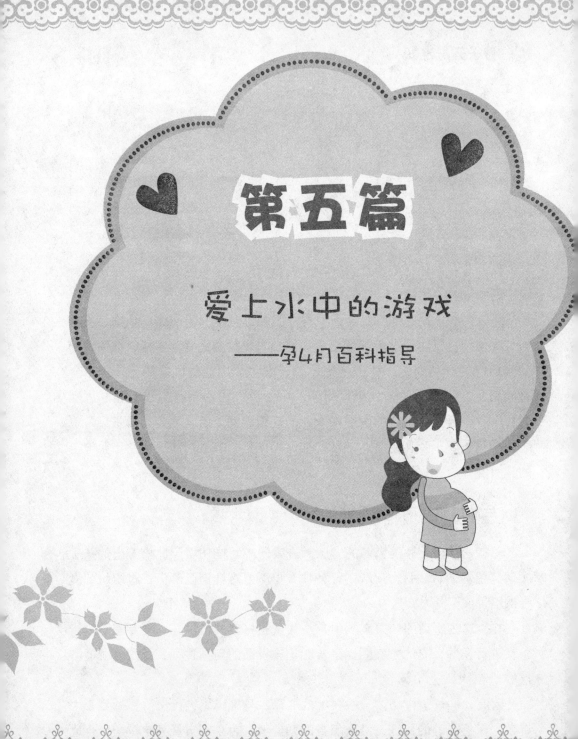

第五篇

爱上水中的游戏

——孕4月百科指导

这个月，准妈妈已经度过了令人担心的孕早期，进入相对平稳的孕中期。腹中的小宝宝在一天天成长，而且样子越来越可爱。作为准妈妈，是否也很有成就感呢？

与此同时，准妈妈的早孕反应基本已经消失了，并且状态越来越好。好好享受孕中期的美好时光吧！

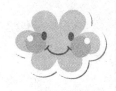

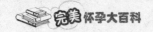

怀 孕 历 程

❀ 胎宝宝的发育历程

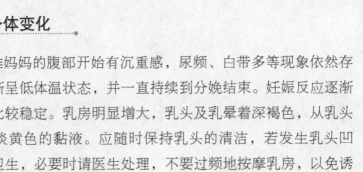

胎宝宝发育到15周末，体重约120克，身长约16厘米。这时期胎宝宝皮肤增厚，变得红润有光泽，并开始长头发了。由于肌肉组织和骨头的发育，他的手足能稍微活动，但大多数孕妇尚不能感觉到胎动。

胎宝宝心脏的搏动更加活跃，内脏几乎全部成形。这时，胎盘也形成了，与母体的联系更加紧密，流产的可能性大大减少。随着胎盘功能的逐步完善，胎宝宝的发育加速。羊水量从这个时期起也开始快速增加。

❀ 准妈妈的身体变化

这个时候，准妈妈的腹部开始有沉重感，尿频、白带多等现象依然存在，基础体温逐渐呈低体温状态，并一直持续到分娩结束。妊娠反应逐渐消失，孕妇心情比较稳定。乳房明显增大，乳头及乳晕着深褐色，从乳头里可挤出一点呈淡黄色的黏液。应随时保持乳头的清洁，若发生乳头凹陷，要特别注意卫生，必要时请医生处理，不要过频地按摩乳房，以免诱发子宫收缩而流产。

准妈妈可能有的感觉

❀ 开始显出怀孕体态

当准妈妈怀孕进入第4个月时，腹部隆起会相当明显。此时，自然也会引起周围人士的猜测。因此，这可能是向众人宣布自己怀孕消息的最佳时机。

❀ 体温稍高

到了怀孕的中期，准妈妈可能常常会觉得很热。一般而言，准妈妈的体温要比平常高上1℃左右，就像是月经来的时候体温会上升一样，这是因为怀孕激素日夜不停地分泌着。出汗是身体自我冷却的方式。

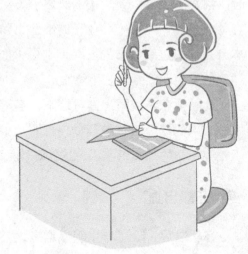

如此一来，为了加速散热，最好的方式就是多喝水以补充出汗丢失的水分，并尽量挑选透气的棉质衣料来穿，以加快排汗的速度。

此外，准妈妈也可以挑选比较容易更换的上衣，一觉得热马上就可以脱下来，让自己舒服一点。当然，为了避免经常流汗带给自己的不适与异味，只有勤洗澡与勤换内衣裤了。

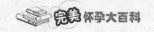

阴道分泌物增加

怀孕时白带增加是正常的，这有点像月经来临前的状况，只不过前者白带的量更多，更持久。阴道分泌物增加的另一个原因（孕期激素和组织血流量增加），也可能是为了让阴道能够提早做好分娩的准备。因此，许多准妈妈一天可能要换上好几条内裤或卫生棉，以随时保持干爽与舒适。

阴道分泌物的增加大多数都是正常的，但是也有部分是因为阴道感染，造成分泌物的异常增加。如果发现自己的阴道分泌物呈脓样、黄色、绿色、奶酪状，而且还带有难闻的味道，或者准妈妈觉得会阴很痒或有烧灼感，或是阴唇附近有泛红、肿胀或触痛的现象，或是排尿时有烧灼样疼痛感等现象的时候，都应该请医生帮助检查，看是否已经被感染了。

鼻 塞

手头要准备卫生纸。由于怀孕与体内血液量的不断增加，除了使阴道分泌物增多之外，还使得准妈妈的鼻黏膜容易充血肿胀，而且也比平常更容易流鼻涕。除了一般体质的准妈妈常常会抽鼻子之外，那些患有哮喘或本身是花粉过敏体质的准妈妈则更可能因为哮喘发作、流鼻涕以及流泪等现象的发生而感到十分不舒服。

此时，在未经医生许可之下，准妈妈千万别自作主张到药房去买抗组织胺、可的松等抗过敏药物自行服用，也不要随便使用鼻塞喷剂。因为对于正在怀孕的准妈妈来说，这些药物可能会对胎宝宝的健康造成危害。

牙龈出血

怀孕以后，除了口水明显增多之外，准妈妈可能也会觉得牙龈更加敏感、肿胀和变软，刷牙时也比平常更容易出血。因此，到了怀孕的第四个月时，建议准妈妈最好找牙医做个检查，以防止牙龈的变化导致的牙龈发炎或感染。

营养饮食，科学合理

拒绝营养过剩

水果挑又大又甜的吃，一条鱼、一斤虾一顿就可以"消灭"掉，有这样饮食习惯的准妈妈还不在少数。

孕早期由于孕吐影响胃口，准妈妈还不至于会饮食过量，而进入孕中期后，由于代谢、内分泌都发生了变化，血压或是血糖的异常都能构成潜在的威胁，一旦由于饮食过量而出现了这些并发症，再去控制饮食就很困难了。

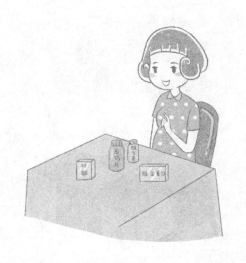

建议准妈妈每周测一下体重，如果体重增加在350克左右，则说明营养没有过剩。

高蛋白不可过量

研究证实，过多地摄入蛋白质，人体内可产生大量的硫化氢、组织胺等有害物质，容易引起腹胀、食欲减退、头晕、疲倦等现象。同时，蛋白质摄入过量，不仅可造成血中的氮质增高，而且也易导致胆固醇增高，加重肾脏肾小球过滤的压力。因此，准妈妈摄入高蛋白应适量。

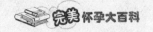
✿ 警惕营养叠加

准妈妈们经常会进入一个误区：正常饮食一顿不少，还要喝孕妇配方奶粉，还要加多种维生素片、钙片。孕妇奶粉里的维生素、矿物质是按照怀孕期间的需要量来配方的，如果再加服多种维生素片、钙片，重复摄入某些营养素，这就叫做营养叠加。营养叠加会出现什么后果呢？正常摄入量的钙有助于宝宝的骨骼发育，对控制血压也有帮助，可是太过量的钙会引起便秘；脂溶性的维生素如维生素A、维生素D从烹调油中就能摄入充足，过量补充反而会在准妈妈肝脏里蓄积而产生毒性。

✿ 准妈妈不能缺铜

准妈妈缺铜，可能出现羊膜变薄、质脆，易早破水；胎盘功能低下，而引起胎宝宝宫内死亡、先天畸形；生长和造血障碍，易发生流产、早产等。

新生儿缺铜，表现为精神运动发育迟滞、低血压、骨骼改变、贫血、低体重等。临床研究显示，新生儿缺铜与胎宝宝缺铜有关。

所以，准妈妈饮食中要注意铜的补充。含铜高的食物有：动物肝、牡蛎、鱼、虾、蟹、贝类、核桃、蘑菇、绿叶菜等。补铜的同时要补锌，因为铜锌比值对胎宝宝影响很大。

✿ 有些水准妈妈不能喝

不要喝久沸或反复煮沸的开水，例如大锅炉里的开水。因为水在反复沸腾后，水中的亚硝酸银、亚硝酸根离子以及砷等有害物质的浓度相对增加，从而可能引起血液中毒。

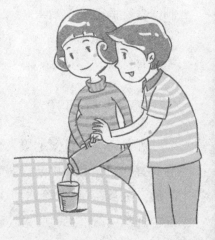

准妈妈也不能喝在热水瓶中贮存超过24小时的开水，因为随着瓶内水温的逐渐下降，水中含氯的有机物会不断地被分解成为有害的亚硝酸盐，对准妈妈身体的内环境极为不利。

饥饱不一有危害

有的准妈妈遇上自己喜欢吃的饭菜，就敞开肚子吃，吃得过饱，遇上不喜欢吃的饭菜，就少吃或不吃，结果整天饥饱不一，这样做对自己的身体和腹中胎宝宝都不利。

因为吃得过饱就会引起不适，而且吃得过多会造成消化不良，同时使大量的血液集中到胃里去消化食物，造成其他组织和胎盘供血不足。同时经常吃得过饱，会使体重增加过多过快，导致胎宝宝发育过大，引起分娩时难产。如果饿着肚子，营养就不能及时供给，饿着自己也饿着胎宝宝，这对胎宝宝的发育不利。

所以，准妈妈进食要保持正常，对喜欢吃的也不要吃得过多；对不喜欢吃的，也不要饿肚子。

吃绿豆补充赖氨酸

赖氨酸是人体必不可少的氨基酸。它是合成蛋白质的重要原料，可以提高蛋白质的利用率，从而增进食欲和消化功能；可促进发育，提高智力，长身高，增体重，故被称为营养氨基酸。绿豆中赖氨酸的含量居同类作物之首。

中医认为，绿豆性味甘寒，有清热解毒、消暑止渴、利水消肿之功效，是准妈妈补锌及防治妊娠水肿的食疗佳品。

适量吃些无花果

无花果的果实无论鲜品还是干品均味美可口。它富含多种氨基酸、有机酸、镁、锰、铜、锌、硼及维生素等营养成分。它不仅是营养价值高的水果，而且是一味良药。它味甘酸，性平，有清热解毒、止泻通乳之功效，尤其对于痔疮便血、脾虚腹泻、咽喉疼痛、乳汁干枯等疗效显著。

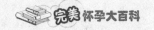

❂ 准妈妈不要贪吃冷饮

在怀孕期间，胃肠对冷热的刺激非常敏感。多吃冷饮能使胃肠血管突然收缩，胃液分泌减少，消化功能降低，从而引起食欲缺乏、消化不良、腹泻，甚至引起胃部痉挛，出现剧烈腹痛的现象。

还有，准妈妈的鼻、咽、气管等呼吸道黏膜往往充血并有水肿，如果大量贪食冷饮，充血的血管突然收缩，血流减少，可致局部抵抗力降低，使潜伏在咽喉、气管、鼻腔、口腔里的细菌与病毒乘虚而入，引起嗓子痛哑、咳嗽、头痛等，严重时还能引起上呼吸道感染或诱发扁桃体炎等。

另外，胎宝宝对冷的刺激很敏感，骤冷会使胎宝宝胎动频繁、躁动不安。

❂ 不宜常吃精制食物

所谓精制的食物就是指那些经过很多道加工程序，将普通米和面粉加工成精制米和精制面粉，譬如市场上那些免淘洗的米就属于精制食物。而米面加工得越精细，出粉率就越低，谷物的营养物质矿物质及B族维生素损耗就越多，也就是说，米面越是精加工，所含的营养成分就越少。所以，不仅是准妈妈，所有

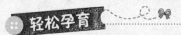

轻松孕育

对于准妈妈来说，摄入充足的维生素B₁，还能有效缓解早孕反应的恶心呕吐症状。

人都不应一日三餐精米精面，这对身体健康并无益处。如果长期食用精制食物，维生素B_1的缺乏就会很严重。

准妈妈孕期缺乏维生素B_1，胎宝宝会发生先天性脚气病，症状主要有吸吮无力、嗜睡、心脏扩大、心衰、强直性痉挛，严重时，婴儿会在出现这些症状后1～2天内突发死亡。因此，孕期不宜常吃精制食物，应多吃些粗粮，这样对准妈妈和胎宝宝的健康都是有好处的。

○ 多吃野菜有益妊娠

营养学家对我国近100种可食用的野菜进行分析，发现野菜中富含植物蛋白、维生素、膳食纤维及多种矿物质，其营养价值颇高，防病保健作用显著。

例如：小根蒜有健胃、祛痰之功效；荠菜可补脑明目；马齿苋有清洁胃肠道的作用，可以防治急、慢性肠炎或痢疾；蕨菜可清热利湿、消肿止痛，还有活血安神之功效。

准妈妈适当地吃些这类野菜可以中和体内的酸性，以维持身体弱碱性的内环境，这对于准妈妈优生、养胎十分重要。

○ 准妈妈吃火锅需注意

火锅涮肉因其鲜美的味道而备受大众喜爱，但是，大多数牛、羊等动物的体内都可能寄生着弓形虫。

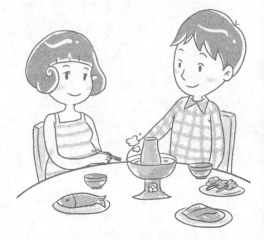

在吃火锅时，如果准妈妈只把肉放在锅内稍微烫下即食，就有可能将寄生在肉片内的弓形虫吃进体内。

因此，准妈妈吃火锅一定要把食物煮透、煮熟，且不要贪食火锅。

○ 准妈妈贫血的食疗方法

为了有效预防妊娠期贫血，准妈妈应常吃以下几种粥：

❶ 牛乳粥：粳米100克煮粥，将熟时加入鲜牛奶约200克。

❷ 甜浆粥：用鲜豆浆与粳米100克煮粥，熟后加冰糖少许。

❸ 鸡汁粥：先将母鸡一只煮汤汁，取汤汁适量与粳米100克煮粥食。

❹ 大枣粥：大枣10枚，粳米100克，煮粥常食。

❺ 芝麻粥：黑芝麻30克，炒熟研末，同粳米100克，煮粥食之。

❻ 枸杞粥：枸杞子30克，粳米100克，煮粥。

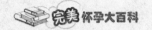

❀ 多吃丝瓜解毒消暑又安胎

丝瓜全身都是宝，所含的各类营养在瓜类食物中较高，不但能清热化痰、凉血解毒、解暑除烦，而且对孕期和产后同样好处多多。

对准妈妈的营养贡献

促进胎宝宝发育

丝瓜富含磷脂、B族维生素和维生素C，可以促进胎宝宝机体细胞和大脑的正常发育。维生素C对胎宝宝生成结缔组织、形成细胞基质以及造血系统的健全、心血管的生长发育均有着十分有益的作用。

预防贫血

丝瓜中的丝瓜皂苷可以减轻辐射伤害，促进机体恢复，还可以增加白细胞的数量，准妈妈常吃丝瓜可预防贫血。

通便防痔

丝瓜含有木胶、黏液质等营养物质，具有凉血通便之功效，适宜便秘并伴有痔疮的准妈妈经常食用，能够很好地缓解症状。

怎样食用，更健康

丝瓜宜现烹现吃。烹制丝瓜时应注意尽量保持清淡，少放油，充分突出丝瓜清甜、香嫩、爽口的特点。

丝瓜的选购与储藏

选购丝瓜时应挑选瓜形挺直、大小适中、表面无皱、水嫩饱满、皮色翠绿、不蔫不伤者。胖丝瓜相对较短，两端大致粗细一致，选购时应挑选皮色新鲜、大小适中、表面有细皱并附有一层白色绒状物、无外伤者。保存时用报纸将丝瓜包裹好，放置于阴凉的地方，可存放数天。

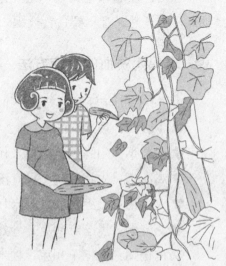

🌸 紫菜，富含脑黄金的海洋蔬菜

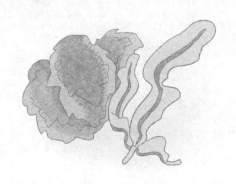

紫菜富含胆碱和钙、铁，能增强记忆、治疗妇幼贫血、促进牙齿的生长和保健。

另外，紫菜含有甘露醇，可有效缓解准妈妈在孕期引发的水肿现象。由于紫菜是在海洋中互生藻类的统称，因此又被称为"海洋蔬菜"。

对准妈妈的营养贡献

生血健脑

紫菜含有12种维生素，特别是维生素B_{12}。维生素B_{12}对血细胞的生成及保持中枢神经系统的完整起很大的作用，能够维护神经系统的健康。

提供微量元素

紫菜富含钙、碘、铁和锌等矿物质，一片紫菜中铁的含量与一块猪肝差不多，两片紫菜的铁含量相当于3瓶牛奶和1个鸡蛋。因此，孕期食用紫菜可预防缺铁性贫血。

富含脑黄金

紫菜富含EPA（二十碳五烯酸）、牛磺酸和DHA（二十二碳六烯酸），一片紫菜的牛磺酸的含量为30～50毫克，相当于3～4只牡蛎的含量。

预防便秘

紫菜的1/3是膳食纤维，可促进大肠蠕动，有效预防准妈妈便秘。

怎样食用，更健康

紫菜与榨菜二者做汤食用，具有清心开胃的功效。

紫菜与白萝卜搭配，也具有清心开胃的功效，适用于辅助治疗甲状腺肿大及淋巴结核等病症。

紫菜与猪肉一起食用，具有化痰软坚、滋阴润燥的功效。

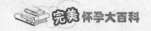

山珍之王——香菇有益准妈妈

香菇自古就有"山珍之王"的美称，用它做成菜肴，清香鲜美，能增进食欲。

香菇是高蛋白、低脂肪、低碳水化合物以及富含维生素和矿物质的保健食品。因香菇能降低血脂，对高血脂准妈妈更为适宜。

对准妈妈的营养贡献

提高免疫力

香菇不但含有具抗病毒活性的双链核糖核酸类，还含有一种多糖类，能使机体对病毒的抵抗力得到增强。准妈妈经常食用香菇能增强机体免疫力，对促进胎宝宝的发育也有帮助。

降压降脂、降胆固醇

香菇中含有嘌呤、胆碱、酪氨酸、氧化酶以及某些核酸物质，能起到降血压、降胆固醇、降血脂的作用，可以预防妊娠高血压、妊娠水肿等疾病。

补益肠胃

香菇含有较多的膳食纤维，是最有益于肠胃的食物之一，孕期多吃香菇，可以让准妈妈远离便秘和痔疮的困扰。

怎样食用，更健康

香菇的食用方法很多，可以单独食用，也可与鸡、鸭、鱼、肉相配；可以利用炒、烧等方法烹调，也可通过煮、炖的方法做成鲜美可口的汤。其中最适合准妈妈的食用方法就是煲汤，不但益于肠胃，还有利于营养物质的消化吸收。

香菇与荸荠（马蹄）同食，具有调理脾胃、清热生津的作用，孕期常食能补气强身、益胃助食。

香菇与西兰花搭配食用可滋补元气，润肺，化痰，并改善孕期的食欲缺乏、身体容易疲倦等状况。

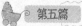

准妈妈一日营养食谱亲情放送

爱心·早餐

豆浆1杯，小米面发糕1块，鸡蛋1个。

灵活加餐

奶香玉米汁1杯，杏干适量。

营养午餐

米饭1碗，萝卜肝片100克，蛋皮炒菠菜50克，肉末炒豌豆50克，炒腰花50克。

下午茶点

猕猴桃1个，枸杞红枣茶1杯。

开心·晚餐

温拌面适量，大蒜蹄筋50克，糖醋白菜100克，蛋皮炒菠菜50克，海米紫菜蛋汤适量。

营养套餐特别推荐

营养主食

【温拌面】

原料

面条300克，黄瓜丝、熟白肉丝各20克，咸香椿10克，鲜汤50毫升，酱油20毫升，醋5毫升，芝麻酱20克，香油、精盐各少许。

做法

1. 将芝麻酱加少许精盐和水化开；香椿切末；把酱油、醋、鲜汤、香油放入小碗内兑成汁。

2. 将面条煮熟过温水，挑入碗内，依次放入黄瓜丝和熟白肉丝，将香椿末放在最上面，浇入芝麻酱和兑好的汁即成。

推荐理由

此面咸香爽口。含有丰富的蛋白质、糖类、脂肪、钙、磷、铁、锌、维生素B$_1$、维生素B$_2$、维生素C、维生素E等多种营养素。

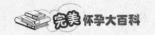

精品荤菜

【大蒜蹄筋】

原料

猪蹄筋250克，大蒜250克，莴笋250克，大葱、姜、盐、味精、胡椒粉、料酒、淀粉、猪油、奶汤、鸡油各适量。

做法

1．将蹄筋洗净，入沸水锅汆汤，捞出放入奶汤内煮烂；莴笋去皮切成长条。

2．锅内放猪油烧热，分别放入蒜头、莴笋，略炸一下，再将蒜头放入碗内上笼蒸烂。

3．将葱、姜放入热油锅中煸香，放入奶汤煮沸，捞出葱、姜，下入蹄筋、莴笋、料酒、胡椒粉、蒜头、盐煮入味，盛入盘中，汤汁用淀粉勾芡，放入味精，淋上鸡油，浇在蹄筋上即成。

推荐理由

蹄筋中含有丰富的胶原蛋白，能增强细胞的生理代谢，使皮肤更富有弹性和韧性，可减轻妊娠纹。

【炒腰花】

原料

猪腰子250克，木耳25克，青蒜100克，酱油、料酒、葱、醋、味精、水淀粉、姜水、清汤各适量。

做法

1．将猪腰子切开，去除中间的腰筋膜，切成块；葱切成丝，青蒜切段，木耳水发后撕成小片，一起放入碗内，加酱油、料酒、姜水、醋、味精、水淀粉和少许清汤，兑成芡汁。

2．猪腰用开水焯一下，捞出沥水。炒锅置火上，放油烧热，下腰块稍爆，倒入漏勺内。炒锅留底油，倒入芡汁炒浓，猪腰回锅，翻炒均匀，淋入少许热油，即成。

推荐理由

炒腰花脆嫩爽口，含丰富的维生素C、维生素B_1以及多种矿物质，具有健脾生血、补中益气等功效。

【萝卜肝片】

原料

猪肝250克，白萝卜250克，精盐、植物油、葱、味精各少许。

做法

1. 将猪肝剔去筋膜，洗净，切成薄片；白萝卜洗净切成薄片；葱洗净切成葱花。

2. 锅内放植物油适量，烧至六成热，下萝卜片炒至八成熟，加少许盐出锅。

3. 锅内放植物油2匙，大火烧至八成热，下肝片快速翻炒，至色变白，倒入萝卜同炒至熟，最后加入葱花、味精即成。

推荐理由

萝卜肝片有补肝养血、活血化瘀、软坚散结之功效，准妈妈食之可预防缺铁性贫血。

【芹菜炒牛肉丝】

原料

芹菜250克，胡萝卜50克，牛肉100克，郫县豆瓣20克，酱油5毫升，精盐1克，菜油100毫升，湿淀粉15克，醪糟汁10毫升，花椒粉少许。

做法

1. 将郫县豆瓣剁细；芹菜、胡萝卜、牛肉分别洗净，芹菜切成3厘米的段，胡萝卜、牛肉分别切成细丝，并放入酱油、醪糟汁和郫县豆瓣约5克，湿淀粉5克。

2. 锅置火上，加入菜油，烧至七成热，投入调好味的牛肉丝，煸炒至变白，拨在锅边，用锅内余油将郫县豆瓣煸出香味，即下芹菜段和胡萝卜丝、精盐炒匀，将锅边的牛肉丝拨下合炒，下湿淀粉搅匀，起锅盛盘，撒上花椒粉即成。

推荐理由

本菜以芹菜为主料，配以健脾和胃、滋养强壮的牛肉、胡萝卜，可收疗疾健体之效。尤其适用于阴虚阳亢型及心脾不足型神经衰弱的准妈妈食用。

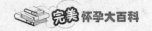

开胃素菜

【蛋皮炒菠菜】

原料

菠菜300克，鸡蛋2个，花生油40毫升，精盐4克，味精1克，葱末3克，姜末2克。

做法

1．将菠菜择洗干净，切成6厘米长的段。

2．将鸡蛋磕入碗内，加精盐少许，用筷子搅匀。将炒锅置小火上烧热，抹上少许花生油，倒入一半蛋液，摊成一张蛋皮。用同样的方法再将另一张蛋皮摊好。然后将两张蛋皮合在一起，切成丝备用。

3．炒锅置大火上，放入花生油烧热，下葱末、姜末炝锅，放菠菜，加精盐、味精，翻炒至熟，再放入蛋皮丝，用手勺拌匀，盛入盘内即成。

推荐理由

此菜黄绿相映，咸鲜适口，含有丰富的优质蛋白质、矿物质、维生素等多种营养素，准妈妈常食可预防贫血病的发生。

【奶油白菜】

原料

白菜600克，熟笋（小的）1个，洋菇8朵，剁细的火腿少许，鲜奶1/2杯，猪油5大匙，水淀粉1/2匙，盐、酒各适量。

做法

1．使用白菜靠近心部的柔软部分，把茎部切成3厘米宽、6厘米长的条。

2．将熟笋切成薄片；洋菇切薄片。

3．将3大匙猪油加热，炒入白菜后，加酒及盐各1小匙、水4大匙，煮至白菜发软为止，然后沥干汁。

4．2大匙猪油加热，炒熟笋、洋菇，加3大匙水、鲜奶、盐1/2小匙，用水淀粉勾芡，将炒好的白菜放入。

5．盛在容器里，撒上火腿末即可。

推荐理由

奶油白菜香嫩绵软，奶味浓郁。含丰富的蛋白质和维生素，其中的膳食纤维还有助于肠胃蠕动，帮助消化。

【梅子沙拉菜】

原料

新土豆半个，胡萝卜半根，玉米粒30克，煮鸡蛋1个，小黄瓜1根，梅子3-4颗，橙子半个，苹果半个，梅子酱及沙拉酱各适量。

做法

1．先将苹果及橙子榨汁，加入梅子酱调成梅子酱汁，备用。

2．将新土豆洗净煮熟，切小块；胡萝卜洗净切小条；黄瓜洗净切小条；水煮蛋切片。

3．把所有准备好的原料放入沙拉盘中，淋上调好的梅子酱汁和沙拉酱即可食用。

推荐理由

梅子沙拉菜具有独特的香味，很能勾起人的食欲，准妈妈吃起来既开胃又爽口。此菜富含维生素A、维生素B_1、维生素B_2、维生素C，可提供准妈妈所需的营养成分。

【姜汁黄瓜】

原料

嫩黄瓜2条，生姜、白糖、香油、味精、盐各适量。

做法

1．将生姜拍破捣烂，加入少许清水浸泡（浸出姜汁）。

2．将嫩黄瓜洗净，剖开去子，切成4厘米的粗条，加味精和盐、白糖，滴香油，淋入姜汁，拌匀即成。

推荐理由

姜汁黄瓜香嫩脆鲜，咸甜爽口。含有多种维生素及矿物质。黄瓜中含娇嫩的膳食纤维，具有预防便秘的功能。生姜中含有挥发油，有止吐、增强食欲的作用。

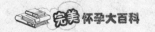

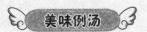

【橄榄粥】

原料

橄榄肉10个，白萝卜1个，粳米100克，白糖100克。

做法

1. 将橄榄肉及白萝卜洗净，分别切成米粒碎状。

2. 粳米淘净加清水烧沸，待米粒软化后加入橄榄肉、萝卜一起熬煮成粥，熟后加入白糖。

推荐理由

橄榄粥具有清热解毒、生津止渴、清肺利咽的功效。适用于妊娠呕吐、咽喉肿痛、百日咳、咳嗽、痢疾，也可用于预防白喉、上呼吸道感染及流行性感冒等。

美味例汤

【黄瓜银耳汤】

原料

嫩黄瓜100克，水发银耳100克，红枣15克，花生油5克，盐5克，白糖1克。

做法

1. 将黄瓜去子切成片；水发银耳撕成小朵洗净，红枣用温水泡透。

2. 锅内倒入花生油烧热，注入适量清汤，用中火烧开，下入银耳、红枣，煮约5分钟。

3. 再加入黄瓜，调入盐、白糖煮透入味即可。

推荐理由

此汤色泽鲜艳，味美可口，含有丰富的营养素，有滋补健身、润肺养胃、安胎的作用，是孕期一款好食谱。

花色点心

【玉米面发糕】

原料

玉米面500克，红糖100克，红小枣150克，面肥75克，食碱5克。

做法

1．将红小枣洗净，放入碗内，加水适量，上屉蒸熟，取出晾凉。

2．将面肥放入盆内，加水，倒入玉米面，和成较软的面团发酵。待面团发起，加食碱和红糖搅匀。

3．将屉布浸湿铺好，把面团倒在屉布上，约2厘米厚，用手蘸水抹平，将小枣均匀地摆在上面，用手轻按一下，上笼用大火蒸30分钟即熟，取出扣在案板上，切成菱形小块即成。

推荐理由

此糕是粗粮细做，暄软香甜，含有丰富的糖类、蛋白质、脂肪及钙、磷、铁、锌等矿物质和多种维生素。

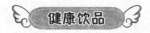

健康饮品

【猕猴桃姜汁】

原料

鲜猕猴桃果90克，生姜9克。

做法

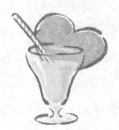

1．将上述材料一起捣烂，挤汁。

2．饮服，每日早、晚各1次。

推荐理由

猕猴桃姜汁具有清热解毒的功效，适用于热毒伤津、口干呕吐、妊娠呕吐者食用。

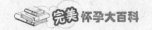

日常护理，细致入微

注意日常行为禁忌

准妈妈的日常行动要遵循一定的准则，不能贸然行事。因此也要了解一些日常的禁忌，提醒自己不可犯错，以免造成不可弥补的后果。

准妈妈在怀孕期间注意不要疲劳，行动要舒缓，要避免不协调的动作，避免冲撞、颠簸等行为。

避免过度伸上肢去够高处的东西，以免造成腹部用力而引发流产，特别是曾在怀孕早期发生过流产者更需注意。

准妈妈上楼梯时不能着急，尽量扶住扶手慢慢走，也可以由准爸爸扶住自己走。

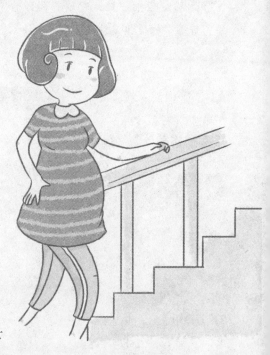

孕期避免长时间站立，若长时间站立很容易引起下肢静脉曲张和外阴静脉曲张，或者造成盆腔淤血，身体疲劳，从而引发流产。

使用蹲式马桶时间过久或者下蹲做家务时间过长，易引发或加重下肢水肿，还易在起身时摔倒。

❀ 准妈妈如何平安过夏季

夏季天气炎热，准妈妈身体代谢加快，皮肤的汗腺分泌增多，容易引起汗疹，甚至发生中暑。因此，在衣食住行上要多加注意。

💙 多洗澡。最好每天用温水淋浴、冲洗或擦洗全身，保持身体的清洁卫生，还可以解热防暑。水温控制在35～38℃为宜。

💚 勤换衣。特别是内衣要常换常洗，保持身体清爽，以免受汗水浸渍。内衣要选择通气性、吸湿性好的棉织品。衣服要肥大，不贴身，可以保持凉爽。

💙 卧室要通风好。要多开窗户，降低室内温度。有空调的房间，要防止室温过低，否则与室外温度差距太大，容易发生感冒。

💜 出门要戴遮阳帽。夏季要减少外出，避免阳光直射。出门时应带遮阳伞或戴遮阳帽。

❀ 准妈妈冬季生活准则

冬季气候寒冷，空气干燥，易患感冒。准妈妈无论穿衣还是起居都应保持一定温度，防止受寒。在冬季，切不可为了保持温度而紧闭门窗，要注意在天暖的中午或早晨多开窗子，换入新鲜空气，以防室内空气污浊，氧气不足。

在冬季准妈妈不可整天闷在室内，要选择好的天气到室外做适宜的运动，并接受阳光照射，比如在室外散步，做轻度的体操等，可使肌肉筋骨活动，血液流通畅快，而且可以呼吸新鲜空气。

在雪天或有冰冻，行动不便时，准妈妈外出要特别注意，防止摔跤，上下班最好有人相陪。穿鞋也要格外注意，要穿防滑鞋，以防摔跤。

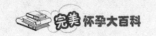

❀ 准妈妈的乳房护理

大约在怀孕4～5个月时，准妈妈的乳房开始分泌出稀薄的黄色液体，这时就应开始要做乳房护理了。

❤ 准妈妈洗澡时要轻轻地清洁乳头，慢慢地按摩乳房，以促进血液循环。

❷ 准妈妈要养成经常擦洗乳晕和乳头的良好习惯，在每晚临睡前，用干燥柔软的清洁毛巾轻擦乳头，以增加皮肤表面的韧性和弹性。

❸ 准妈妈不要随便涂抹药膏，切记不可使用丰乳霜或减肥霜。因为，这两种用品中都含有一定的性激素，随意使用会影响乳腺的正常发育。

❀ 孕期秀发的特别护理

孕期的秀发是否需要特别的护理？怎样才能让秀发在这个阶段依然保持靓丽？让我们共同体验秀发护理的技巧吧。

❤ 正确处理湿发。洗完头后，如果准妈妈的头发长，湿发就更难干。如果用吹风机吹干，不但有辐射，同时还对头发有损伤。因此，准妈妈的头发最好选择自然晾干的方式。如果时间来不及，可以选择好用的干发帽、干发巾解决这个问题。戴上吸水性强、透气性佳的干发帽，很快就可以弄干头发。

❷ 轻松防脱发。有些准妈妈在产前出现脱发的现象，其实这是很正常的，不必过分地紧张。因为紧张的情绪只能加重脱发的程度。另外，常用木梳梳头和用手指在头皮上进行按摩，可有助于头部的血液循环，从而加速新发的生长。

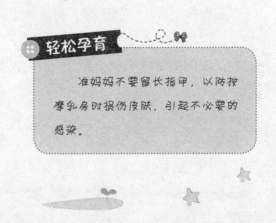

轻松孕育

准妈妈不要留长指甲，以防按摩乳房时损伤皮肤，引起不必要的感染。

制订生活计划表

进入孕中期以后，准妈妈的身体和心理在某种程度上进入稳定状态。这时应该以全新的心态制订一个孕期生活计划表。随着身体越来越笨重，人也容易变得慵懒，因此更需要合理地分配料理家务、工作和休息的时间。另外，妊娠期间坚持早睡早起，保证正常的进食时间，对准妈妈健康和安全分娩大有裨益。

掌控好上网的时间和频率

准妈妈要掌控好上网的时间和频率。如果没有特殊的情况，尽量少上网。因为长时间坐在电脑前连续不断地操作，不仅会使精神过度紧张，身体产生疲劳，也会影响胎宝宝的生长发育，使流产的可能性增大。如果准妈妈非常想要上网查找一些孕期的资料或者和他人交流孕期的经验，最好在上网前穿好防辐射服，同时在电脑屏幕上放好防护罩，以减少辐射的侵袭。

另外，准妈妈要注意在孕期尽量不看暴力、恐怖的电影或者视频，以免对身体产生不利的影响。上网的时候，坐姿要正确，不能总是保持一个姿势，要经常休息片刻。还要注意掌握好上网的时间，不能经常把自己挂在"网"上。

上下班途中注意安全

上班的准妈妈如果一定要按时上班，最好比别人早一些出门，让自己从容一些，这样就不用急匆匆地跑上跑下赶公交车或地铁了，还可以避开上班的高峰人群。同时，一定还要注意选择那些不太拥挤的公交车，免得提心吊胆总是护着肚子里的宝贝。

下班后，如果不方便提前一些时间离开单位，最好在办公室里逗留一会儿，避开那些急着归家而不管不顾的下班人群。有的准妈妈由于上班地点与家的距离不是很远，步行就可以到达工作地点，这个时候也需要准妈妈多加小心和留意，不要走得太快、太急，避免身体受到大的震动。

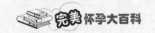

❀ 准妈妈可以外出旅行了

在孕14～20周之间是准妈妈旅行的最佳时间段。对于长途旅行而言，准妈妈需要注意以下几点：

❤ 必须有人陪同。怀孕后，身体的突发状况也会比平时更多，因此准妈妈要想旅行一定要找个同伴，在选择陪同人员上，一定要本着亲近，能贴身照料的原则，最好是和丈夫一起。

❷ 出游天数。出行的时间越长，身体突发状况的概率就会明显增加。所以，准妈妈出游的时间最好定为两三天。

❸ 出游地点。要选择那些山清水秀的旅游地，譬如湖边、海边或是平坦的草场。避免去那些山路崎岖、险阻较多或疾病流行的地方。

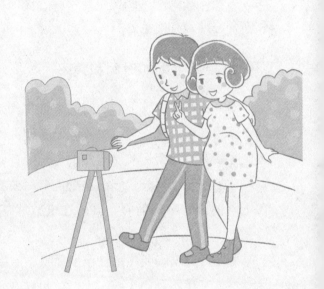

❀ 避免不自然的振动

这里所说的不自然的振动，主要是指搭火车或公交车时，所受到的振动。这些振动会使胎宝宝感觉很痛苦。对于胎宝宝来说，感觉最舒适的振动是母亲子宫收缩的节奏，如果脱离了这种有规律的振动，宝宝就会感觉到有压迫感，而且这种不良的刺激，还会经由皮肤传导至大脑，阻碍宝宝大脑的正常发育。

为了避免胎宝宝受到不良振动的影响，在怀孕期间，准妈妈应避免长时间乘坐振动激烈的交通工具，如果是上下班必须乘坐，时间最好控制在1小时以内，如果是长途旅行，准妈妈应考虑采用其他交通方式或暂时放弃孕期的外出旅行。

产前检查与孕期保健

○ 腿部抽筋巧防治

随着胎宝宝的生长发育，他需要更多的钙来发育骨骼，如果准妈妈平日里摄入的钙量不足，很可能造成母体内缺钙，当体内缺钙时，肌肉的兴奋性增强，容易发生肌肉痉挛。这会增加腿部抽筋的可能性。

当准妈妈突发腿部抽筋时，不要惊慌，也不要猛然起身或弯腰，最好保持原来的姿势，然后慢慢将腿伸直，使痉挛慢慢缓解，如果准爸爸在身边可请他为自己轻轻按摩，直至不适消失。

> **百科速递**
>
> 到了孕中期，随着体重逐渐增加，准妈妈双腿的负担越来越大，腿部的肌肉会经常处于疲劳状态，所以抽筋的情况可能会逐渐增多。

为了预防腿部抽筋情况，准妈妈可参考以下方法：

❤ 孕期不要走过多路，以免使腿部产生疲劳。

❤ 睡前用热水泡脚，由于夜间温度较低，准妈妈要注意给腿部保暖。

❤ 多吃一些富含钙元素的食物如粗粮、排骨、鱼、蛋、青菜等，同时常晒晒太阳。

❤ 不要穿高跟鞋，以免造成腿部疲劳。

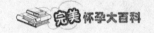

○ 孕4月的产前检查

在这个月的检查中，医生会帮准妈妈测量并记录体重及血压，检查有无水肿、贫血等情况，复查尿常规及血常规，了解有无尿蛋白及贫血等。检查准妈妈有无患心、肝、肾、肺等重要脏器疾病，有无阴道出血、水肿、高血压等妊娠并发症，并给予相应的治疗措施。如果准妈妈不宜继续妊娠，可早做人工流产。

除此之外，测量宫高及腹围，了解胎宝宝大小判断是否与孕周相符，同时检查骨盆、产道、复查胎位，了解胎位是否正常，听胎心，必要时进行B超检查了解胎宝宝在宫内的情况也是这个月必要的检查项目。

○ 准妈妈肚子小是怎么回事

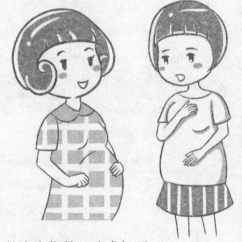

准妈妈肚子小可能是胎宝宝发育迟缓的缘故。衡量肚子大小的标准是子宫底高度，即产前检查中必须测量的宫高和腹围。

以宫高为例，正常情况下，妊娠24周末，宫高平均24厘米，28周末为26厘米，36周末为32厘米，40周末达到33厘米。准妈妈可根据所测得的宫底高度，计算胎宝宝的发育指数。公式如下：

胎宝宝发育指数：宫底高度（厘米）－3×（月份+1）

○ 如何纠正乳头凹陷

对乳头扁平或陷入较浅者，用手指夹住乳头左右两侧根部。缓缓下压并将乳头向两侧拉开，上下左右转动，向外牵拉乳晕皮肤，使乳头向外突出，每日2次，每次3～5分钟；或用一手托住乳房，另一手用拇指和食指抓住乳头转动并向外牵拉，每日2次，每次重复20～30次。

对乳头凹陷较深者可用吸奶器将乳头吸出，每日2～3次，直至纠正为止。

❀ 注意观察分泌物

正常情况下，女性的白带呈乳白色，排卵期量多稀薄，呈蛋清样。当生殖道出现炎症或肿瘤继发感染时，白带往往显著增多。

在妊娠期，受胎盘分泌的雌激素和孕激素的影响，阴道黏膜有充血、水肿现象，外观呈紫蓝色，阴道皱襞增多，松软而有弹性，表面积增大。此时，阴道黏膜的通透性增高，渗液比非孕时明显增多，同时子宫颈管的腺体分泌增多，因此妊娠期阴道分泌物比非孕期明显增多，常呈白色糊状，无气味，这属正常生理变化，无需治疗。如果白带不但多而且有臭味，呈豆渣样或灰黄色泡沫状，并伴外阴瘙痒，这种情况就不正常了，应及时就医。

❀ 如何防治阴道炎

准妈妈是念珠菌性阴道炎的高发人群。患病后，一般对胎宝宝影响较小。但当胎宝宝经母亲阴道分娩时，则可能被念珠菌感染，多引起婴儿的口腔念珠菌病（鹅口疮），有些婴儿还可能出现肛门周围念珠菌性皮炎。因此为了避免感染胎宝宝，准妈妈患阴道炎后应积极治疗，治疗以阴道局部用药为妥，不宜服用药物。

急性滴虫性阴道炎在严重的急性炎症期，往往是导致早产的原因之一。因妊娠早期服药可能会导致胎宝宝畸形，所以症状严重者可使用0.05%～0.1%醋酸溶液抹洗阴道，或求助于医生。

百科速递

准妈妈清洗阴道时不要用热水或肥皂等碱性洗液，如果用洗液，要选择弱酸性的。一旦感觉外阴瘙痒，要及时到医院检查。

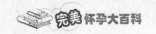

◎ 准妈妈鼻塞怎么办

由于孕激素分泌量与体内血液量的不断增加，准妈妈的鼻黏膜不但容易充血，而且比平常更容易流鼻涕。对于过敏体质的准妈妈来讲，更有可能会有哮喘发作、流鼻涕、流眼泪等状况。以下办法可以帮助准妈妈缓解鼻塞：

❶ 可以使用蒸脸器，利用热蒸气的原理来舒缓鼻腔的充血、堵塞。

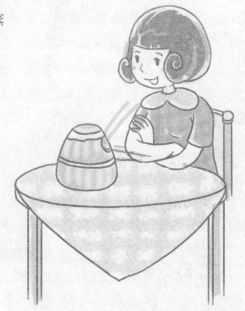

❷ 到药房购买鼻子专用的清洗器，利用生理盐水清洗鼻子，借以消炎消肿，以达到疏通鼻子的目的。

❸ 如果流鼻血的话，多半量很少，而且在使用湿卫生纸塞住鼻子之后，一般在几分钟之内就可以控制住。

◎ 如何应对头痛来袭

根据研究发现，虽然怀孕时激素的变化可能会导致头痛，然而怀孕时身心的变化和头痛的发生也密切相关。

整天心烦气躁，忧心忡忡。"烦死了，看见他就觉得头痛……"这样的话挂在嘴边，可能真的就头痛起来。

另外，任何能改变脑部血流量的动作，都可能造成头痛。当我们从平躺到坐起来或是从坐到站，血压都会因为地心引力的改变而产生明显的变化，以供给脑部足够的血液。

怀孕期间由于胎宝宝所需的血液量大，因此在处处以胎宝宝为优先的本能下，脑部的血液可能会因为临时一个姿势的变化而产生短暂不足的情况，结果造成头痛。所以在改变体位姿势时，准妈妈应尽量缓慢。

生理性腹痛莫紧张

孕中期的时候，由于子宫周围的肌肉和韧带变紧，腹部会隐隐作痛，有时会感到如痉挛一般难受。这些症状都属于妊娠带来的正常生理性症状，无须担心。

准妈妈平时应尽量避免走远路，出现下腹疼痛时最好卧床休息。但是如果下腹疼痛伴有其他症状，如果是病理性疼痛的话，就不容忽视了。

因此，请准妈妈们注意，如果是强烈的疼痛或腹胀持续不停，且有出血、低热等症状时，应立即接受诊查。

出现腹泻不可小视

引起孕期腹泻的原因有多种，最常见的病原体有沙门氏菌、志贺氏痢疾杆菌、弯曲杆菌与病毒等，当然，食物中毒也可能引发腹泻。所以，准妈妈一旦发生腹泻，要先检查出病因，然后有针对性地治疗。通常的处理方式是给准妈妈适当补液，补足准妈妈体内因腹泻丢失的水分和电解质，尤其是钾离子，同时要密切观察胎宝宝的情况是否良好，有无早产或流产的征兆，并遵医生嘱咐进行适当的药物治疗。

在日常饮食防治上，准妈妈要注意不要吃生的食物，不要吃腐败变质的食物，避免发生腹泻。

腹部瘙痒莫抓挠

如果准妈妈感觉肚子痒痒的，千万别去抓，一旦抓了就会有一条难以消除掉的纹路。这是因为肚皮扩张造成的皮肤瘙痒，可以涂抹一些保湿乳液或按摩霜，来减轻和舒缓症状。

如果痒到睡不着觉，并发现从肚子到大腿，有慢慢形成的丘疹，或是一块一块大的斑块时，就必须请教医生了，这可能是患了痒疹。

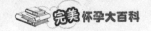

孕4月胎教同步指导

◯ 情绪胎教

色彩，点亮"心"房

准妈妈在家待得最多的地方可能就是自己的房间了，这时候，不妨重新布置一下卧室，改变一下卧室里的格调，用色彩来调剂情绪。

色调，影响人的情绪

生活中的颜色不仅有很好的装饰作用，而且还能调节情绪，一般说来，红色使人激动、兴奋；黄色明快、灿烂，使人感到温暖；绿色清新、宁静，给人以希望；蓝色给人的感觉是明静、凉爽；白色显得干净、明快；粉红和嫩绿则使人充满活力。

淡而冷的色调，更适宜

准妈妈有意识地多接触一些偏冷的色彩，如绿色、蓝色、白色等，以利于情绪稳定，保持淡泊宁静的胎教心境，使腹内的胎宝宝安然平和地健康成长。

> **百科速递**
>
> 准妈妈对色彩的反应很敏感，常常表现出对某些颜色的过分偏爱，对另一些颜色则过分讨厌。因此，颜色可以通过影响准妈妈的心情而影响胎教效果。

色彩，影响胎教效果

精神上感到舒畅还是沉闷，都与色彩的视感有着直接的关系。不舒服的色彩如同噪声一样，使人感到烦躁不安，而协调悦目的色彩则是一种美的享受。

打扮出来的好心情

女人的心情是会随着装扮而改变的。

没有丑女人，只有懒女人。做准妈妈当然也可以美美的：天然纤维、莱卡、棉麻混纺等天然质地的衣服，轻薄透气的质感既能照顾到舒适感，也能满足准妈妈对美丽的需要。

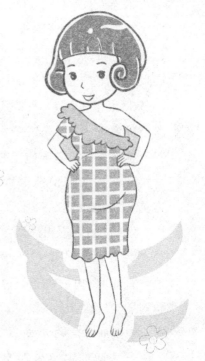

结合个人的风格，准妈妈一样可以独一无二。无论是参加宴会、上班，还是居家，准妈妈都要好好地打扮一下，用自信打造一个出色的、具有特殊"孕"味的新形象。

这样，准妈妈的心情自然会随之平和、快乐起来。

音乐胎教

欣赏名曲《渔舟唱晚》

古筝曲《渔舟唱晚》，标题取自唐代王勃《滕王阁序》里"渔舟唱晚，响穷彭蠡之滨"中的"渔舟唱晚"4个字。乐曲以歌唱性的旋律，形象地描绘了晚霞斑斓、渔歌四起、渔夫满载丰收的喜悦以及荡桨归舟的欢乐情景，表现了作者对生活和美丽河山的赞美与热爱。

这首乐曲适合准妈妈在睡眠不好时听，它乐声悠扬如歌，意境旷达，能促使准妈妈的情绪回复宁静。准妈妈在临睡前听此曲，可让自己的思绪沉静于傍晚的水波上，在渔舟的轻摇慢曳中慢慢睡去……

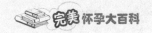

语言胎教

准爸爸的声音在哪里

胎宝宝在子宫内最适宜听中、低频调的声音，而男性的说话声音正是以中、低频调为主。因此，准爸爸要坚持每天对子宫内的胎宝宝讲话，让胎宝宝熟悉父亲的声音。

准爸爸对胎宝宝的呼唤

准爸爸的呼唤能够唤起胎宝宝最积极的反应，有益于胎宝宝出生后的智力及情绪稳定。另外，为了增加孩子对父亲的信任感，妊娠4个月后准爸爸就应该开始对胎宝宝讲话。

呼唤胎宝宝的方法

首先让准妈妈坐在宽大舒适的椅子上，然后由她对胎宝宝说："乖孩子，下面我们开始和爸爸进行十分愉快的对话！"这时，准爸爸坐在距离妻子50厘米的位置上，用平静的语调开始对话，随着对话内容的展开再逐渐提高声音，不能一下子发出高音而惊吓胎宝宝。

准爸爸在与胎宝宝对话时可以说："宝贝（或者叫乳名），我是你的爸爸，我会天天和你讲话，我会告诉你外界一切美好的事情。"在空闲的时候，最好能将每天要讲授的话题构思好，或者在当天的"胎教日记"中拟定一篇小小的讲话稿，稿子的内容可以是一首纯真的儿歌、一首内容浅显的古诗或是一段优美动人的小故事。

百科速递

实验研究表明，凡是这时候接受的东西都以一种潜移默化的形式储存在胎宝宝大脑中了，因此，首选的语言刺激手段便是采用同胎宝宝对话的形式进行早期智力开发。

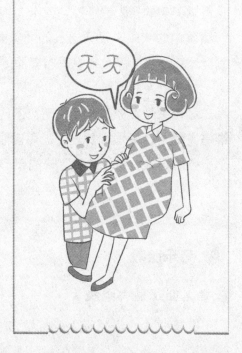

童话故事《天鹅湖》

有一天，一位至高无上的王妃对儿子齐格弗里德王子说，她明天就得挑选一位少女做他的未婚妻，并邀请她参加他们的节日。王子不知所措，他不知道自己的心上人是谁？

王子在梦中遇到他的心上人，可是她在哪儿呢？

这时他被一群天鹅深深地吸引住了。他便跟随它们，这群天鹅把他带到一个偏僻已成废墟的城堡附近的湖岸。

在湖岸，这群天鹅翩翩起舞，一只最美丽的白天鹅吸引了王子。这时天鹅突然间变成了一群少女，那位最美丽的姑娘向王子吐露了她们神秘而不幸的遭遇。

原来，那位美丽的天鹅就是被魔法禁锢的公主。一个恶毒的魔鬼用魔术使她和她的侍女们变成了天鹅，只有夜间，在这湖岸才能恢复人的形象。

要解除巫术只有一个办法，那就是一位年轻人忠贞不渝的爱情，才能使她和侍女们摆脱巫术。

王子深深地爱上了天鹅公主奥杰塔，并向她表示了他的爱慕之情。可是他们的谈话被恶毒的魔王洛特巴尔特偷听到了。

在节日舞会上，魔王洛特巴尔特带着他的女儿奥吉丽雅走进了大厅，奥吉丽雅是奥杰塔的复制品，其目的是迷惑王子，骗取他的爱情宣言。

王子以为奥吉丽雅就是奥杰塔，因此宣布与她结婚。魔鬼洛特巴尔特狂笑着，带奥吉丽雅离去。

这时王子才明白是个圈套，他万分绝望地向天鹅湖奔去。知道真相的奥杰塔无限感伤，决心不再宽恕王子。

当魔王狂喜地露出狰狞的凶相，王子不顾一切地向魔王冲去，在奥杰塔和群鹅们的帮助下，魔王被王子杀死。

从此巫术消失了。奥杰塔和侍女们恢复了人形。于是，奥杰塔公主和齐格弗里德王子幸福地结合在一起……

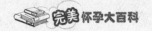

美学胎教

和胎宝宝一起看画展

美术欣赏的要点是去看它们的色彩、线条、造型、节奏，由此体会它所包含的情调和哲理。一般准妈妈要做到这一点不容易，因为这需要较深的文化修养，也需要一定程度的训练，但多看看、多体味还是有好处的，因为艺术的影响是潜移默化的。

欣赏画作也是一种胎教

刚开始的时候，与其欣赏细腻的人物肖像不如看那些一眼就可以了解画家基本意图的风景画，看到美丽的自然风景就如同倾听自然的声音一样，可以使情绪安定下来。

对创作背景的了解不用太深，只要看看画家何时创作了这幅作品，作品的名称是什么就已经足够了。掌握这些基本信息后就会对画作产生许多相关的思考，到最后也就能有许多感动和收获。也只有在准妈妈感情充沛的情况下胎教才能真正有效。

持之以恒赏名画

去过几次画展，看了两眼画册并不代表着整个胎教过程就已进行完毕。只有坚持与那些画作打交道才可以使胎教变得更有效果。

在时间允许的情况下，准妈妈应经常带着胎宝宝一起去美术馆欣赏画作，并对好的作品反复揣摩，步入了艺术的境界，这样才能产生美的感受和遐想。

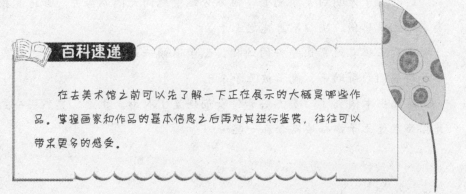

百科速递

在去美术馆之前可以先了解一下正在展示的大概是哪些作品。掌握画家和作品的基本信息之后再对其进行鉴赏，往往可以带来更多的感受。

多看漂亮的婴儿图画

"多看漂亮的婴儿图片，将来就会生出健康漂亮的宝宝。"这是大家公认的说法。生活中也不难观察到，不少准妈妈都会在自己的睡房或床头挂上大幅的漂亮宝宝的照片，以供自己不时看一看。和现在流行的胎教理论联系起来看，就可以知道，准妈妈多看漂亮宝宝图片有益的说法，是有根据的。

根据现代超声波技术，可以观察到胎宝宝在准妈妈子宫中受到刺激后的反应，从中知道母亲的情绪对胎宝宝的影响极大，母亲感觉到的，胎宝宝也会感应到。事实上，母亲的所见所闻及所感觉的事，会经由在母亲脑内所制造的激素再传给胎宝宝。胎宝宝的成长，离不开母体，营养从母体吸取，智力受来自母体的刺激而发育。母亲营养好，胎宝宝就营养好，母亲开心，胎宝宝也跟着开心。母亲看着漂亮宝宝的照片，觉得赏心悦目，这种"靓"心情，自然会影响到胎宝宝，胎宝宝的心情也会变"靓"。母亲长期看靓像，胎宝宝就会长期受到陶冶，久而久之，胎宝宝也会变得健康起来。至于婴儿生下来是否漂亮，在每个母亲眼中，自己的孩子总是最漂亮的。

❀ 意念胎教

成为一位爱思考的准妈妈

我们知道，准妈妈与胎宝宝之间有信息传递的。胎宝宝能够感知妈妈的思想。如果准妈妈既不思考也不学习，胎宝宝也会深受感染，变得懒惰起来，这对于胎宝宝的大脑发育是极为不利的。倘若准妈妈始终保持着旺盛的求知欲，则可使胎宝宝不断接受刺激，促进其大脑神经和细胞的发育。

因此，准妈妈要从自身做起，勤于动脑，勇于探索，在工作上积极进取，在生活中注意观察，把自己看到、听到的事物通过视觉和听觉传递给胎宝宝。要拥有浓厚的生活情趣，不断探索新的问题。

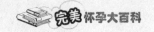

❀ 运动胎教

准妈妈游泳未来宝宝更优秀

怀孕期间身体状况良好的准妈妈，在整个孕期都可以进行游泳运动。游泳对于准妈妈来说是一项相当好的有氧运动。游泳可以减少胎宝宝对直肠的压迫，并促使骨盆内血液回流，消除淤血现象，有利于防止便秘、下肢水肿和静脉曲张。游泳还可以增加肺活量，并让准妈妈分娩时能长时间憋气用力，缩短产程。经常游泳，可逐渐消耗体内过剩热量，从而防止妊娠高血压综合征。准妈妈在水中体位的变化，有利于纠正胎位，促进顺产。

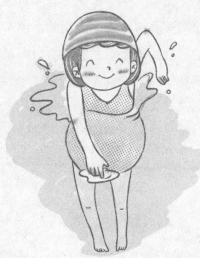

帮助呼吸的鼓胸运动

妊娠后子宫变大，腹压增高，准妈妈常感到呼吸困难，因此，每日做几次鼓胸运动是有好处的。

- ❤ 坐位，身体松弛。把两手放在胸前。
- ❤ 胸部向两侧扩展，慢慢地吸气，轻轻地吐出来。
- ❤ 坐在地板上，两腿轻松交叉。
- ❤ 手放在臀部，使腹部肌肉拉紧，脊柱伸展。
- ❤ 两肘关节向后拽，两肩胛骨向中线靠拢。

准爸爸爱妻课堂

帮准妈妈揉揉腰

由于肚子变大的关系，很多准妈妈会感觉腰痛，下面介绍的这个按摩腰部的动作，主要作用是为了缓解准妈妈因腰肌劳损而引起的不适。

具体按摩方法是，准妈妈采取坐姿，准爸爸站在其身后，从准妈妈盆骨以下5寸的位置开始，用双掌沿着脊椎两旁的肌肉往上慢慢按摩，直至肩胛骨的位置，然后再重复做10～20次。

为准妈妈按摩腹部

给准妈妈按摩腹部，具体按摩方式是，准爸爸坐在准妈妈后面，双臂环抱准妈妈，双手掌轻轻抚摸着腹部的上端，然后慢慢向左右两边划出一个心形，再从中间向上划回原位，动作要轻柔。

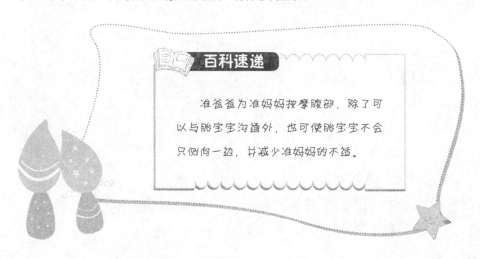

百科速递

准爸爸为准妈妈按摩腹部，除了可以与胎宝宝沟通外，也可使胎宝宝不会只侧向一边，并减少准妈妈的不适。

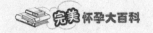
正确对待准妈妈的饮食

准妈妈到了妊娠中期，由于妊娠反应消失，准妈妈的情绪明显好转而且稳定，食欲旺盛，所以准爸爸就需要在准妈妈的饮食上下功夫。

❤ 不要讥讽准妈妈饭量大。

❤ 亲自动手为妻子选购、烹调各种可口的佳肴。

❤ 注意计算每日准妈妈饮食的营养量，保证营养平衡，并根据准妈妈的健康状况，适当调整饮食的结构。

当好准妈妈的营养师

由于妊娠反应消失，准妈妈的情绪好转，食欲大增，亟待补充营养，当准爸爸的在烹饪上应大显身手，亲自动手为准妈妈做点可口的饭菜。虽不是专职厨师，但只要边干边学，努力钻研烹调技术，一定能为准妈妈烹饪出一手好菜肴。

准妈妈在孕期需要大量的营养，如果营养不足，生下的孩子不但体质差，而且影响以后的智力。因此，准爸爸一定要做好准妈妈的后勤保障，以保证母子的营养需求。

另外，不要保持口味偏重的嗜好。准妈妈在日常饮食中，需要控制盐的摄入量，特别是在怀孕中晚期。如果吃盐过多，容易诱发或加重下肢的水肿，促使血压升高，严重时甚至会导致心力衰竭。

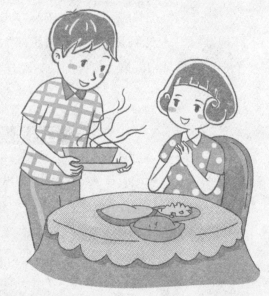

准妈妈吃饭的口味淡了，每天在一个饭桌上吃饭的准爸爸可能就会觉得饭没有以前香了。但在做饭时不能以自己的口味来放盐，一定要多考虑准妈妈。

宽慰准妈妈对容貌的担心

进入孕中期之后，准妈妈原来婀娜的身材将日渐臃肿，皮肤也会失去往日的光洁与娇嫩，以致有些准妈妈常会为此忧心忡忡。

准爸爸这时应该告诉她，这种"牺牲"只是暂时的，女性身材的改变很多时候并不能怪罪于生育。如果在生完宝宝后，积极进行母乳喂养，科学合理地饮食，并配以适当的运动，是能够恢复优美体形的。至于脸上的斑斑点点、腹部的沟沟壑壑，也大多会在生产之后褪去，不必过于担心。

时常牵着准妈妈的手

出门时，大腹便便的准妈妈更需要准爸爸的保护，尤其是在人多的场合。

当准爸爸和挺着大肚子的准妈妈一起走在来来往往的人群中时，准爸爸一定要记得牵起准妈妈的手，或者就在准妈妈的前面侧身保护她，这样可以防止准妈妈不被迎面走来的人群碰倒。这些小小的细节会在冬日温暖准妈妈的心，也会让她永远记得准爸爸的好。

性生活须节制

怀孕中期（孕4～7个月）胎盘已经形成，妊娠较稳定；准妈妈的早孕反应也过去了，心情开始变得舒畅。性器官分泌物也增多了，是性感较高的时期，可以适当地过过性生活。

但是准爸爸要注意，这个阶段的性生活要节制，如果性生活次数过多，用力比较大，压迫准妈妈腹部，胎膜就会早破，脐带就有可能从破口处脱落到阴道里甚至阴道外面。而脐带是胎宝宝的生命线，这种状况势必影响胎宝宝的营养和氧气，甚至会造成死亡，或者引起流产。因此，准爸爸要注意性生活的体位与时间，避免造成对胎宝宝的影响，注意不要压迫腹部，保护胎宝宝的正常生存环境。而且由于性高潮引起子宫收缩，有诱发流产的危险。

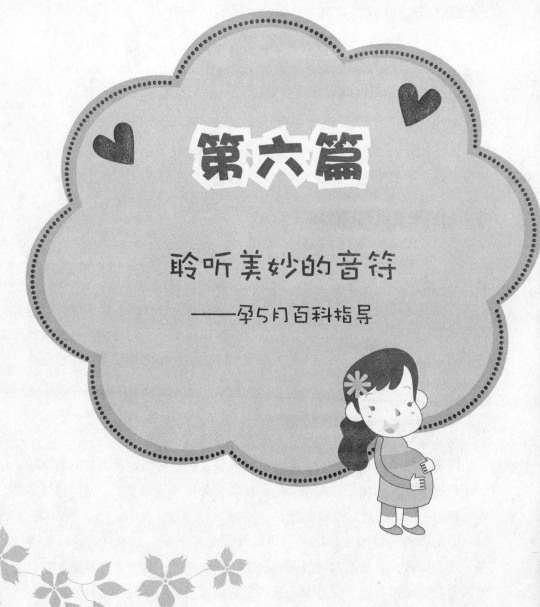

第六篇

聆听美妙的音符

——孕5月百科指导

大多数胎宝宝会在5个月时出现胎动，这是准妈妈和胎宝宝特有的沟通方式，也是最有趣的游戏。准妈妈的内心一定感到无比的幸福和欣喜吧？孕期的美好时光，就这样在胎动中延续着……

　　怀孕5个月，准妈妈的肚子也开始变得浑圆起来，胎宝宝的感觉器官进入成长的关键时期，大脑开始划分专门的区域进行嗅觉、味觉、听觉、视觉以及触觉的发育。

　　准妈妈的一切，都与胎宝宝息息相关，照顾好自己，就是准妈妈对胎宝宝最大的关爱了。

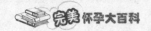

怀 孕 历 程

🌸 胎宝宝的发育历程

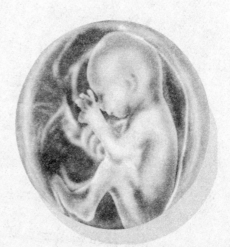

　　孕17～20周为孕5月，这个阶段胎宝宝生长较快，变化明显。妊娠16周末胎宝宝皮肤红润透明，可以见到皮下血管；根据外生殖器能分辨男或女（借助超声波）；呼吸肌开始运动；皮肤渐变暗红，逐渐不透明，开始长胎毛、胎发、眉毛、指甲。这一时期的胎宝宝皮下脂肪很少，显得皮肤不厚；头部较大，头围约17.6厘米，大小如同一只鸡蛋，大约占身长的1/3；骨骼和肌肉发育较以前结实，四肢活动增强，因此准妈妈可以感觉出胎动。

🌸 准妈妈的身体变化

　　准妈妈在孕5月一般妊娠反应消失，食欲较好，流产危险性减少，感觉上比前几个月要舒服。在生理上，胎动、白带增加；下腹以及周边可能会疼痛（支撑子宫的韧带扩展所造成的）；便秘、胃灼热、消化不良、胀气和饱胀感出现；由于乳腺管、腺泡发育，乳房会变得丰满，乳头着色加深；脚和足踝可能有轻微水肿，有时连手和脸也会肿；腿部静脉曲张，甚至有痔疮；脉搏加快（心跳速率）；背痛；腹部甚至脸部的肤色出现变化；肚脐突出，下腹部更加凸显，会感到腹部沉重。

准妈妈可能有的感觉

✿ 腹部更加凸出

许多因素会决定准妈妈"显怀"的程度：体形的变化、体重的增加、怀的单胎还是多胎、宝宝的大小、子宫的位置等。

✿ 腹部皮肤瘙痒敏感

这个时候，皮肤因牵拉会持续感到瘙痒。准妈妈可以在痒的部位抹一些润滑膏。

✿ 韧带疼痛

此时由于子宫变大，子宫周围组织的负荷也更重，当准妈妈突然改变姿势时，会经常有这种痛楚感。

有些准妈妈在运动，甚至走路时，都会感到韧带痛。在怀孕的第14~20周，是发生这种痛楚最厉害的时期，这是因为逐渐变大的子宫，已经开始对韧带产生压力，但此时的子宫却又尚未大到可以让骨盆承受它的重量之故。

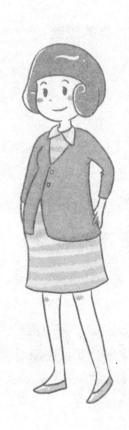

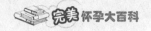

视力发生改变

怀孕以及激素对准妈妈全身的所有器官都会造成影响，眼球自然也无法例外。怀孕进入中期，许多准妈妈都会发生视力改变的现象。通常来说，都是变得更差。但到了产后，眼球的形状及视力会恢复。

轻微以及逐渐变化的视力，是怀孕时期正常且暂时的不良反应。但若是视力迅速明显地改变，却是个严重的警告，通常是高血压的征兆。因此当准妈妈发生视力严重模糊、产生盲点、暗影增多或是双重影像时，必须立刻去医院检查。

脚的改变

如果准妈妈感到脚部也像肚子般地逐渐变大变重，通常这种感觉是正常的。这是因为身体的水分都汇集在脚踝与双足处，特别是站立了一整天之后更加明显。此时，准妈妈可能发现，鞋子已经不再合脚了。

在怀孕的后半期，大多数的准妈妈需要买比原来大半码的鞋子，而其中15%的准妈妈的脚型将因此而固定，即使在产后也得穿这种大半码的鞋。

产生恐惧感

在怀孕期间，特别是怀孕中期时，准妈妈们可能会因为一些无以名状的原因而感到恐惧。她们会感到气短，或者感到呼吸困难、心跳加速（心悸）、胸口郁闷有窒息之感。半夜时分，甚至会因为这种无来由的恐惧感而惊醒。发生这种情形时，准妈妈要尽量先让自己放轻松，并说服自己"我很好"，这种恐惧感很快便会消失。

营养饮食，科学合理

○ 促进胎宝宝视力发育的食物

宝宝有一双明亮漆黑的大眼睛，是每一对父母的愿望。下面介绍的这几种物质就能促进胎宝宝的眼睛发育：

❤ α-亚麻酸。α-亚麻酸是组成大脑细胞和视网膜细胞的重要物质，它能促进胎宝宝和新生儿大脑细胞发育，促进视网膜中视紫红质的生成，提高胎宝宝和新生儿的智力和视力。

目前市场上也有一些α-亚麻酸胶囊，准妈妈可以在医生指导下服用。

❤ 牛磺酸。牛磺酸能促进视网膜的发育，可以保护视网膜，利于视觉感受器发育，改善视功能。胎宝宝必须通过摄取外源性的牛磺酸才能保证生长发育的需要。

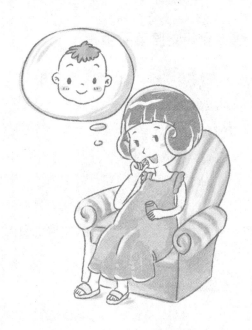

因此，在怀孕期间，准妈妈就应多多补充牛磺酸。牛磺酸在牡蛎、海带等食物中含量丰富，准妈妈可适当地多食用一些。

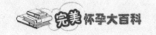

❂ 注意饮食搭配

在妊娠中晚期，每日主食400～500克，牛奶250毫升或豆浆500毫升，鸡蛋1～2个，鱼虾、肉类100～150克，豆类、豆制品100～150克，新鲜蔬菜500～1000克，水果适量，就能满足准妈妈的需要。尽量粗细粮搭配，荤素食兼有，品种广泛多样，食量合适。关键是要搭配均匀，防止偏食，而不必进食无度。

❂ 增加主食和动物性食品

在主食方面，准妈妈应选用标准米、面，搭配些杂粮，如小米、玉米、燕麦片等。一般来说，孕中期每日主粮摄入应在400～500克之间，这对保证热量供给、节省蛋白质有着重要意义。动物性食物所提供的优质蛋白质是胎宝宝生长和准妈妈组织增长的物质基础。

此外，豆类以及豆制品所提供的蛋白质质量与动物性食品相仿。对于经济条件有限的家庭，可适当选食豆类及其制品以满足机体需要。

❂ 食用猪腰要防中毒

在妊娠期间，准妈妈肾脏负担增加，因此可以适当多吃点猪腰。

食用猪腰时，清洗是非常重要的一个步骤。在清洗猪腰时，可以看到白色纤维膜内有一个浅褐色腺体，那就是肾上腺，它富含皮质激素和髓质激素。如果准妈妈没有将其处理掉，误食了肾上腺，其中的皮质激素就会使准妈妈体内的钠增高，排水减少而诱发妊娠水肿。髓质激素可以促进糖原分解，使心跳加快，从而诱发妊娠高血压或高血糖等症。严重时，还可能出现恶心、呕吐、手足麻木、肌肉无力等中毒症状。

轻松孕育

准妈妈要合理饮食，以控制胎宝宝的体重以防生出巨大儿。膳食品种要多样化，尽可能食用天然的食品，少食高盐、高糖及刺激性食物。

○ 卵磷脂让宝宝更聪明

医学专家建议怀孕期间的准妈妈要适量服用卵磷脂。因为卵磷脂可以保障大脑细胞膜的健康及正常功能，确保脑细胞的营养输入和废物输出，保护脑细胞健康发育。对处于大脑发育关键时期的胎宝宝及婴幼儿，卵磷脂是非常重要的益智营养素。而且卵磷脂还是大脑神经髓鞘的主要物质来源，充足的卵磷脂可提高信息传递的准确性，体现为注意力集中，记忆力增强。此外，卵磷脂是神经细胞间信息传递介质的重要来源，充足的卵磷脂可提高信息传递速度，提高大脑活力，让宝宝以后的思维活动能力和学习能力更强。

○ 准妈妈要避免高糖食物

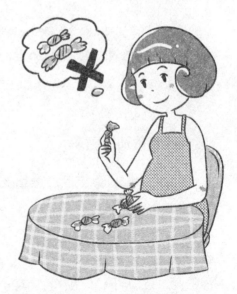

对于一般人来说，摄入过多的高糖食物，对身体的危害很大，会引发高血糖、糖尿病等疾病。对于准妈妈来说，吃太多的糖，对自身和胎宝宝也有很大危害。

意大利比萨国家研究院的医学家们发现，血糖偏高组的准妈妈生出体重过高胎宝宝的可能性、胎宝宝先天畸形的发生率、出现妊娠毒血症的机会或需要剖宫产的次数，分别是血糖偏低组准妈妈的3倍、7倍和2倍。另一方面，准妈妈在妊娠期肾排糖功能可能有不同程度的降低，如果血糖过高则会加重准妈妈的肾脏负担，不利于孕期保健。

因此，准妈妈要避免在怀孕和哺乳期间吃太多高糖食物。因为大量医学研究表明，摄入过多的糖分会削弱人体的免疫力，使准妈妈机体抗病力降低，更容易受到细菌和病毒的感染。

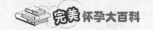

鸡蛋的最佳烹制方法

鸡蛋的营养价值很高，一个鸡蛋约含蛋白质7克，脂肪6克，热量144千卡，而且钙、磷、铁、维生素A和B族维生素的含量也很丰富，是符合准妈妈需要的营养品。

鸡蛋的吃法多种多样，就营养的吸收和消化率来说，清水煮蛋为100%，炒蛋为97%，嫩炸为98%，老炸为81.1%，开水或牛奶冲蛋为92.5%，生吃为30%～50%。茶叶蛋要少吃，因为茶叶中含鞣酸，与鸡蛋中的铁元素结合，会对胃起刺激作用，影响胃肠功能。

百科速递

准妈妈每天吃鸡蛋不要超过两个，因为吃太多鸡蛋，不但无法吸收全部营养，还会因胆固醇过高而给身体健康带来危害。

熟吃番茄更营养

对准妈妈来说，番茄中富含的维生素A原，在人体内转化为维生素A，能促进胎宝宝骨骼生长，防治佝偻病的效果颇佳。现代医学研究表明，人体获得维生素C的量，是控制和提高机体抗癌能力的决定因素，而番茄中就富含维生素C。番茄内的苹果酸和柠檬酸等有机酸，还有增加胃液酸度，帮助消化，调整胃肠功能的作用。番茄中含有果酸，能降低胆固醇的含量，对高脂血症很有益处。

在吃法上，熟吃番茄比生吃更具营养价值。因为番茄中的番茄红素和其他抗氧化剂的含量会随着温度的升高而显著增加，也就是说，温度越高，番茄红素和其他抗氧化剂的增幅越大。番茄红素作为一种抗氧化剂，其对有害游离基的抑制作用是维生素E的10倍左右，有一定的抗癌功效。

玉米，粗粮中的"营养皇后"

玉米是粗粮中常见的保健佳品，经常食用玉米对人体健康极为有益。

准妈妈多吃玉米，可以有效缓解妊娠期高血压、腹胀、痔疮等疾病，还可以修复受损伤的毛细血管，滋养肌肤，抑制妊娠斑。

对准妈妈的营养贡献

养血安胎

鲜玉米的胚乳中，含有丰富的维生素E，而维生素E有助于安胎，可用来防治习惯性流产、胎宝宝发育不良等。

预防孕吐

嫩玉米还含有丰富的B族维生素，对预防孕吐十分有帮助，能增进食欲，促进发育，提高神经系统的功能，使胎宝宝的大脑发育得更加完善。

预防便秘

玉米中的膳食纤维含量很高，能够刺激胃肠蠕动，加速排泄，防治便秘。

提高免疫力

玉米中含有丰富的维生素C，具有延缓衰老、美容养颜的功效，经常食用可增强母体的免疫能力，使胎宝宝的身体发育更健康。

怎样食用，更健康

吃玉米时应把玉米粒中的胚尖全部吃掉，因为玉米的许多营养都集中在这里。烹调使玉米损失了部分维生素C，却获得了更有营养价值的活性抗氧化剂，所以玉米熟吃更佳。食用量以每餐100克为宜。新鲜玉米上市的时候，准妈妈可以每天吃1根。

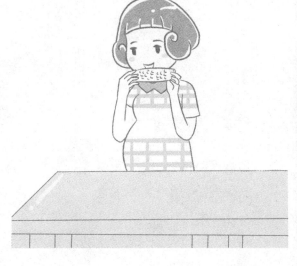

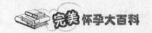

小米，滋补安胎的上品

小米营养价值极高，小米粥有"代参汤"之美称。其富含维生素和矿物质，维生素B$_1$的含量是大米的数倍，矿物质含量也高于大米，是准妈妈的滋补佳品。

对准妈妈的营养贡献

止呕健胃

小米富含B族维生素，具有消烦清热、健胃益脾的功效，适宜妊娠期出现孕吐、脾胃失调、厌食、易烦躁者经常食用，能够较好地缓解其症况。

固肾安胎

小米具有安胎、养血、固肾的功效。不仅可以促进胎宝宝的发育，还是一种能够有效治疗习惯性流产的优质食材。

滋阴养血

小米富含糖类和粗脂肪，所含营养容易被人体吸收，不仅补养气血，而且为人体提供充足的能量和营养，可使准妈妈虚寒的体质得到调养。

美白肌肤

小米还具有减轻皱纹、色斑、色素沉着的功效。

怎样食用，更健康

小米宜与大豆或其他谷物混合食用，大豆中富含赖氨酸，可以补充小米的不足。

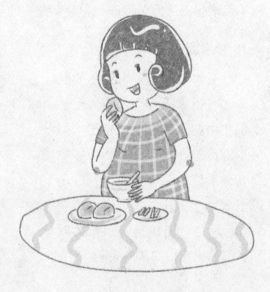

小米可熬粥或煮成二米饭。但淘米时不要用手反复搓洗，忌长时间浸泡或用热水淘洗。

小米与桂圆煮粥食用，有益丹田、补虚损、开肠胃之功效。

❀ 多吃甘薯，预防便秘

甘薯含有丰富的膳食纤维、胡萝卜素、B族维生素、维生素C、维生素E以及钾、铁、铜、硒、钙等10余种矿物质和亚油酸等，营养价值很高。

对准妈妈的营养贡献

和血补中

甘薯中含有大量的糖类、蛋白质、脂肪和各种维生素及矿物质，能有效地为人体所吸收。

宽肠通便

甘薯经过蒸煮后可增加40%左右的膳食纤维，能刺激肠道蠕动，促进排便。

增强免疫功能

甘薯中所含的矿物质对于维持和调节人体功能起着十分重要的作用，所含的钙和镁可以预防骨质疏松。

怎样食用，更健康

甘薯与玉米面搭配同吃，既可避免食后不适，又能起到营养互补的作用。

甘薯缺少蛋白质和脂肪，因此要搭配蔬菜、水果及蛋白质类食物一起吃，才不会营养失衡。

百科速递

对准妈妈来说，甘薯是很不错的食物，不过不要过量食用，否则会使人腹胀。其次，甘薯含糖量高，吃多了可刺激胃酸分泌，使人感到"烧心"。

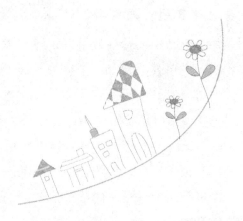

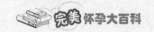

○ 芝麻是准妈妈的补益佳品

芝麻有黑、白二种，食用以白芝麻为好，药用以黑芝麻为良。

芝麻含有大量的脂肪和蛋白质，还有糖类、维生素A、维生素E、卵磷脂、钙、磷、铁等矿物质和其他各种丰富的营养成分。

对准妈妈的营养贡献

健美肌肤

芝麻中含有丰富的维生素E，能防止过氧化脂质对皮肤的伤害，抵消或中和细胞内有害物质游离基的积聚，可使皮肤白皙润泽，并能防治各种皮肤炎症。

强身健脑

芝麻含有大量的脂肪、蛋白质以及糖类、维生素A、维生素E、卵磷脂、钙、铁等营养成分，能够补充身体所需，提高大脑的活力。

养血乌发

芝麻补肝益肾，具有养血的功效，可以改善皮肤干枯、粗糙的现象，还能令头发变得黑亮有光泽。

清肠通便

芝麻能润滑肠道，补肺益气，对孕期便秘有良好的辅助疗效。

怎样食用，更健康

芝麻用来做粥效果好，还可以用于制作糕点，芝麻酱、香油、芝麻糊、以及用整粒熟芝麻拌菜都是常见的食用方式。但准妈妈每天的食用量最好不要超过50克。

芝麻与山药同食具有补钙作用。芝麻与菠菜搭配，可防止胆固醇沉淀。芝麻与糯米搭配，有补脾胃，益肝肾的功效。

准妈妈一日营养食谱亲情放送

爱心早餐

红枣小米粥1碗，蔬菜沙拉1份，蔬果汁1杯。

灵活加餐

酸奶1杯，坚果适量。

营养午餐

米饭1碗，田园小炒100克，蒸猪肝100克，醋熘白菜50克，菠菜鸭血汤适量。

下午茶点

枣3颗，银耳樱桃汤少许。

开心晚餐

番茄鸡蛋卤面适量，干炸小黄鱼100克，竹笋烧兔肉50克，香菇油菜50克，韭菜炒虾仁50克。

营养套餐特别推荐

营养主食

【番茄鸡蛋卤面】

原料

面条200克，番茄150克，鸡蛋2个，花生油50毫升，精盐3克，白糖3克，姜丝5克，鲜汤100毫升。

做法

1. 将番茄洗净，切成滚刀块。鸡蛋磕入碗内，搅打均匀，加少许精盐调一下，放入八成热的油锅内炒熟。

2. 将炒锅置火上，放入花生油烧热，下入姜丝爆出香味，倒入番茄，加入余下的精盐和白糖、鲜汤煮开，放入炒熟的鸡蛋，稍煮成卤。

3. 将煮锅置火上，放入清水烧沸，下入面条煮开，加凉水少许，再煮开，捞入碗内，加入番茄鸡蛋卤拌匀即成。

推荐理由

番茄鸡蛋卤面色泽美观，鲜香可口，含有优质蛋白质、糖类、胡萝卜素及维生素C。

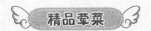

精品荤菜

【蒸猪肝】

原料

猪肝1块，酱油、糖各适量。

做法

1. 猪肝整块洗净，沥干水分，放在蒸碗内，倒入酱油，刚好浸没猪肝，加1汤匙糖调味。

2. 蒸锅水开后，放入猪肝，慢火蒸约50分钟取出。食时将蒸肝切片即可。

推荐理由

此菜色深味浓，软嫩可口，含有丰富的蛋白质及易被人体吸收的铁、锌等矿物质，并富含维生素A、维生素D及维生素B$_{12}$，准妈妈多吃可预防贫血。

【酸菜炒牛肉】

原料

牛肉250克，酸菜250克，糖1汤匙，酱油2茶匙，生粉2茶匙，生油3汤匙，盐少许。

做法

1. 牛肉洗净剁碎，用2茶匙酱油和生粉拌好备用。

2. 酸菜洗净，挤掉水分，剁碎备用。

3. 用1汤匙生油加入牛肉中调拌，再用1汤匙生油烧热锅，炒熟牛肉，装起备用。

4. 用1汤匙生油起锅炒酸菜，加入糖和少许盐（酸菜已有咸味，盐不可多放），把牛肉放在一起拌炒片刻，即可起锅。

推荐理由

牛肉含蛋白质，常吃可促进胎宝宝生长发育，酸菜则可促进准妈妈的食欲。

【竹笋烧兔肉】

原料

鲜兔肉500克，春笋50克，葱段、姜各20克，酱油20毫升，豆瓣、水豆粉各50克，肉汤1000毫升，味精1克，精盐2克，花生油60毫升。

做法

1．将鲜兔肉洗净，切成3厘米见方的块，春笋切滚刀块。

2．大火烧锅，放花生油烧至六成热，下兔肉块炒干水分，再下豆瓣同炒，至油呈红色时下酱油、精盐、葱段、姜、肉汤一起焖，约30分钟后加入春笋。待兔肉焖至软烂时放味精、水豆粉，收浓汁起锅即可。

推荐理由

竹笋烧兔肉色红油亮，肉酥味鲜，含丰富的蛋白质和维生素，脂肪含量较低，非常适合准妈妈食用。

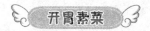

开胃素菜

【鲜番茄炒蛋】

原料

鲜番茄200克，鸡蛋3个，油50毫升，盐3.5克，料酒10毫升，高汤50毫升。

做法

1．将鲜番茄用开水泡一下，去皮，用刀切开，将子去净，再切成丁，放在碗内待用。将鸡蛋打入碗中，用筷子打匀，再放盐1.5克和料酒搅和。

2．锅烧热，放入油，即把番茄投入锅内，炒2分钟，加盐2克炒和，随即把蛋倒入翻炒，再加入高汤烧1分钟即好。

推荐理由

鲜番茄炒蛋色泽鲜艳，柔软适口，含有多种人体生长发育所必需的营养素。

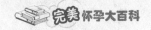

【醋熘白菜】

原料

包心白菜叶300克，花生油40毫升，醋25毫升，酱油、白糖、姜末、精盐各适量。

做法

1．将白菜叶洗净，切成2厘米长的条，再切成3厘米长的斜方片。

2．锅上火，放入花生油，用大火烧热，放入姜末炒出香味时，放入白菜片，翻炒几下，加入白糖、酱油、精盐炒匀，再烹入醋急炒，待闻到醋香味时，出锅即成。

推荐理由

这道菜酸甜可口，可增进食欲、促进消化。白菜含有大量蛋白质、脂肪、糖和钙、磷、铁等，可补充准妈妈营养成分。白菜还有通利肠胃、解除热烦、下气消火的功效。

【麻酱莴苣】

原料

莴苣500克，芝麻酱50克，盐和白糖少许。

做法

1．将莴苣洗净，切成长条，用开水烫一下，捞出，控干水分，放置盘中。

2．芝麻酱中加水适量，调匀，再加入盐和白糖。

3．将调好的芝麻酱淋在莴苣上即成。食时拌匀。

推荐理由

麻酱莴苣中含有丰富的钙、铁、胡萝卜素、维生素E等。莴苣有安胎、保胎的作用。

【炸山药】

原料

山药600克，白糖适量，花生油1000毫升。

做法

1．将山药洗净去皮，擦干水分，切成斜圆片。

2．炒锅中放入花生油，烧至七成热时，将山药片逐块放入，炸至呈金黄色，用漏勺捞出，沥净油装盘，撒上白糖即成。

推荐理由

山药具有补益脾胃、养肺益气、滋肾固精的功效，适用于脾胃虚弱、食少倦怠、妊娠呕吐、便溏遗精、尿频的准妈妈。

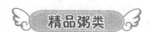

精品粥类

【板栗核桃粥】

原料

板栗50克，核桃仁50克，大米100克，盐3克，鸡粉1克。

做法

1．将板栗切成粒，核桃仁切成粒，大米用清水洗净。

2．取煲一个，注入适量清水，用中火烧开，下入大米，改小火煲至米开花。

3．然后加入板栗、核桃仁，再煲20分钟，调入盐、鸡粉搅匀即可。

推荐理由

中医学认为，栗子能养胃健脾、壮腰补肾、活血止血。此菜对怀孕初期因脾肾不足所致的阴道下血、头晕耳鸣、小便频数等症有很好的食疗作用。

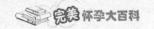

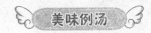 美味例汤

【黄豆芽节瓜猪舌汤】

原料

节瓜640克，猪舌400克，黄豆芽320克，盐5克，陈皮若干。

做法

1. 将黄豆芽去根须，用水洗净，沥干放入锅内，不必加油，微炒至软；节瓜刮去茸毛、瓜皮，切去蒂，用水洗净，切块；将猪舌放入滚水中煮5分钟，取出，刮去舌苔，用水洗净切块；陈皮用水浸透洗净。

2. 加水入瓦煲内煲至水滚；放入全部材料，等水再滚起；中火煲至猪舌熟透；以盐调味，即可饮用。

推荐理由

节瓜具有清热、清暑、解毒、利尿、消肿等功效；对肾脏病、水肿病、糖尿病的治疗也有一定的辅助作用。适合妊娠水肿和有妊娠糖尿病的准妈妈食用。

【肉丝榨菜汤】

原料

猪瘦肉100克，榨菜50克，香菜少许，香油5毫升，精盐2克，味精1克，料酒、鲜汤各适量。

做法

1. 将猪瘦肉洗净切成细丝；榨菜洗去辣椒糊，也切成细丝；香菜择洗干净，切段。

2. 将汤锅置火上，加入鲜汤（或清水）烧开，下肉丝、榨菜烧沸，加精盐、味精、料酒、香菜，淋香油，盛入汤碗内即成。

推荐理由

此汤肉嫩味美，清香利口。含有优质动物蛋白质、多种矿物质和维生素，并能补充人体需要的水分，适宜准妈妈食用。

花色点心

【三宝绿豆糕】

原料

绿豆面1000克，青梅75克，核桃仁50克，红枣肉50克，面粉75克，白糖、桂花各适量，香油5毫升。

做法

1. 将红枣肉洗净，放入开水中煮熟，捞出，剥去外皮，放入大碗内，捣烂，掺入白糖，搅匀。把青梅切成细丝，核桃仁压碎。三料与桂花、香油、面粉一并放入大碗内，加少量水，搅拌均匀，即成红枣馅。

2. 将绿豆面放入盆内，掺入白糖，加清水少许，拌成潮湿面团，加入红枣馅。

3. 锅置火上，倒入开水，放好笼屉，将制好的面团排放在笼屉上，盖好锅盖。蒸10分钟左右，熟后出屉即成。

推荐理由

三宝绿豆糕香甜爽口，含有蛋白质、糖类、钙、磷、铁等成分。并具有清热解毒、降压的功效，尤其适于准妈妈中的高血压患者食用。

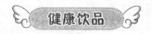 健康饮品

【甘蔗生姜汁】

原料

甘蔗汁100毫升，鲜姜适量。

做法

1. 将鲜姜洗净，去皮，榨取生姜汁10毫升。

2. 将甘蔗汁、生姜汁混合，隔水烫温。

3. 每日3次，每次服30毫升。

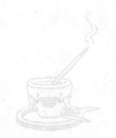

推荐理由

甘蔗生姜汁具有清热和胃、润燥生津、降逆止呕的功效，适用于妊娠胃虚呕吐者。

日常护理，细致入微

注意腹部的安全

这时准妈妈会感觉微微的胎动，但刚开始并不太明显，肠管会发出蠕动的声音，肚子也会有不舒服的感觉，这都是正常的现象。这时准妈妈要特别注意腹部的保暖，为了防止腹部松弛，最好使用腹带或腹部防护套。

准妈妈多与小朋友待在一起，有助于自身的身心健康，更对腹中的胎宝宝有利。

但当准妈妈和孩子们在一起的时候，一定要注意保护自己的安全，以免被撞倒或撞伤腹部。

不仅如此，在日常生活中，准妈妈也要注意保护好自己的腹部。

久坐起身时要有支撑

准妈妈在久坐起身时，最好找个支撑物。如果感到不舒服或头晕，要就近找个支撑物，赶快靠着蹲下或坐下，避免晕倒或摔倒。

警惕乘车中的危险隐患

准妈妈应该避免在怀孕期间经常乘车，因为一旦发生交通意外，可能会从多方面伤害胎宝宝。

♥ 突然刹车。当汽车突然停止，人体在惯性作用下会以撞向车内设施或被抛出车外。这对于任何人来说都是异常危险的，包括准妈妈和她腹中的胎宝宝。

❷ 遭受撞击。在发生车祸时，准妈妈的胸腔和骨盆都会受到安全带的压迫，但是她的腹部仍可自由地活动，其活动方向取决于撞击时所产生的特定冲击力的方向。由于胎宝宝可在母体内自由浮动，因此车祸对胎宝宝往往会产生两大类型的伤害。较为普遍发生的一种伤害是胎盘部分地或全部脱离，这意味着胎宝宝将无法获得足够的氧气。另一种情况是胎宝宝的头部因撞击在母亲骨盆的骨头上而受伤。

在工作和生活中注意休息

准妈妈比正常人身体负担重，容易疲劳。所以，准妈妈在日常工作、生活中要注意休息。

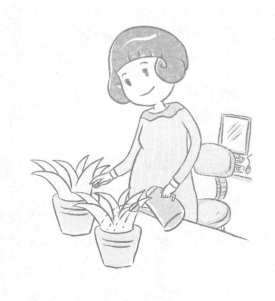

在正常工作中，可能并不感到疲劳，但也要稍稍休息一下，哪怕是休息5分钟、10分钟也好。条件允许的话，要到室外或阳台上去呼吸新鲜空气，活动一下躯体。

做事务性工作的准妈妈，如话务员、打字员、计算机操作者，长时间保持同一姿态，难以坚持，容易感到疲劳，要不时地改变一下姿势，擦擦脸、搓搓手等，这些都有助于解除疲劳。

轻松孕育

冬季办公室或卧室暖气过热，空气不新鲜，会使人感到不舒服，准妈妈要经常打开窗子，走到窗前呼吸些新鲜空气。

○ 不要长时间使用电扇和空调

在天气炎热的夏季，准妈妈如果吹电风扇的时间过长，或空调的温度过低，都会给健康带来不利影响，会出现头晕头痛、浑身乏力等症状。

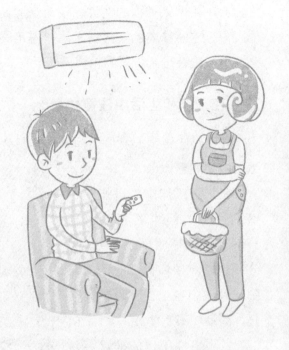

如果是从非常炎热的户外进入屋子，马上吹电扇或空调，汗液蒸发会使皮肤温度骤然下降，导致表皮毛细血管收缩，血管的外周阻力增加，而使血压升高，表皮血管充血，尤其是头部因皮肤血管丰富，充血明显，对冷的刺激敏感，所以更容易引起头晕、头痛症状。

此外，为了调节全身温度，达到均衡状态，全身的神经系统和各器官组织必须加紧工作，所以，吹太久的冷风或冷气，并不会缓解疲劳，相反会使人更加劳累。再加上准妈妈的身体抵抗力低下，容易受到邪风的侵入，如果身体温度正高时就吹风扇或是空调，很容易引发感冒或是伤风，对准妈妈和胎宝宝的健康不利。因此，不宜将风扇对着准妈妈劲吹，空调温度也不宜低于26℃，且不要长时间使用。

○ 日常行动要缓慢

准妈妈在孕期，因为重心不稳加上容易头晕，很容易摔倒。为了安全起见，在日常生活中，准妈妈做任何事情都务必将动作放慢。需要变换姿势时，动作也不要太快太猛，走路或者爬楼梯时，要记得抓扶栏杆，慢慢地走动。

○ 远离繁重的体力劳动

怀孕后，身体负担明显增加，体力却有所下降。因此，准妈妈不宜参加下列繁重的体力劳动。

💙 剧烈的全身振动和局部振动的作业，如用人力进行土石方作业和使用风动工具的作业，准妈妈承受不了。

💛 不要参加有跌落危险、距地面2米以上的高处作业，由于身体不便，一旦跌落，准妈妈和胎宝宝都会受到伤害。

💙 应禁止参加弯腰、攀高或下蹲的作业及电焊作业等，这些动作会损伤腹内的胎宝宝，引起流产。

○ 孕中期避免过分安逸

有些准妈妈因体形显露而不愿活动，每天不干任何事情，凡事都由准爸爸包办，以为安逸地静养才会对胎宝宝有利。可这样做却易引起心理上的烦闷、压抑、孤独，这对胎宝宝是不利的。

医学界认为，孕期适当的活动可以增强准妈妈的肌肉力量，对分娩有一定帮助。所以，准妈妈可以从事一般性的家务劳动，如果没有异常情况，孕中期仍能正常上班，这样对于调整心理状态也大有益处。

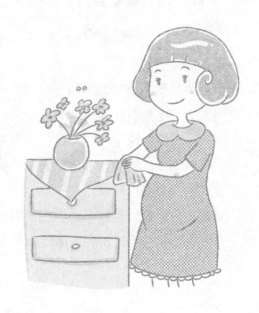

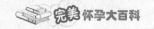

○ 准妈妈不要睡过于柔软的床垫

准妈妈不宜睡过于柔软的床垫，原因是因为：

❤ 使翻身更加困难。过于柔软的床垫会使准妈妈深陷其中，不容易翻身。同时，准妈妈仰卧时，增大的子宫压迫着腹主动脉及下腔静脉，导致子宫供血减少，对胎宝宝不利，甚至出现下肢、外阴及直肠静脉曲张，有些人因此而患痔疮。而采用右侧卧位时，上述压迫症状消失，但胎宝宝可压迫准妈妈的右输尿管，易患肾盂肾炎。

❤ 使脊柱位置失常。准妈妈的脊柱较正常腰部前曲更大，睡太过柔软的床垫，会对腰椎产生严重影响。仰卧时，其脊柱呈弧形，使已经前曲的腰椎小关节摩擦增加；侧卧时，脊柱也向侧面弯曲。长此下去，使脊柱的位置失常，压迫神经，增加腰肌的负担。

○ 选择正确的睡眠姿势

进入孕5月，准妈妈的身体较以前有了较大的变化。如果这时采取仰卧位睡觉，增大了的子宫压在子宫后方的下腔静脉上，使回心血减少，子宫的供血量不足就会直接影响胎宝宝的营养和发育。此外还会对准妈妈造成不良的影响，比如出现胸闷、头晕、恶心、血压下降等现象。

如果准妈妈经常采取右侧卧位的姿势睡觉也不利于胎宝宝的发育，由于子宫不断增大，使腹内其他器官受到挤压，会影响胎宝宝的氧气供应，从而造成胎宝宝慢性缺氧。

因此，孕期最合理科学的睡眠姿势是左卧位，这不仅可以保证胎宝宝的正常发育，还对准妈妈的身体健康有一定益处。

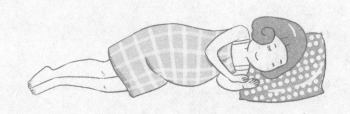

○ 开灯睡眠不利妊娠

有人有开灯睡眠的习惯，这对人体不利，尤其对准妈妈更不利。

💔 灯光对人体产生一种光压，长时间照射会引起神经功能失调，令人烦躁不安。

💔 日光灯缺少红光波，且以每秒50次的速度振动，当室内门窗紧闭时，与污浊的空气产生含有臭氧的光烟雾，对居室内的空气造成污染。

💔 荧光灯发出的光线带有看不见的紫外线，短距离强烈的光波能引起人体细胞发生遗传变异，容易诱发畸胎或皮肤病。

○ 享受孕中期"性"福的生活

妊娠进入稳定期，而且对于准妈妈来说，早孕反应消失，准妈妈的心情开始变得舒畅了。在激素的作用下，准妈妈的性欲也有所提高，因此到了孕中期可适度地进行性生活。

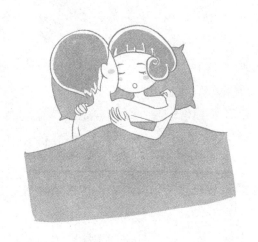

孕中期的性生活以每周1～2次为宜，但需要特别注意的是这一时期的性生活应该建立在情绪胎教的基础上。

性生活之前，夫妻之间应相互亲吻与抚摸，爱的暖流就会传到对方的心田，这对准爸爸和准妈妈的性生活大有益处。此外，适当的性生活也能使准妈妈心情愉快，情绪饱满，以获得更佳的胎教作用。

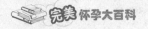
需要选择更大的胸罩

这个月乳房也开始胀大，准妈妈要选择更大的胸罩了。而且随着孕期的推进，准妈妈乳头开始有像乳汁一样的液体渗出，这是正常的，准妈妈不必担心，只要保持胸部的清洁即可，每次洗澡时用温水特别清洗一下乳头，并适当地做做按摩。

孕期"养眼"有妙招

怀孕期间由于激素水平的变化，准妈妈在此时容易出现眼部的问题，应该从内到外、全方位地对眼睛进行护理。

使用电脑时，眼睛应距离计算机60～80厘米远，连续用眼30分钟，最好休息5～10分钟。观看电脑屏幕时最好能佩戴护目镜，以减少强眩光、反射光及辐射线的伤害。

此外，屏幕应擦拭干净；当桌面出现反光刺眼现象时，可铺上米黄色纸或绿色垫板。属于上班族的准妈妈不妨利用中午休息时间热敷或轻轻按摩眼窝，按摩时切记要避开眼球。

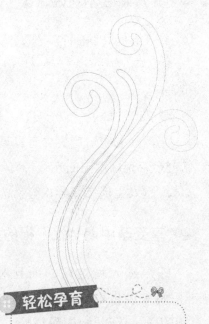

轻松孕育

准妈妈当用眼一段时间后感觉眼睛太干时，可以使用滴眼露，但是必须经过专业医生的许可后方可使用。

产前检查与孕期保健

根据子宫高度监测胎宝宝发育

正常情况下每周子宫底增长8.2毫米，一个妊娠月增加3.28厘米。胎宝宝生长发育的情况与妊娠的时间、子宫的大小是一致的。如子宫底的高度低于妊娠月数应有的高度，说明可能有胎宝宝发育迟缓的问题。

根据体重和腹围监测胎宝宝发育

一般情况下，体重在怀孕的最初3个月增加1.1～1.5千克，以后每周增加350～400克；腹围每周增长6.9毫米，一个妊娠月增大2.7厘米。如果准妈妈上述数值大致符合，说明胎宝宝生长发育正常。

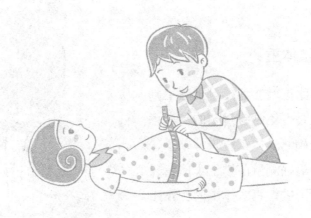

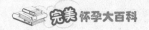

◎ 测量宫高的方法

让准妈妈排尿后，平卧于床上，用软尺测量耻骨联合上缘中点至宫底的距离。一般从怀孕20周开始，每4周测量1次；怀孕28～35周每两周测量一次；怀孕36周后每周测量一次。测量结果画在妊娠图上，以观察胎宝宝发育与孕周是否相符。如果发现宫高间隔两周没有变化，要进行进一步检查。

◎ 测量腹围的方法

准妈妈排尿后，平卧床上，用软尺经肚脐绕腹部一周，这一周的长度就是腹围。测量腹围时注意不要勒得太紧。测量腹围的时间与测量宫高的时间相同，要将测量结果及时记录下来，与孕周标准相对照。如发现增长过快或过缓，则应考虑是否是羊水过多或胎宝宝发育迟缓。

◎ 准确测量体重

准妈妈的体重增加情况对于医生判断胎宝宝发育是否正常有重要的参考意义，要做到准确测量体重应脱掉鞋子，只穿单衣裤，最好测量前排空小便，只有在相同条件下进行真实体重的相互比较，才有意义。

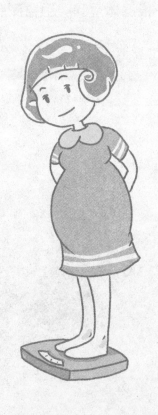

根据胎动和胎心监测胎宝宝发育

胎动计数：如胎宝宝发育正常，每小时胎动次数为3～5次。每小时少于3次，或12小时内胎动小于10次，都显示胎宝宝宫内缺氧。

胎心计数：妊娠4个足月时，在腹部可以听到胎心音。正常胎心音每分钟为120～160次。如果每分钟慢于120次或快于160次，或中间停跳，或快一阵慢一阵，或一阵响亮后又听不清，都是不正常现象。

胎宝宝宫内发育迟缓怎么办

凡有妊娠合并症、不良分娩史的准妈妈，如发现胎宝宝大小与妊娠月份不相符合，应请医生检查，诊断胎宝宝是否是宫内发育迟缓。如果胎宝宝确为宫内发育迟缓，经检查又没有先天性疾病，通常医生会给予及时的治疗。通常以下措施会有效：

❶ 准妈妈要增加间断性休息和左侧卧位休息，使全身肌肉放松，减低腹压，减少骨骼肌中的血容量，使盆腔血量相应增加。

❷ 增加营养，增加高蛋白高热量饮食，严禁烟酒。

❸ 积极治疗准妈妈的合并症，如有贫血应尽早纠正。

❹ 如有条件应每日给准妈妈吸2～3次氧，每次1小时。

准妈妈耳鸣怎么办

怀孕期间因激素变化，易出现 "耳鸣" 现象，容易令准妈妈焦虑紧张，甚至干扰准妈妈的睡眠。那么，准妈妈该如何预防孕期的耳鸣现象呢？

❶ 避免噪声。长时间处于充满噪声的环境中，很容易导致听力下降和耳鸣产生。但是也不要让环境过于安静，因为这样会使有耳鸣的准妈妈感受更强烈，更容易心烦气躁。因此，最好的环境应该播放一些柔和的音乐，既可以放松身心，又能防治耳鸣。

❷ 缓解精神紧张和疲劳。长期处于精神高度紧张和身体极度疲劳的状态下，易使耳鸣加重。因此，适当调整工作节奏、放松放松情绪、转移对耳鸣的注意力都是非常有益的缓解症状的措施。

孕5月胎教同步指导

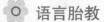

语言胎教

童谣《一只小蜜蜂》

一只小蜜蜂呀，飞到花丛中呀，飞呀，飞呀。

二只小耗子呀，跑到粮仓里呀，吃呀，吃呀。

三只小花猫呀，去抓小耗子呀，追呀，追呀。

四只小花狗呀，去找小花猫呀，玩呀，玩呀。

五只小山羊呀，爬到山坡上呀，爬呀，爬呀。

六只小鸭子呀，跳到水里面呀，游呀，游呀。

七只小百灵呀，站在树枝上呀，唱呀，唱呀。

八只小孔雀呀，穿上花衣裳呀，美呀，美呀。

九只小白兔呀，竖起长耳朵呀，蹦呀，蹦呀。

十个小朋友呀，一起手拉手呀，笑呀，乐呀。

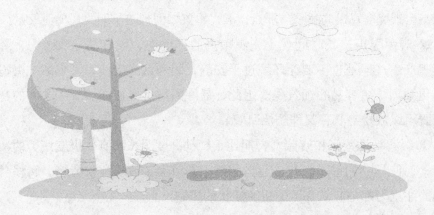

朗读诗歌《我的信仰》

我相信

爱的本质一如生命的单纯与温柔

我相信

所有的光与影的反射和相投

我相信

满树的花朵只源于冰雪中的一粒种子

我相信

三百篇诗反复述说着的

也就只是

年少时没能说出的那一个字

我相信

上苍一切的安排

我也相信

如果你愿与我一起去追溯

在那遥远而谦卑的源头之上

我们终于会互相明白

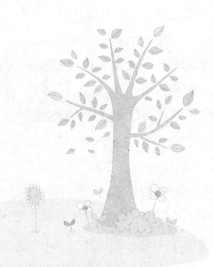

　　这首诗表达了诗人席慕容对爱的理解，爱情是要靠两个人互相努力并互相体会的，孕育一个新生命又何尝不是呢，大自然的万物都会为此而歌颂。读读诗人的美丽诗句吧，感受一下淡雅剔透、抒情灵动的文字中对生命的挚爱真情，准妈妈的好情绪将为胎宝宝创造一个良好的生长环境。

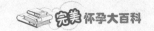

❁ 意念胎教

通过冥想给胎宝宝画张像

胎宝宝在妈妈的肚子里待的时间已经不短了，准妈妈一定无数次地想象过自己未来宝宝的样子，为何不将他画下来呢？给宝宝画像，准妈妈同时要动脑、动眼和动手，这些都能给胎宝宝的发育带来良好的刺激。下面就一起来看看画像的具体步骤：

第一步，画脸的轮廓。如果妈妈脸形是圆形、爸爸是长方形，就按照两者取中的程度来画宝宝的脸形。之后按照竖线左右平分、横线中间偏下的位置画出十字线。小宝宝的脸一般都会略呈圆形，所以准妈妈要把宝宝的脸画得丰满一点。

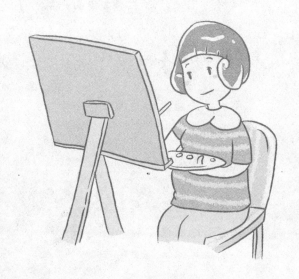

第二步，画出眼睛和眉毛。以十字线为基准，来画眼睛。在横线下方，竖线两侧的位置要用虚线画出眼睛才能更好地表现出婴儿面孔的感觉。眉毛最好画得不要太显眼，这样才更显得可爱。

第三步，画出鼻子和嘴。在十字线的竖线上画出鼻子。与眼睛一样用虚线小小地勾画出鼻子的轮廓。然后是画嘴，即在下颌附近的竖线上画出一个小小的嘴部轮廓，从而能加强可爱的印象。

第四步，画出头发。婴儿头发的特征是细细软软的，比成人头发的颜色要浅一些。重点是要用细线尽可能画出轻飘飘的感觉。

第五步，着色。用橡皮将十字线擦抹下去后，开始着色。对于着色所用的工具是没有限制的，但一般来说，彩色铅笔或水彩笔最适合表现婴儿的特征。

准妈妈的"白日梦"

胎教专家建议准妈妈们，在胎宝宝的性格培养上，不妨经常做一做白日梦。白日梦与夜间梦的区别在于，白日梦是人在清醒状态下所出现的一系列带有幻想情节的心理活动，就像一幅一幅的电影画面那样剪辑拼凑成梦，而且，白日梦的情节大多数是愉快的结局，一般没有挫折和烦恼。

准妈妈不妨经常想想自己未来的小宝宝长得是多么可爱，身体多么结实，头脑多么聪明。这对胎宝宝的健康成长非常有益。

百科速递

做白日梦是一种相当有效的心理松弛方法，对松弛身心、解决问题大有益处。准妈妈愉快了，胎宝宝自然也会愉快。

✿ 音乐胎教

欣赏《爱之梦》

《爱之梦》是由匈牙利作曲家李斯特所作，主旋律表达的是：爱吧，你可以爱得这样久。这不正是准妈妈现在最想表达的心声吗？"亲爱的宝贝，我爱你，永远地爱你。"准妈妈一定要把这份爱传达给胎宝宝，让他知道这个世界正期待着他的到来。

准妈妈在欣赏这首音乐的时候，可以边听边跟着唱，注意在唱完每一段音符后稍加停顿，给胎宝宝留出"复唱"的时间。当然唱的声音不能太大，以免使胎宝宝感到不安。

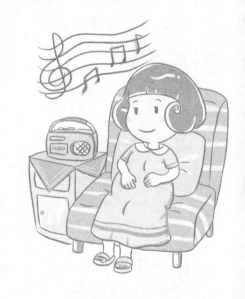

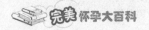
✿ 情绪胎教

亲手做支玫瑰花

插花是一项艺术，随手一插也能饱含意境，重在插花人动手边做边发挥自己的创意。亲手插支玫瑰，送给自己和胎宝宝，这也是一种很有益的胎教。

材料：

硬皮纸（纸的颜色可根据自己的喜好选择），剪刀，铅笔，枯树枝。

步骤：

1.在一张图纸上画一个旋螺形状的图案。

2.用剪刀剪出旋螺图案。

3.用滚动的形式，滚动出玫瑰形状，就大功告成了。

（1）

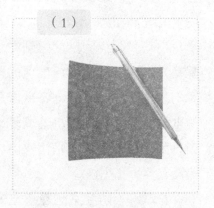

（2）

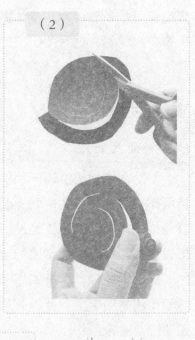

（3）

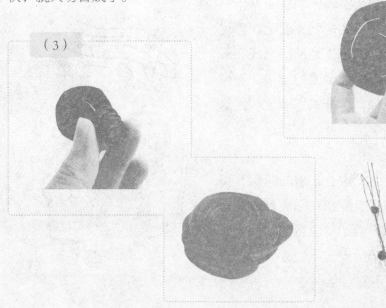

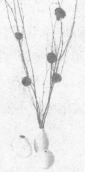

运动胎教

缓解身体疼痛的准妈妈操

怀孕5个月时，由于准妈妈腹部向前突出，脊背始终处于弯曲状态。所以，背部肌肉紧张，容易出现腰酸背痛。为消除腰部疲劳，请做下列准妈妈操。

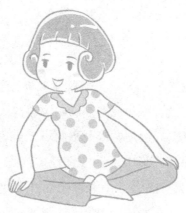

双腿弯曲盘坐，不要上下重叠，手放在膝盖上，然后一边呼气一边以8拍为一个单位转动腰部。

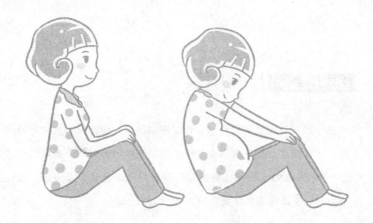

屈膝而坐，挺直身体，用双手环住腿，然后一边呼气一边向前弯腰至不压迫肚子为度。

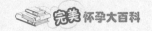

瑜伽，有益于准妈妈

准妈妈练习瑜伽可以增强体力和肌肉张力，增强身体的平衡感，提高整个肌肉组织的柔韧度和灵活度。同时刺激控制激素分泌的腺体，加速血液循环，还能够很好地控制呼吸。

练习瑜伽还可以起到按摩内脏的作用。此外，瑜伽有助于改善睡眠，消除失眠，让人健康舒适，形成积极健康的生活态度。瑜伽还能帮助人们进行自我调控，使身心合二为一。

练习瑜伽的注意事项

在练习瑜伽前，应先解小便，排空膀胱。穿着透气吸汗的运动衣服，防止弄湿身体而着凉。选择温度适中的环境练习（室温22～23℃），保持空气流通。而且应在空腹或饭后两小时后再开始练习。

在练习瑜伽时，精神要集中，动作宜轻柔，配合呼吸均匀缓慢，绵绵不断。如果觉得疲倦就应慢慢停下来休息，不要勉强。避免高难度的动作，以个人及胎宝宝的安全为先。建议准妈妈持之以恒，每日练习30至60分钟。如身体患有疾病，如关节及骨骼问题，宜先请教医生的意见。

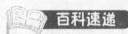 百科速递

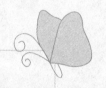

怀孕前一直练瑜伽的女性，怀孕期间仍可继续练习，直至分娩之前一个星期可休息下来。至于从未练过瑜伽的准妈妈，最好在怀孕3个月后才开始上准妈妈瑜伽班，往后亦可维持练习至分娩。建议准妈妈宜先请教医生的意见。

准爸爸爱妻课堂

学会与胎宝宝说话
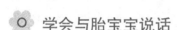

准爸爸坚持每天对子宫内的胎宝宝说话，让胎宝宝熟悉准爸爸的声音，能够唤起胎宝宝最积极的反应，有益于胎宝宝出生后的智力发育及情绪稳定。

准爸爸在开始和结束对胎宝宝讲话的时候，都应该常规地用温柔的及能够促使胎宝宝形成自我意识的语言对胎宝宝说话。

除了使用设计好的固定开场白外，准爸爸讲话的内容可以多种多样。念一首儿歌、吟一段小诗，或是绘声绘色地讲述一个小故事，也可以谈自己的工作及对周围事物的认识，以刻画人间的真、善、美为主体，再或者用诗一般的语言、童话一般的意境，描述祖国的锦绣河山，等等。对话结束时，要对胎宝宝给予鼓励："宝贝，你学得很认真，你是一个聪明的宝宝。好吧，今天就学习到这儿，再见！"

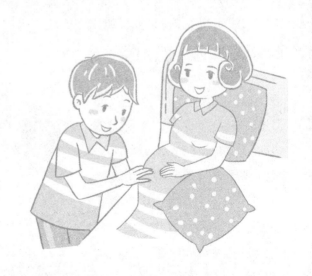

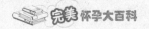

○ 做胎教的得力助手

如果说胎宝宝是一粒发芽的种子，那么，准妈妈就是提供养分的土壤，而准爸爸则是和风细雨、阳光雨露。对胎宝宝的成长来说，准妈妈给予了直接的影响，她在胎教中起决定作用，但是，准爸爸的"雨露阳光"则能使种子发育得更健全，生长得更完美。

当然，准爸爸对胎宝宝的影响，主要是通过对准妈妈的影响以及参与胎教而实现的。所以，在准妈妈怀孕期间，准爸爸要保持平和愉快的心境，关心、体贴和照顾准妈妈，节制房事并积极参与胎教。准爸爸的积极参与，会使准妈妈心情更加平和愉快，进而对胎宝宝产生有益的影响，胎宝宝才能在准父母的双向教化下健康地发育成长。

因此，准爸爸要尽职尽责地做好胎教的第一助手。

❀ 细心照应准妈妈的行动

进入孕中期后，随着胎宝宝的不断生长，准妈妈的子宫也会随之快速增大，身体渐渐变得臃肿，从孕中期往后，会有很多动作做不了了。所以，这时的准妈妈更加需要准爸爸的细心照应。

在日常生活中，准爸爸要帮助准妈妈做她力所不能及的事情，譬如提重物、弯腰捡拾东西，随着腹部的不断增大，准妈妈洗澡时也会碰到诸多不便，而且出现滑倒的可能性也较大，准爸爸应帮助准妈妈洗澡，既可以帮助妻子，还能沟通与胎宝宝的感情。

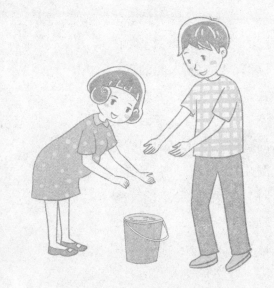

○ 和准妈妈一起记录胎动情况

目前国内外均采用12小时胎动计数法，即早、中、晚固定时间各测1小时胎动数，3次相加的总数乘以4，即为12小时胎动数。一般要求12小时胎动在20次以上为正常。准爸爸可以与准妈妈一起记录胎宝宝的胎动情况，以掌握宝宝在子宫内的生活习惯。

一般情况下，胎动的强弱与频率，因个体的不同会有很大的差异。若12小时内，胎动少于20次，或1小时内胎动小于3次，就表示胎宝宝可能有缺氧的情形，这时准爸爸最好陪准妈妈到医院做详细检查。

○ 调节好家庭气氛

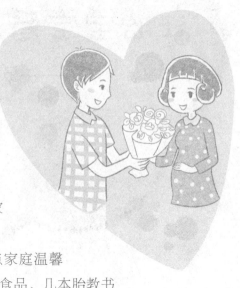

准爸爸如果调节好家庭的气氛，可以为妻子创造一个良好的孕期环境。这对准妈妈和胎宝宝都有很好的帮助。

每天以一种舒畅的心情推开家门，即使工作不顺心或遇到其他不愉快的事，准爸爸也应该在跨入家门的那一刻，将不良情绪排除掉。

准爸爸还可以出其不意地制造点家庭温馨气氛，偶尔给准妈妈送点小礼物、小食品、几本胎教书等，准妈妈在感受幸福的同时，胎宝宝也会比较放松。

○ 不断充电，做一个好爸爸

不是有了孩子准爸爸就能升级为一个好爸爸的。相应的知识储备是准爸爸"提升"自己的必要阶梯。而且，这还能让准妈妈有种幸福和踏实的感觉。多学习不同的东西，如照顾孩子的科学方法，育儿的技能要点，早期教育的实施方法，这会让准妈妈更健康快乐。

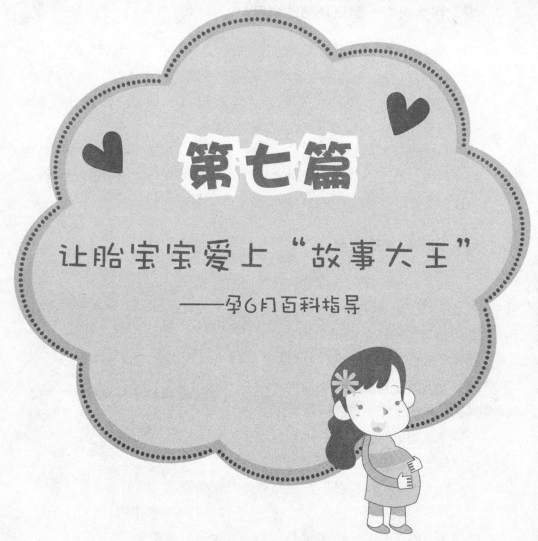

第七篇

让胎宝宝爱上"故事大王"

——孕6月百科指导

6个月大的胎宝宝已经"懂事"了，这是因为他的大脑已较发达，并产生了自我意识，还能很快地对外界刺激做出反应。这时的胎宝宝不仅爱听妈妈说话，会和妈妈互动，更爱听妈妈有声有色地给他讲故事呢。

不仅如此，胎宝宝现在就像位小运动健将，他的表现欲望可强了。准妈妈快和胎宝宝一起来做做运动类的小游戏吧！

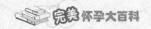

怀孕历程

胎宝宝的发育历程

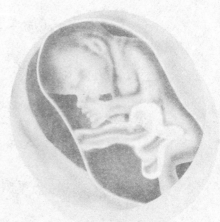

孕21～24周为孕6月，此期胎宝宝发育接近成熟，身长28～34厘米，体重600～700克，身体各部位比例逐渐匀称，头围达22厘米，五官已发育成熟，面目清晰，可见清楚的眉毛、睫毛，头发变浓，牙基开始萌发。从这时开始，皮肤表面开始附着胎脂。胎脂是皮脂腺分泌的脂肪与表皮细胞的混合物，它的作用是为胎宝宝提供营养，保护皮肤，并在分娩时起到润滑作用。此期胎宝宝发育较结实，四肢运动活跃。胎宝宝的听力和骨骼也发育很快，心音变得越来越强，如果准爸爸把耳朵贴近准妈妈腹部，能清楚地听到胎心音。

准妈妈的身体变化

这个时期准妈妈容易出现一些异常反应：第一，由于胎宝宝在发育过程中需要从母体吸收大量的铁，从而使母体血红蛋白浓度降低，引起贫血。第二，体内激素水平的改变会使肠蠕动减慢，同时，直肠受子宫的压迫会出现顽固性便秘。有时直肠或肛门处会出现淤血，形成痔疮。另外，这个时候准妈妈要特别注意，如果一整天都感觉不到胎动时，就要立即到医院就诊。

准妈妈可能有的感觉

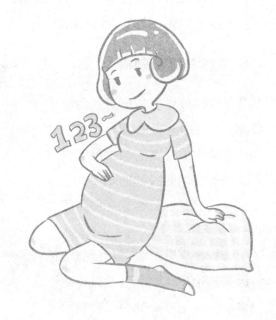

更多的胎动

如果先前微弱的胎动还让准妈妈感到怀疑，那么现在毫无疑问，能真正感觉到"生命"的存在了。上个月那些轻轻的、细微的胎动，在这个月已变成了比较大的撞击。

腹部肌肉分离

腹部中央有两大块肌肉，随着子宫的成长，它会拉扯这些肌肉并且推着它们分离。而且准妈妈可能会注意到，这些肌肉分离处的皮肤已经凸起来，如果用手指沿着腹部中央在这些肌肉间游走，会感觉在肌肉已分离的地方，隐约有一条沟，而且这种分离的情形，会在后期更加明显。

手部疼痛

有些准妈妈大拇指、食指、中指及无名指的前半截，会有针刺及灼热的感觉，并且有时会伴随着从手腕到肩膀的疼痛。当压迫手腕内侧时，有时会感到疼痛，这些症状被称为"腕骨综合征"。

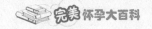

○ 静脉曲张

静脉曲张是怀孕期间诸多的不良反应之一。小腿更是特别容易产生静脉曲张，因为扩张的子宫压迫其下的主要血管，而且会将压力施加在骨盆的静脉上，有时引起小腿血液潴留。是否在怀孕时出现静脉曲张，可能与遗传因素有关。

不要揉或用力地按摩出现静脉曲张的血管，因为这样可能会引起静脉更进一步的损坏，甚至会引起血栓。

○ 后腰与腿部刺痛

准妈妈可能偶尔觉得，后腰、臀部、大腿外侧及小腿有阵痛、刺痛或者麻木的感觉。在臀部的一边会感到有突然而尖锐的刺痛并且蔓延到小腿的背面，这是由后腰部坐骨神经受压所引起的，因此叫做"坐骨神经痛"。坐骨神经痛常常会因腿部抬起、弯曲甚至是走路而加重。在大腿外部针刺样的麻和痛，是因大腿骨到小腿的神经拉扯所引起的。休息及改变姿势（试试膝胸相靠的姿势）以转移骨盆的压力可以减轻疼痛。

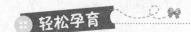

轻松孕育

怀孕过程中，胎宝宝因为生长发育的需要，会不断从身体吸取营养，当然也包括各种常量元素和微量元素，钙就是其中最主要的一种常量元素。钙能够帮助胎宝宝骨骼生长，只有充足的钙才能保证宝宝的骨骼棒棒的。

○ 腿部抽筋

在怀孕中期末尾和整个后期，许多准妈妈半夜会被小腿或脚抽筋给弄醒。这种抽筋可归咎于钙、磷、镁的电解质的不平衡。另外一种解释是，因为腿部肌肉的供血减少，子宫压迫在主要血管上，长时间站着、坐着或躺着，都会减缓血液对这些肌肉的供应，而产生抽筋。

如果准妈妈发生腿抽筋，无论是双侧还是单侧，都应警惕，因为十有八九是已经缺钙了。

营养饮食，科学合理

饮食调养肾功能

肾脏功能差的准妈妈要多吃蛋白质和糖类。低胆固醇、低脂肪、高维生素的饮食都是保肾饮食。碱性食物有益于肾脏的健康，可以适当多吃些。日常生活中，对肾脏有保健作用的食物有冬瓜、西瓜、赤小豆、绿豆、鲤鱼等。高盐饮食因影响水盐代谢，不宜多吃。同时，还要少吃脂肪。

有妊娠糖尿病的准妈妈该如何吃

这个时候，准妈妈要预防妊娠糖尿病，下面介绍一些妊娠糖尿病的饮食对策：

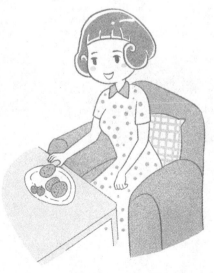

❤ 患糖尿病的准妈妈要控制饮食量，但是蛋白质的进食量不能少，要与正常准妈妈的每日蛋白质进食量基本相同或略高一些。

❤ 多补充富含维生素和矿物质的食物。

❤ 少吃含糖较多的水果，每天最多吃100克，以柚子、猕猴桃为主，也可吃些黄瓜、番茄。

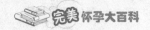
有心脏病的准妈妈该如何吃

有心脏病的准妈妈因怀孕而使心脏负荷增加，可造成胎宝宝慢性缺氧，影响胎宝宝的生长发育。一旦发生心力衰竭，会引起准妈妈死亡，胎宝宝早产，甚至死胎。要避免上述情况的发生，除用医药治疗外，科学安排饮食也十分重要。

有心脏病的准妈妈的饮食应以清淡、易消化而富有营养为原则，应多食富含B族维生素，维生素C、钙、镁及膳食纤维的食物，如蔬菜、水果等，限制脂肪类食物的摄入。如有水肿时，应控制食盐摄入量，且不可大量饮水。有消化不良、肠胃胀满时应忌食产气类食物，如葱、蒜、薯类等。心悸、失眠时，应忌喝浓茶及食用辛辣刺激性食物。

有脂肪肝的准妈妈该如何吃

有脂肪肝的准妈妈除了怀孕期间各阶段的营养要求外，还要注意这么几点：

❶ 和有糖尿病的准妈妈一样，摄入每天必需的最低热量，把体重控制在标准范围里。

❷ 碳水化合物会刺激肝内脂肪酸合成，所以除了每天必需的主食外，应拒绝其他甜食和较甜的水果。

❸ 充足的维生素可以保护肝细胞不受毒素的损害，应多吃蔬菜和含糖少的水果。

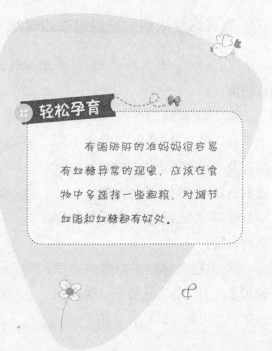

轻松孕育

有脂肪肝的准妈妈很容易有血糖异常的现象，应该在食物中多选择一些粗粮，对调节血脂和血糖都有好处。

准妈妈有胆囊疾病怎样吃

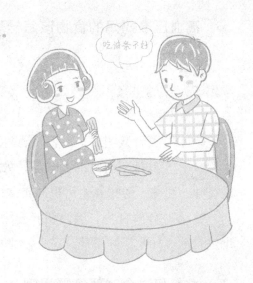

怀了宝宝以后，准妈妈的胆囊排空时间会延长，胆道中的平滑肌松弛，胆汁稍显黏稠使胆汁容易淤积，所以妊娠期间很容易诱发胆结石。也有一些准妈妈是怀宝宝以前就有胆囊疾病的。这些准妈妈，要注意控制食物中的脂肪和胆固醇。怀孕期间的饮食本来就要求很清淡，不油腻，不吃煎炸食物，所以只要控制住食物中的胆固醇就可以了。动物肝脏含铁丰富，但胆固醇也很高，你可以用动物血来代替，一样可以补充铁，防止贫血。

妊娠高血压综合征的饮食调理

准妈妈发生妊娠高血压综合征时，除采取必要的治疗措施外，饮食调理也十分必要。

❶ 限制水分。水分在体内的积蓄是引起水肿的重要原因。一般轻度高血压准妈妈自己可酌情尽量减少水分的摄入，中度或高度高血压患者，对水的摄入要定量控制。

❷ 减少食盐的摄入。食盐中的钠有潴留水分、加重水肿、收缩血管、升高血压的作用。另外，小苏打、发酵粉、味精也含钠，要注意限量食用。

❸ 摄入足够的优质蛋白和必需脂肪酸。宜多吃植物油增加必需脂肪酸。禽类、鱼类蛋白质中含有丰富的蛋氨酸和牛磺酸。这两种成分可调节血压的高低。大豆中的蛋白质能降低胆固醇而保护心脏和血管。

❹ 增加钙、锌摄入量。准妈妈要做到每日喝牛奶、吃大豆及其制品和海产品，可预防血压升高。

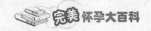

❀ 高血压准妈妈的食物该怎样烹调

高血压准妈妈要少吃盐。而饮食清淡无咸味又会引起食欲下降，这对准妈妈营养的摄入不利，如何把饭菜做得让自己喜欢食用，又不多摄入盐，是烹调加工中要注意的事。

❤ 可在菜肴做熟后，在表面洒两滴酱油，提升口感又不摄钠过多。

❤ 可用其他不含钠的调味品，如麻油、醋、糖、柠檬汁等，把食物做成香味、甜味、酸味，也可提高食欲。

❤ 多吃新鲜食物，因为新鲜食物有天然的鲜美味道，即使不调味也会增进食欲。如吃新鲜番茄、黄瓜、生菜等，营养丰富。

❀ 准妈妈进食时要细嚼慢咽

准妈妈吃东西时应细嚼慢咽，增加对食物的咀嚼次数，这样更有利于人体对营养的吸收。相反，狼吞虎咽式的进食方式，不仅对食物营养吸收无益，还会加重准妈妈消化的负担。

狼吞虎咽无法使食物与消化液充分接触。食物未经充分咀嚼就进入胃肠道，会使得食物与消化液接触的面积大大缩小，从而影响两者混合，降低了人体对营养的吸收率，也就成了多吃食物并不能多吸收的状况，这对准妈妈和胎宝宝的健康都是不利的。而且，不充分咀嚼食物，还会增加肠胃的负担，使肠胃病更易找上准妈妈。

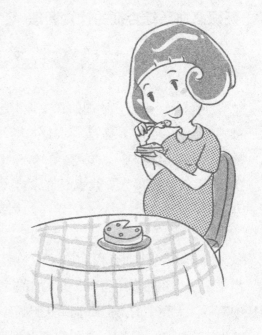

绿豆，保护准妈妈的肾脏

绿豆中赖氨酸可以提高蛋白质的利用率，从而增进食欲和消化功能。可促进胎宝宝的发育与智力的提高。绿豆还含丰富的胰蛋白酶抑制剂，可以保护肝脏，减少蛋白分解，从而保护肾脏。

对准妈妈的营养贡献

清热解毒

在炎热的夏季，准妈妈出汗较多，会损失较多体液，此时饮用绿豆汤可以止渴利尿、清暑益气，还能及时补充矿物质，准妈妈经常食用绿豆，可帮助排除体内的毒素。

百科速递

虽然绿豆的好处很多，但是绿豆毕竟是凉性食物，脾胃虚弱的准妈妈不宜多吃。因为，准妈妈食用了过多的凉性食物，对自己和胎宝宝的发育都不利。

增强体质

绿豆中所含蛋白质、磷脂均有兴奋神经、增进食欲的功能，为机体许多重要脏器增加营养所必需；绿豆中的钙、磷等矿物质有增强体力、补充营养的功效。

利尿消肿

绿豆含有丰富的维生素C、维生素A及B族维生素，可退除燥热、降低血压、缓解疲劳、利尿消肿。

怎样食用，更健康

绿豆宜与大米、排骨、海带、水果等搭配。夏季可用来煮绿豆水，也可制成绿豆芽食用。

绿豆与薏米同食，有清热解毒、利咽之功效，适用于肺炎高热或热退后咳嗽胸痛、痰黄口干者。

绿豆与南瓜熬粥食用，补中益气，降低血糖，有清热解毒、生津止渴的作用。

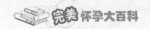

✿ 大豆，给准妈妈提供优质植物蛋白

大豆的营养价值很高，是数百种天然食物中最受营养学家推崇的食物。用大豆制作的食品种类繁多，可用来制作主食、菜肴、糕点、饮料等。大豆所含的蛋白质高达40%，其生理价值几乎接近肉类，因此享有"豆中之王"、"植物肉"的美誉。

对准妈妈的营养贡献

提供优质蛋白质

大豆蛋白质中的8种必需氨基酸组成十分符合人体需要，因此，是一种优质的植物蛋白质。如果与肉、蛋类食品搭配食用，其营养价值就更全面、更丰富了。

助于胎宝宝大脑发育

磷脂是构成生物膜的重要成分，而且具有健脑功能。尤其是构成卵磷脂的胆碱，是脑的重要营养物质。孕期妇女多食用大豆及豆制品，可以补充蛋白质、脂类、钙及B族维生素等，有助于胎宝宝的发育，尤其是胎宝宝脑及神经系统的发育。

预防高血压

豆类对妊娠中后期的准妈妈和胎宝宝是特别重要的食品。大豆所含的卵磷脂，有防止胆固醇在血液中滞留、清洁血液、预防发胖和降低高血压的作用。

怎样食用，更健康

大豆宜与玉米同食，可提高彼此的营养价值。

大豆与排骨同食，对补铁有益。搭配食用，可以保护血管、有益孕期健康。

大豆与香菜二者搭配煮汤，具有健脾宽中、祛风解毒的功效。

❀ 准妈妈多吃花生，胎宝宝更聪明

花生的营养价值高于粮食类，甚至能和肉类、鸡蛋、牛奶等一些动物性食品媲美。花生含有丰富的蛋白质和脂肪，尤其是不饱和脂肪酸的含量很高，是准妈妈的理想食品。

对准妈妈的营养贡献

促进生长发育

花生富含谷氨酸、赖氨酸、天门冬氨酸和脂肪，有利于胎宝宝的脑部发育。

安胎固胎

花生含有丰富的维生素E，可有效预防流产或早产。

凝血止血

花生衣中含使凝血时间缩短的物质，有促进骨髓制造血小板的功能，对人体造血功能有益，对准妈妈防治再生障碍性贫血有很大的帮助。

降压增智

花生可调整血中胆固醇、明显降低血压，可以很好地预防妊娠高血压。其所含营养物质对防止准妈妈皮肤皱、裂、老化，保护血管壁，增强胎宝宝脑细胞发育也有较好的效果。

怎样食用，更健康

花生宜与红枣配合食用，最适合身体虚弱的准妈妈。

花生与芹菜搭配食用，可改善脑血管循环、延缓衰老。可以防止孕期高血压、高血脂等疾病的出现。

花生以炖或煮食最佳，不但入口烂熟，且口感潮润，容易消化。炖煮也能避免花生的营养成分在烹调过程中流失或受到破坏。

花生不易消化，准妈妈在食用时最好细嚼慢咽，以免增加肠胃的负担。

准妈妈一日营养食谱亲情放送

爱心·早餐

牛奶250克，面包50克，猪肝酱10克。

灵活加餐

苹果1个，坚果适量。

营养午餐

米饭1碗，鱼香肝片100克，香焖桂鱼100克，芸豆烧马蹄500克，凉拌黄瓜番茄50克。

下午茶点

猕猴桃1个，西米粥1碗。

开心·晚餐

蟹黄包子2个，香酥南瓜饼1块，牛肉圆白菜100克，金钩嫩豇豆100克，海带烧黄豆50克。

营养套餐特别推荐

营养主食

【蟹黄包子】

原料

馒头粉1000克，猪五花肉600克，蟹黄、蟹肉共25克，盐、酱油、白糖、料酒、熟猪油、葱末、姜末各适量。

做法

1. 锅内放熟猪油烧热，倒入蟹黄、蟹肉和葱末、姜末翻炒，再加入料酒、盐，炒至蟹黄出油时盛出。

2. 将猪五花肉剁成细泥，放在盆内，加白糖、盐、酱油，加适量清水和炒好的蟹黄拌匀，即成肉馅。

3. 将馒头粉加水和成面团。案板撒上干粉，取出面团揉匀，切成50克左右一个的面块，擀成圆皮，放入调好的馅，捏成圆形。上笼蒸约30分钟即可。

推荐理由

蟹黄包子滋鲜味美，含有丰富蛋白质、糖类、脂肪和多种维生素。

精品荤菜

【鱼香肝片】

原料

猪肝250克，泡辣椒20克，葱25克，蒜15克，酱油15毫升，姜10克，盐2克，菜油150毫升，醋10毫升，绍酒10毫升，水豆粉30克，汤25毫升，白糖10克，味精1克。

做法

1. 将猪肝切片，加盐及水豆粉（20克）码匀；姜、蒜去皮，切成米粒；葱切成葱花；泡辣椒剁成碎末。

2. 用碗将水豆粉（10克）、绍酒、酱油、醋、白糖、味精及汤兑成滋汁。

3. 炒锅置大火上，下菜油，烧至七成热时，放入猪肝炒散后倒入泡辣椒、姜、蒜末。待猪肝炒伸展时，下葱花，烹滋汁，最后起锅入盘。

推荐理由

鱼香肝片颜色金红，肝片细嫩，姜、葱、蒜味醇厚。猪肝含铁丰富。此菜适于准妈妈补铁和维生素，是准妈妈患缺铁性贫血时的理想食品。

【牛肉圆白菜】

原料

圆白菜、牛肉、香油、盐、花椒粉、姜片各适量。

做法

1. 用保鲜膜把洗干净的圆白菜包起来，放在微波炉里加热两分钟后，拿出来切块备用。

2. 在锅中加水烧沸，放入牛肉、姜片，等牛肉煮熟后捞出，凉后切片。

3. 把圆白菜、牛肉片盛入盘中，拌入香油、盐、花椒粉即可。

推荐理由

圆白菜的叶酸含量很高，微波炉加热或者水煮都是非常正确的烹饪方法，高温炒、煮和油炸则容易破坏蔬菜中的营养成分。牛肉不仅是优质的动物蛋白的来源，而且富含铁、镁、钾等矿物质。

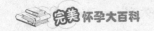

【苋菜牛肉豆腐羹】

原料

苋菜200克，豆腐1块，牛肉100克，清汤3杯，油少许；生抽1茶匙，生粉1.5茶匙，清水1汤匙，胡椒粉、麻油各少许配成腌料；盐1茶匙，糖1/2茶匙，胡椒粉、麻油各少许配成调味料；生粉3汤匙，清水4汤匙调成芡。

做法

1. 将豆腐洗净切小粒，苋菜洗净，切小粒成蓉。将牛肉与腌料同拌匀，腌约15分钟。

2. 用少许油将清汤煮滚，将苋菜、豆腐、牛肉同放入拌匀，加入调味料煮熟。

3. 将芡拌匀，放入上项材料中，勾芡，便可盛出食用。

推荐理由

苋菜含丰富的铁、钙及维生素A、维生素B_1、维生素B_2和维生素C，牛肉则含丰富的蛋白质、脂肪、钙和维生素E等。准妈妈食用可补充体内胎宝宝所需的蛋白质、铁、钙等。

【鲜人参鲍鱼炖鸡】

原料

乌鸡1只，鲜人参2条，鲜鲍鱼3只，瘦肉50克，红枣10克，枸杞子5克，姜3克，酒2克，盐适量。

做法

1. 将乌鸡剖洗干净，去掉头、尾及肥油；瘦肉切成大块，同乌鸡一起放入滚水中煮2分钟，取出待用。

2. 把鲜鲍鱼剖洗干净，用牙刷擦去表面脏物，洗净待用。

3. 将所有材料一起放入炖盅内，加入适量滚水，用中火隔水炖3小时，加入调料便成。

推荐理由

此汤营养丰富，具有高蛋白、低脂肪和丰富的矿物质，是准妈妈及体弱多病者的理想食疗佳品。

开胃素菜

【番茄马蹄】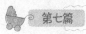

原料

番茄酱40克，荸荠（马蹄）250克，香菜30克，精盐2克，白糖25克，料酒10毫升，水淀粉15克，香油10毫升，花生油40毫升，鲜汤少许。

做法

1. 将荸荠洗净，削去皮，横切成小薄圆片，投入沸水锅中焯至断生，捞出沥水。香菜择杂，用凉开水冲洗干净，切成小段。

2. 锅置火上，放入花生油烧至六七成热，下入番茄酱炒散炒匀，炒出红油后，再下入荸荠片煸炒几下，随即加入料酒、精盐、白糖和少许鲜汤，烧至汁开后，用水淀粉勾芡，待烧至芡汁转浓，裹匀荸荠片，淋入香油推匀，出锅盛入盘中，四周摆上香菜段即成。

推荐理由

番茄马蹄酸脆适口，荸荠和番茄酱都含有丰富的维生素C，并可凉血降压，适于准妈妈食用，有缓解下肢静脉曲张的功效。

【拌二笋】

原料

净春笋150克，净莴笋250克，酱油30毫升，香油25毫升，白糖5克，姜、味精、精盐各适量。

做法

1. 将姜洗净，切成末。春笋切成4厘米左右的段，一剖两片，再切成手指粗的条块。莴笋切成条形滚刀块。

2. 锅上大火，放入清水，下入笋条烧沸，改用小火熬几分钟，捞出沥水，放入盘内。莴笋放入碗内，加入精盐拌腌几分钟，挤去盐水，也放入盘中与笋条拌匀。

3. 把酱油、白糖、味精、姜末同放入一小碗内调匀，浇在二笋上，淋入香油拌匀即成。

推荐理由

拌二笋清香脆嫩，味美爽口，有缓解妊娠呕吐的功效。此菜含有丰富的胡萝卜素和维生素C、维生素B_1、维生素B_2等，适于准妈妈食用。

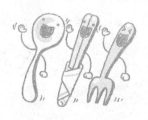

【姜末拌莲藕】

原料

莲藕中段400克，醋40毫升，精盐4克，香油10毫升，姜末1克。

做法

1．将莲藕洗净，用刀去节，刮净外皮，切成铜钱厚的圆片，用凉水淘一下，放入开水锅内略焯，见其发亮时捞出。

2．将莲藕放入盘内，加入精盐、姜末、醋、香油，拌匀即成。

推荐理由

此菜脆嫩爽口，含有丰富的糖类、钙、磷、铁、维生素C等多种营养素。中医认为，生藕味甘、性寒，有凉血散瘀、止渴除烦等功效。熟藕性温，能安神、养胃、滋阴。此菜适宜孕产妇食用。

【三色银芽】

原料

绿豆芽150克，青、红柿子椒共60克，水发香菇30克，盐、白糖、花生油各适量，香油少许。

做法

1．将绿豆芽洗净；青、红柿子椒均去蒂和子，水发香菇洗净，都切成丝备用。

2．将炒锅置火上，放入清水烧沸，下入绿豆芽焯至断生，捞出沥水晾凉。

3．锅置火上，加入花生油烧热，下入青、红椒丝、香菇丝煸炒，加入盐、白糖翻炒均匀，盛入盘中冷却，再加入绿豆芽拌匀，淋入香油即可。

推荐理由

三色银芽色泽美观、清脆爽口，含有丰富的维生素C及多种矿物质，具有清热解毒、利小便等作用。

精品粥类

【牛肉粥】

原料

牛肉馅50克，鸡蛋1个，葱末10克，大米50克，盐1/4茶匙，酱油1/2茶匙，淀粉2茶匙，嫩姜末10克。

做法

1．将嫩姜末、酱油、1茶匙蛋白液、淀粉放入牛肉馅中搅拌均匀后，平分成6等份，捏成丸子状，冷藏约20分钟。

2．大米洗净，加入500毫升水煮粥后，放入丸子煮熟，并将剩下的蛋液打散，淋在粥上成蛋花状，最后放入葱末与盐调味，即可食用。

推荐理由

牛肉与鸡蛋含丰富的蛋白质与B族维生素，其中牛肉也是补铁极好的食物来源。

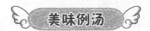

美味例汤

【花生蹄花汤】

原料

花生仁200克，猪蹄1000克，老姜30克，盐、胡椒粉各适量。

做法

1．将猪蹄去毛、燎焦皮，浸泡后刮洗干净；把沙锅置大火上，加入清水2500毫升，下猪蹄，烧沸后撇去浮沫，再放入花生仁、老姜。

2．猪蹄半熟时转小火，加盐继续煨炖。待猪蹄炖烂后，起锅盛入汤碗中，撒上胡椒粉。

推荐理由

花生蹄花汤汤白肉烂、营养丰富，适合准妈妈经常食用。

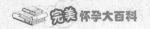

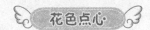花色点心

【酸梅冻】

原料

乌梅100克（或酸梅精250克），白糖150克，琼脂15克。

做法

1. 将乌梅洗净，放入锅内，加清水1000毫升，煎煮30分钟后，过滤取煎汁，备用。将琼脂用温水浸泡，洗净。

2. 将乌梅汁放入锅内，用中火煮沸后，加入琼脂、白糖，至全部溶化，倒入容器中冷却，放入冰箱冷藏凝结后，取出切成薄片或小方块即可。

推荐理由

酸梅冻可清热止呕、养阴生津，适用于热伤阴津、烦渴口干、胃阴亏虚及患原发性高血压的准妈妈食用。

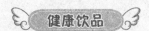健康饮品

【生姜乌梅饮】

原料

乌梅肉10克，生姜10克，红糖适量。

做法

1. 将乌梅肉、生姜均切碎，加入红糖及清水200毫升煎汤。

2. 每日2次，每次服100毫升。

推荐理由

生姜乌梅饮具有和胃止呕、生津止渴的功效，适用于肝胃不和、食欲欠佳的准妈妈食用。

日常护理，细致入微

乘公车时，要给自己找座位

在上下班的高峰时间，地铁和公交车是非常拥挤的，对于准妈妈们来说，不注意的话，很容易发生危险。除了要尽量避免在上下班的高峰时间出行以外，还要记得穿舒适的鞋，帮助减轻脚的负担。

地铁和公交车里没有座位是普遍现象，在没人愿意主动让座的情况下，长久站立是无法避免的事情。长时间的站立不仅会造成疲劳，也容易引起下肢水肿。

应对策略：肚子尚不明显的准妈妈可以穿上孕妇装，或是在包上挂一个表明自己是准妈妈的特制吊牌。如果这样还是没人主动让座，准妈妈最好尝试走到看上去比较面善亲切的人面前，直接请他让个座，一般这种请求是不会被拒绝的。

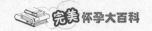

如何应对车厢空气污染

封闭、拥挤的地铁和公交车厢内，空气不流通，除了容易使人感到胸闷、气喘、头晕外，也容易传播病菌。

应对策略：尽量站在靠近车门的地方，在到站后车门打开的时候能够偶尔换换气。不要待在人多、拥挤的地方，看到有咳嗽、打喷嚏的人一定要离得远一点。烟味很大，或油漆味过重的车尽量不要乘坐，因为车内环境不好不仅会影响自己的心情，还会对宝宝不利。

避免去拥挤的场所

首先，准妈妈在人多的地方挤来挤去，会增加流产的可能性，譬如在拥挤的超市中抢购物品就很危险。

其次，人多嘈杂的地方，空气会比较污浊，给准妈妈带来胸闷、憋气的感觉，胎宝宝可能会因为供氧不足而受到不良影响。

再次，拥挤的场所噪声也会相对集中，譬如在购物街，震耳的音乐声、人们的吵闹声等，对于胎宝宝来说都是不良噪声，都对胎宝宝听力发育不利。

最后，人多的地方传染病交叉感染的概率就会增加。准妈妈的身体免疫力下降，很容易染上病毒和细菌性疾病，从而增加患感冒、伤风的概率，这对母婴健康都会有危害。

百科速递

准妈妈如果不慎意外跌倒，为了安全起见，不论有无外伤，准妈妈自己有无异常感觉，最好还是上医院一趟，让产科医生检查一下会比较安心。

○ 不要独自进行家庭大扫除

在进行家庭大扫除时，要等准爸爸在家时一起进行，不要踩凳打扫高处卫生，也不要搬沉重的物品，这些动作会给腹部带来压力，十分危险。清洁地毯的活请留给丈夫，而且家里最好不要铺地毯，因为地毯中储藏着人们从室外带入的铅、镉等容易使胚胎发育畸形的有毒物质，它们对蔬菜或水果上残留的农药及家用防腐剂的吸附力特别大，即使停用多年的有毒物品，在地毯中仍能找到。地毯中隐藏的细碎颗粒比地板要高100倍，螨虫最喜欢温暖舒适的地毯，它排泄出的小颗粒衍生物极容易被准妈妈吸入体内而发生过敏性哮喘。

○ 预防妊娠纹的出现

防止妊娠纹发生的全部核心就在于尽一切可能增加我们皮肤的弹性限度。这一点，只要准妈妈有了精心的准备，想要做到一点也不难。

❤ 皮肤护理。怀孕初期使用能够增强肌肤延展性并富含橄榄精华的"胶原弹力微分子"及富含肌肤所需各种维生素的妊娠纹防护精华液，可使肌肤充分适应孕期的体形变化，防止皮下纤维因过度抻拉而断裂，从而有效减少妊娠纹出现。

❤ 适度按摩。怀孕3个月开始到分娩后的3个月内，坚持沐浴后进行局部按摩可以增加皮肤弹性，配合除纹霜同时使用，或沐浴前，点燃香薰，准备一杯热牛奶，然后用毛巾对腹部、腿部进行揉洗，再将除纹霜或牛奶涂在肚皮上，用双手从里向外揉。长期坚持可以保持肌肤滋润，增强对拉牵的耐受性。

❤ 切勿漂白。切忌用漂白的方式去除妊娠斑，否则可能会破坏皮肤的分子结构，形成永久性伤害。可选择用妊娠纹霜加以掩饰。

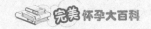

产前检查与孕期保健

❀ 正确分辨胎心音

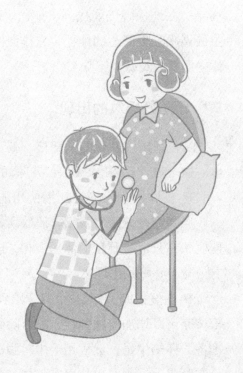

胎心音就是胎宝宝心跳的声音，多在准妈妈妊娠第6个月，使用胎心听诊器可听到胎心音。胎宝宝的心跳声多表现为"嘀嗒、嘀嗒"声，与钟表走动时发出的声音相似。但是，胎心音与子宫动脉的跳动声是不同的，准妈妈一定要注意准确地区分。正常情况下，子宫动脉的跳动声与脉搏的跳动频率是一样的。如果每分钟跳动的次数刚好一致，则可以明确表明该次跳动为明显的子宫动脉的跳动声，而不是胎心音。

❀ 如何判断胎心音是否正常

胎心音的速度比较快，基本维持在每分钟120～160次。胎动通常会加快胎宝宝每分钟心跳的次数，但是胎动一结束胎心音又会马上恢复正常。在没有胎动的情况下，如果胎宝宝的心跳次数每分钟在160次以上或者在120次以下，且跳动很不规律，均属于异常胎心音，通常是胎宝宝在准妈妈子宫内严重缺氧的体现，准妈妈应立即上医院。

❀ 因发烧导致的胎动减少

当胎宝宝出现胎动异常的时候，准妈妈不要惊慌，应认真查找发生异常的原因，并尽快找医生进行检查。一般情况下，如果准妈妈有轻微的发烧情况，胎宝宝也因有羊水的缓冲作用，并不会受到太大的影响。但如果是感染性的疾病或是流感，对胎宝宝的影响就会较大。如果准妈妈的体温超过38℃，会使胎盘、子宫的血流量减少，小家伙也就变得安静许多。所以，在这种情况下，准妈妈一定要尽快去医院。

❀ 因剧烈外伤导致胎动加快

一般情况下，胎宝宝在妈妈的子宫里，有羊水的保护，可减轻外力的撞击，在准妈妈不慎受到轻微的撞击时，不至于受到伤害。但当准妈妈受到严重的外力撞击时，就会引起胎宝宝剧烈的胎动，甚至造成流产、早产。如果准妈妈有头部外伤、骨折、大量出血等状况出现，也会造成胎动异常的情况发生。这时要尽早去医院。胎动突然加剧，随后很快停止运动，可能是胎盘早期剥离。

这种情况多发生在怀孕的中期以后，有高血压、严重外伤或短时间子宫内压力减少的准妈妈较容易出现此状况。这时会有阴道出血、腹痛、子宫收缩、严重的休克。胎宝宝会因为突然缺氧，胎动会出现短暂的剧烈运动，随后又很快停止。因此，有高血压的准妈妈，要定时去医院做检查，并依据医生的建议安排好日常的生活起居。避免不必要的外力冲撞和刺激，并保持良好的心态，放松心情，不要过度紧张。

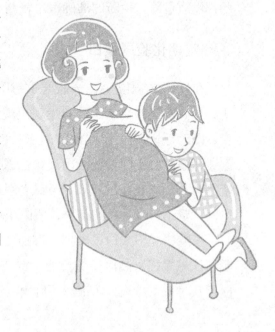

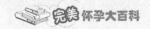

◎ 重视前置胎盘的筛查

前置胎盘是引起晚期妊娠出血的主要原因，也是妊娠期严重并发症的一种，如果不及时处理或处理不当，往往威胁到准妈妈及胎宝宝的生命。无痛的阴道流血是前置胎盘的唯一症状。初起时，出血不十分多，剥离处血液凝固，流血可暂时停止。倘若子宫继续收缩，则流血反复发生，而且一次比一次厉害，这种出血，往往发生在不知不觉中。因而，准妈妈要加强产前检查，初次出血以后，应立即去医院就诊。现在主要是依靠超声波或同位素扫描进行胎盘定位。这两种方法对母胎都没有危险，诊断的准确率也较高。

> **百科速递**
>
> 正常情况下，受孕后胎盘就开始生长发育，附着在子宫体上部的前壁或两侧壁。如果胎盘附着在子宫的下部，将子宫内口全部或部分遮盖住，就叫做前置胎盘。

◎ 定期化验尿蛋白

在妊娠20周以后，一般要求每隔2周去医院化验1次尿蛋白，测量血压，检查有无水肿等。一旦发现出现水肿、蛋白尿、高血压其中两种症状者，即为妊娠高血压综合征。

妊娠高血压综合征会出现蛋白尿是由于血压升高后全身小动脉收缩痉挛，肾小动脉也收缩痉挛，导致肾脏缺血缺氧，引起肾小球基底膜通透性增高，肾小管吸收功能不全，所以蛋白质在尿中增多，出现蛋白尿。

多数情况下蛋白尿出现在高血压之后，准妈妈一旦发生蛋白尿，则说明可能患有妊娠高血压综合征。定期验尿可及时发现妊娠高血压综合征，以便及时采取措施，保证母子健康。

○ 了解经常变化的胎位

有些准妈妈在产前查体时发现，胎宝宝一会儿是头位，一会儿又是臀位，然后又是头位，胎位老是改变，令人担心。

胎位经常变化，是因为在妊娠28周前，羊水较多，子宫腔容积较大，而胎宝宝相对较小，胎宝宝在羊膜囊内的活动比较自由，因此胎位可能发生改变。不必担心，此时也不必纠正异常胎位。

随着妊娠的进展，胎宝宝逐渐长大，特别是胎头增大，重量增加，靠重力作用，胎宝宝大多能转为头位，特别是32周后，羊水逐渐减少，胎宝宝活动受限，胎位不再会有较大的改变。

当然，也有少数准妈妈和经产妇，腹壁及子宫壁较松弛，羊水较多或胎宝宝偏小等，可能到预产期或接近分娩时，胎位还会变化，但不必担心，医生会矫正胎位的。

○ 孕期应预防肾结石

妊娠期肾结石发病率很高，这是因为妊娠期女性内分泌发生很大变化，代谢加快，造成肾盂、输尿管的正常排尿功能异常，使尿流淤滞、变缓，诱发肾结石。妊娠期女性应注意以下事项预防肾结石：

❤ 怀孕以后每天要有一定量的活动。要多散步、做操，这样可以促进肾盂及输尿管的蠕动，防止子宫长时间压迫输尿管。

❤ 多喝水，特别是晚间。夜间输尿管的蠕动会减慢，再加上尿液分泌少，尿液中的结晶物质很容易沉淀变为结石。

❤ 如果妊娠期发生肾结石，尽量采用非手术治疗。如果没有反复发作，可以等到分娩后再进行排石治疗。

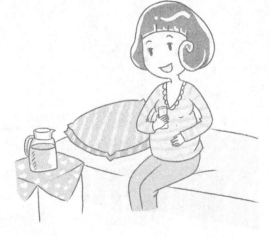

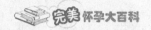

孕6月胎教同步指导

🌸 音乐胎教

准妈妈哼唱《小燕子》

小燕子，穿花衣。

年年春天来这里。

我问燕子你为啥来，

燕子说："这里的春天最美丽。"

小燕子，告诉你，

今年这里更美丽……

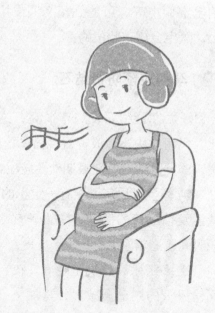

也许这首欢乐的儿歌能让准妈妈想起自己的童年时光。当准妈妈沉浸在对那些美丽往事的回忆中时，心中的幸福感觉和爱意也会传递给身体中孕育着的小宝宝，跟着这熟悉又清澈的旋律也哼上两句吧，让胎宝宝也一同分享这份幸福。

准爸爸的歌声不能少

此时已经进入怀孕第6个月，胎宝宝的听觉能力逐渐开启，能从各种声响中辨识来自准妈妈或准爸爸的声音时，用歌唱来与胎宝宝沟通的条件可以说是完全具备了。

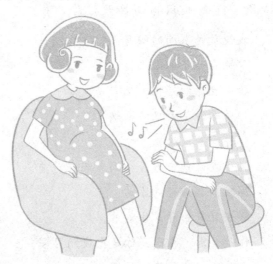

有的准爸爸认为：自己五音不全，没有音乐细胞，哪能给胎宝宝唱歌呢。其实，完全没有必要把唱歌这件事看得过于严重。要知道给胎宝宝唱歌，并不是登台表演，不需要什么技巧和天赋，要的只是准爸爸对胎宝宝的一片深情。只要带着对胎宝宝深深的父爱去唱，准爸爸的歌声对于胎宝宝来说，就一定会悦耳动听。

因此，准爸爸在工作之余，不妨经常给胎宝宝唱一些自己喜爱的歌曲，把自己愉快的信息，通过歌声传送给胎宝宝，与胎宝宝一起分享你喜悦的心情。

欣赏《四小天鹅舞曲》

不同的乐曲对于陶冶孩子的情操起着不同的作用。准妈妈不妨听一首可以让孩子变得欢快、开朗的圆舞曲——《四小天鹅舞曲》。

《四小天鹅舞曲》是由柴可夫斯基所作，是最受人们欢迎的舞曲之一，音乐轻松活泼，节奏干净利落，描绘出了小天鹅在湖畔嬉游的情景，质朴动人而又富于田园般的诗意。在轻松的节奏里，准妈妈可以感受到那种甜美与欢乐，是很好的放松音乐。

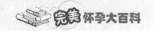

语言胎教

诗歌《你是人间的四月天》

我说你是人间的四月天，

笑响点亮了四面风，

轻灵在春的光艳中交舞着变。

你是四月早天里的云烟，

黄昏吹着风的软，

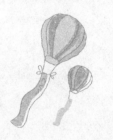

星子在无意中闪，细雨点洒在花前。

那轻，那娉婷，你是，

鲜妍百花的冠冕你戴着，

你是天真，庄严，你是夜夜的月圆。

雪化后那片鹅黄，你像；

新鲜初放芽的绿，你是；

柔嫩喜悦，水光浮动着你梦期待中白莲。

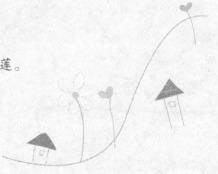

你是一树一树的花开，

是燕在梁间呢喃，

——你是爱，是暖，是希望，

你是人间的四月天！

对胎宝宝说出你的期望

当胎宝宝还在腹中时，准妈妈可以看一些美丽的图画，同时可以常常对胎宝宝说："希望你将来能有非凡的画画天分。"实践证明，以这种方式来进行胎教，结果生下的孩子真的对艺术有着浓厚的兴趣。长大成人后，有些甚至成为出色的艺术家。

准妈妈还可在进行音乐胎教时，对胎宝宝说："你听，这音乐多美啊！希望我的宝宝将来也有非凡的音乐天分。"如果持续不断地这样想，宝宝出生后，就会展露出非凡的音乐才能，对乐器和音乐都有着非凡的领悟力。

情绪胎教

正确面对孕期抑郁

对大多数女人来说，怀孕期间是一生中最感觉幸福的时期之一，然而，事实上也有将近10％的女性，在孕期会感觉到程度不同的抑郁。孕期抑郁症也具有一定的危险性，它会使准妈妈照料自己和胎宝宝的能力受到影响，并给胎宝宝带来不良后果。

导致孕期抑郁症的原因：怀孕期间体内激素水平的显著变化，可以影响大脑中调节情绪的神经传递素的变化。激素的变化将使准妈妈比以往更容易感觉焦虑，因此，当开始感觉比以往更易焦虑和抑郁时，应注意提醒自己，这些都是怀孕期间的正常反应，以免为此陷入痛苦和失望的情绪中不能自拔。

如果孕期出现抑郁状况，准妈妈要学会应对，下面的方法可能会有所帮助。

不妨多些阿Q精神

可别小看了阿Q精神的力量，放在如今，阿Q绝对能担起幽默大师的重任，不但能迅速地解决不快想法，而且能令生活充满喜剧色彩，让自己和周围的人更开心，还是击退抑郁情绪的绝好帮手。下次胃口不佳时，不妨这样想：这是因为胎宝宝太健康，暂时不需要吃饭。

难得糊涂也不错

很多时候，心情不好是因为过于在意，当遇到一些不想理会的问题时，准妈妈不妨装傻，难得糊涂嘛，少操点心能让抑郁无处安身。

吃一些海味

常吃虾、海鱼、海带等海味有助于减少孕期抑郁的发生，不过要注意的是，海鲜不能一次吃太多。

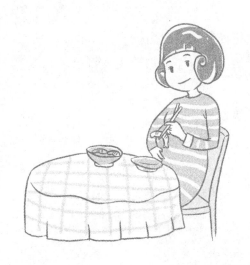

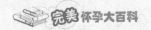
准妈妈着彩衣，胎宝宝更健康

世界上对人的视觉影响最大的是色彩，大千世界五彩缤纷，赤橙黄绿青蓝紫，搭配组成多彩的世界，使人置身其中，不再有压抑感。所以，准妈妈要重视色彩在胎教中的作用，巧妙地利用色彩来进行胎教。

准妈妈在怀孕初期，最适合的颜色是粉红色，粉红色能够引起大家的关爱与照顾。

到了怀孕中期，可以选择黄色，除了让自己心情舒畅之外，黄色属于沟通的色彩，可以让准妈妈和胎宝宝更好地沟通交流。

到了怀孕晚期，可以选择绿色来放松待产。此外，浅蓝色、白色都是孕期可以穿着的颜色。值得强调的是，穿对了色彩，无形中就是在做胎教，只要能够均衡地穿着每一种适合的颜色，宝宝日后发展也会比较均衡。

另外，准妈妈在穿着上应避免黑色，因为它除了会影响准妈妈的情绪之外，还会挡住胎宝宝可以吸收的光源，无形中胎宝宝也会不快乐、不健康，出生之后也容易体弱多病，因此，许多准妈妈想借着黑色来修饰孕期变胖身材的观念可要改改了。

❀ 意念胎教

边数胎动边想象

这一阶段，胎动明显增多，准妈妈一方面可以自己数胎动次数，以实行简易的自我监护、记录；另一方面也是进行胎教的机会。数胎动时，准妈妈可专心致志地注视着自己的腹部，集中思想地想着胎宝宝，对胎宝宝每一次动作加以丰富的想象与欣赏：这一下是宝宝头撞宫壁，我的宝宝在练铁头功呢；这一下是长拳，厉害；这一下更厉害了，足下生风啊！又来了，小家伙还真调皮呢，大概是在跳劲舞吧……通过浮想连翩，准妈妈的这些意念，既可以对胎宝宝的正常发育产生良好的影响，也可以加深母子之间的情感信息。

❀ 美学胎教

名画欣赏《折荷图》

这副画是丰子恺所作，画面中两个小人儿"折得荷花浑忘却，空将荷叶盖头归"，画面简洁明了、安静而不失生机，整个画境童意盎然，宛如初春的小雨，在一阵阵荡漾着乡间泥土芬芳的新春气息中，淅淅沥沥、沁人心脾。

作家丰子恺是一位卓有成就的文艺大师。他的漫画多以儿童作为题材，幽默风趣，诗作风格雍容恬静；他主张"沟通文学及绘画的关系"，因而画作中总以诗配画，颇具情趣。我国第一次出现漫画也是始于丰子恺先生。

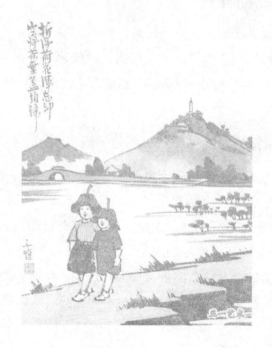

读丰先生的儿童漫画，能将准妈妈带入一个充满生活情趣、给人以无限遐想的绝妙美境，相信准妈妈能通过画面走入儿童纯真的世界中，展开对于胎宝宝美好的想象。

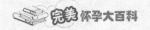

✿ 运动胎教

孕期做体操的注意事项

准妈妈做操次数要依自身状况而定，不要勉强自己。运动适量的感觉为：身体微微发热，略有睡意。

如果做完一遍体操后感到累，就应该适当地减少运动量。

肚子发胀、生病等身体不舒服的时候，可酌减体操的种类、次数、强度等。

早晨身体不佳，最好不要做操，沐浴后如果身体状况好可以练习一下。

准妈妈如何做胸部体操

准妈妈盘腿坐在床上，挺直腰背，两手腕交叉后用左手抓右臂，右手抓左臂。两手同时向外推臂。然后挺胸，放松肩部。此运动也可改为在胸前合掌内推。此运动可增进胸部的血液循环，强健胸部肌肉，防止乳房下垂。

孕期电梯式体操

平躺在床上，双手自然放于腹部下方，屈膝，脚心向下，双膝并拢，如电梯般一层一层地上抬腰部。

从"1楼"到"5楼"分5层上抬，在"5楼"处保持2～3秒后，边呼气边分5层慢慢放下腰部，重复10次。

此运动可活动骨盆底肌肉群，同时可练习收缩阴道肌肉。不过电梯式体操会使胎宝宝在腹中逆转，所以怀孕8～9个月时不要做。

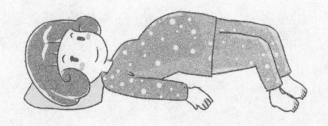

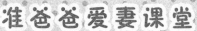

准爸爸爱妻课堂

学会听胎心音

妊娠中后期，准爸爸要协助准妈妈听一听胎心音。

初次听的时候，准爸爸一定要克制住激动的心情，耐心地数具体数字。准爸爸和准妈妈很可能会找不到准确的胎心位置，这可以请医生帮助。准妈妈去医院做产前检查的时候，可以请医生或医护人员找到具体的胎心位置，在腹部上做好相应的标记，然后准爸爸即可用胎心听诊器对准标记听胎心音。

准爸爸听胎心音的时候，可以让准妈妈取舒适的仰卧位，平躺在床上，双腿自然地平伸，并尽量伸直，准爸爸将胎心听诊器贴在准妈妈的腹壁上听，也可以用一个木头材质的听筒仔细地听。每次听1分钟时间，每天听1~3次为宜。

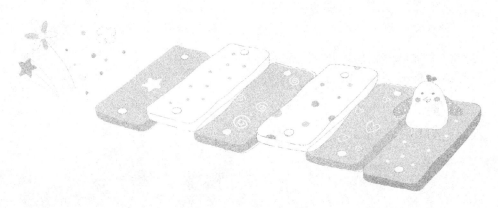

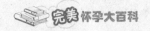

帮准妈妈稳定胎动

准妈妈有时候会感觉胎动强烈，准爸爸这时要采取主动，和准妈妈肚皮贴肚皮地站着或在她身边躺下，用心感觉胎宝宝的踢脚和乱动，或者是当准妈妈躺在床上看书或放松的时候，把手放在她的腹部，以表示关心和安慰。

学习分娩知识

不少准爸爸认为学习怀孕或分娩知识是准妈妈的任务，因为自己又不亲历怀孕或亲临产床，如果真抱有这样的想法，那可就错了。因为学习怀孕分娩知识，能够在准妈妈需要的时刻或是紧急时刻起到关键性的作用。

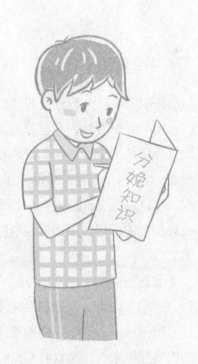

做好宝宝诞生后的计划

准爸爸要开始计算宝宝诞生之后自己工作的安排，以便有时间在头几个月参与照料宝宝；可以和准妈妈讨论宝宝出生后的计划，这会让准妈妈觉得不必独自承担哺育的重任，而是由两个人相互分享及分担，利于放松紧张的心情。

了解孕中期的性生活体位

虽然现在进行性生活对准妈妈来说没什么问题,但准爸爸一定要注意性生活时的体位问题,只有采取正确的体位才能保证准妈妈和胎宝宝的安全。

❤ 前侧位。前侧位是男女对向,均横卧的姿势。夫妻侧躺相结合可以避免压迫腹部,且因插入不深,不会影响准妈妈腹中的胎宝宝。

❤ 后侧位。男女均横卧,准爸爸在准妈妈的背面。这种体位不会打扰胎宝宝,准爸爸可以自由掌握深度,适合于妊娠中期。这种体位也不会损伤准妈妈的阴道和子宫。

❤ 后背位。后背位是指准爸爸从背后抱住准妈妈。这样准妈妈无须承受准爸爸的体重,而且还避免了对腹部的压迫。

和准妈妈一起接受产前培训

准妈妈每次上产前培训课,心里很希望准爸爸能一同前往。不少准爸爸认为,生宝宝是女人的事,真到临产时,男人在旁边也是干着急,帮不上任何忙的。

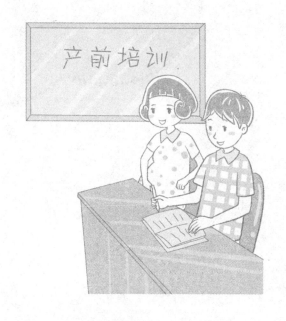

其实,无论多忙,准爸爸也要抽空和准妈妈一起进入产前妈妈教室,学习分娩呼吸法、认识生产预兆、了解生产过程,学会一些应对办法,这样能在准妈妈生产时帮她减轻痛苦,使产程更加顺利,做好对准妈妈精神上的支持。

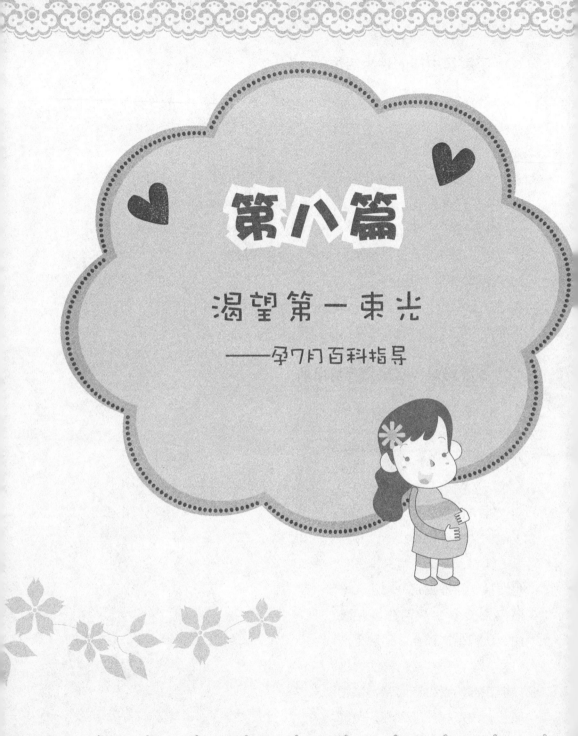

第八篇

渴望第一束光

——孕7月百科指导

孕7月，准妈妈的腹部越来越大，会越来越明显地感受到胎宝宝的存在，从而时刻沉浸在与胎宝宝同呼吸共命运的喜悦当中。而腹中这个越来越淘气的"小娃娃"也能感受到妈妈无限甜蜜的爱。

现在，准妈妈要随时随地多和胎宝宝说话，以增进母子间的感情。当然，随着身体越来越笨重，准妈妈也要时时注意自己的饮食起居，以确保胎宝宝的安全。

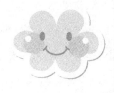

怀 孕 历 程

胎宝宝的发育历程

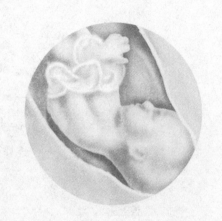

孕7月的胎宝宝身长达35～38
厘米，体重1000～1200克，头围
26厘米，头与躯干比例接近新生
儿；头发长出5毫米左右，全身覆
盖胎毛，皮肤略呈粉红色，皮下有少
量脂肪，皮肤皱褶多，貌似小老头：眼
睑已能睁开；骨骼肌肉更发达，内脏功能逐渐完善；从外生殖器来看，女
胎的小阴唇、阴蒂已清楚地突起长出。此期大脑发育正在进行，神经系统
已参与生理调节，有呼吸运动，但肺及支气管发育尚不成熟。

准妈妈的身体变化

这个月的准妈妈，腹部隆起明显，子宫高度为24～26厘米。因子宫增
大腹部前凸，身体重心前移，身体为保持平衡略向后仰，腰部易疲劳而疼
痛。同时，因受激素的影响，髋关节松弛，有时会出现步履艰难。由于胎
盘的增大、胎宝宝的成长和羊水的增多，使孕妇的体重迅速增加，每周可
增加500克；此期间孕妇活动量一般都很少，胃肠蠕动缓慢，因此便秘现
象增多，小腿抽筋、头晕、眼花症状在此期时有发生。由于子宫越来越
大，压迫下半身的静脉，容易引起静脉曲张，而且腰痛、关节痛、足根扎
痛、尿频、痔疮等症状会依然持续。

准妈妈可能有的感觉

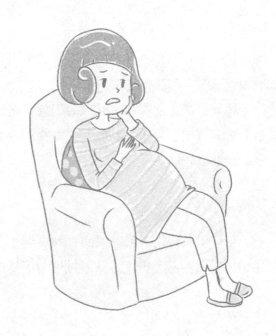

○ 心悸的感觉

现在准妈妈的心跳大概每分钟会增加10下，而每一次的心跳所输送的血液也比以前多了30%。这些改变在怀孕中期达到高峰，所以准妈妈很可能会感觉心脏负荷增加。很多准妈妈在怀孕后半期甚至会感觉到心悸，尤其是在活动后或是突然变换姿势时特别明显。

○ 笨拙感

笨重的身体、松弛的韧带，再加上一颗健忘的脑袋，准妈妈可能很容易绊到路边的石头、踩到地上的玩具，或是饭吃到一半餐具就掉下来。这些失态不能完全归咎于增加的体重，而准妈妈摇摆笨拙的体态，也是因为手、骨盆、腿等关节的韧带松弛，加上身体的水肿所引起的。准妈妈可能会暂时性地失去足部和手指头的灵敏度，因此应特别小心。

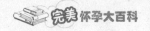

❂ 呼吸短促

怀孕期间因为必须"一人呼两人吸"，因此准妈妈的呼吸系统会发生巨大的变化，以便吸进更多的氧气。怀孕期间准妈妈时常会觉得上气不接下气，甚至还会觉得吸进的空气不够，这些喘不过气来的现象，并不表示准妈妈或宝宝体内缺氧，只不过是因为肺部没有足够的空间扩张，所以自己的身体在进行抗议而已。

到了怀孕后期，喘不过气来的频率和强度都会增加，这是因为子宫的膨大限制了肺部每次呼吸时的扩张能力。为了弥补下方被挤掉的呼吸空间，怀孕激素会刺激准妈妈多呼吸，并且更有效率地呼吸。这样才能确保准妈妈和宝宝都获得足够的氧气。

如果这些正常喘不过气来的现象只是偶尔出现，那就不必担心。到了第九个月，宝宝会下降到骨盆，对横膈膜的压力也就会消除，准妈妈的呼吸就能够比较顺畅了。

❂ 胃灼热

在怀孕最初几个月出现的胃灼热现象在中期会比较缓和，但是现在这种灼热感又会再度出现。只不过怀孕后期的胃灼热主要是因为成长中的子宫向上的压力造成的，而不是怀孕激素的影响。准妈妈睡觉的时候可以把身体垫高，尽量少量多餐，吃过东西后保持直立，都有助于减轻这种现象。

百科速递

准妈妈在孕后期的胃部不适主要是由于胎宝宝生长，子宫增大升入腹腔，将胃推向上部造成的。再加上到了妊娠后期，身体活动越来越不便，缺少运动，这也会导致肠蠕动减弱，造成胃部不适。

手、腿、足部肿胀

正常怀孕的大多数准妈妈，多少还是会有液体累积的现象，尤其是在后期特别严重。大概从怀孕第五或第六个月开始，准妈妈就会发现自己手、腿、足部比以前要沉重，这是因为地心引力一整天发生作用，造成了液体滞留。除了地心引力，增大的子宫也会减缓腿部的血液循环，这就难怪很多女性孕期结束后鞋子要穿大一号的。

轻松孕育

孕中期，准妈妈睡觉时将小枕头或椅垫放在背部，会使身体感到舒适。孕后期，在侧腹下和两膝间放个枕头，也可增添睡眠时的舒适感。此外，准妈妈在睡觉时适当抬高下肢，可预防下肢静脉曲张，改善下肢水肿的现象。

髋部疼痛

在怀孕的最后几个月内，准妈妈可能还会注意到在走路的时候，臀部和耻骨的地方不太舒服。为了准备让宝宝顺利分娩，髋部和骨盆的韧带会变得松弛，软骨也会软化。这种松弛和软化不但会造成走路时不舒服，也会让髋部松垮，这也就是为什么准妈妈走路会一摇一摆的原因了。

骨盆疼痛

准妈妈可能会在骨盆附近出现剧烈的疼痛和压力感，尤其当抬起腿准备下床或准备穿上内裤的时候更加明显。这些疼痛很可能是因骨盆发生变化以及附着在这些骨骼上的韧带松弛所造成的。且怀孕的次数越多，这类的骨盆疼痛感会越明显。

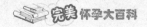

营养饮食，科学合理

上班族准妈妈的饮食调理

上班族的准妈妈少不了要经常在外就餐，而在外就餐大多偏重淀粉类，蛋白质和蔬菜较难吃得足够。这样，不仅容易造成营养素摄取不均衡，影响胎宝宝的生长发育，而且一不留神就会使准妈妈胖起来。为了弥补这种缺憾，就餐时要注意各种食物的搭配。另外，外餐的汤类、面类或菜里通常含盐较多，进餐时要注意，汤不宜喝得太多。

有些工作的准妈妈习惯带自制盒饭到单位食用，所带我饭菜也应注重钙、蛋白质、膳食纤维等的营养搭配。通常两道主菜、两道副菜的营养就已足够，建议准妈妈可选择一道味道好的为主菜，以增加食欲。此外，多吃一些高纤蔬菜、五谷杂粮，可以防止便秘。

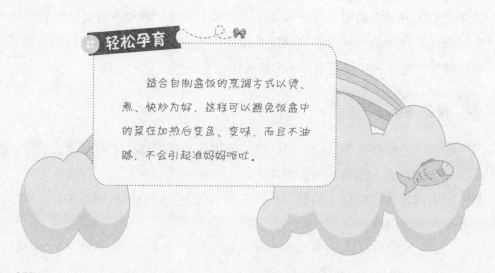

轻松孕育

适合自制盒饭的烹调方式以烫、煮、快炒为好，这样可以避免饭盒中的菜在加热后变色、变味，而且不油腻，不会引起准妈妈呕吐。

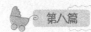

✿ 晚餐后控制水分摄入

准妈妈尿频现象具有普遍性，尤其在妊娠7个月以后，尿频症状会更严重和明显。这多半是因为准妈妈在妊娠期，子宫变得越来越大，以致膀胱被子宫不断地压迫。

摄入过量的水分，并不是准妈妈尿频现象出现的原因，但是准妈妈如果晚上因为喝水多而多次醒来上厕所，则会极大地影响睡眠质量、缩短睡眠时间，因此准妈妈最好在晚餐过后，控制过多水分的摄入。这虽然起不到实质性作用，但多少能够减轻一点症状，准妈妈一定要高度重视。很多时候，准妈妈因为怕麻烦而过度忍耐尿意，这是错误的做法。忍耐尿意，很容易使细菌在膀胱中滋生，并破坏尿道自身清洁功能，进而引发炎症，损害身体健康。

○ 有助准妈妈睡眠的食物

现在，准妈妈是否有失眠的问题呢？如果有的话，就赶紧行动起来，用简单的食疗法解除失眠的烦恼吧！

♥ 睡前喝一杯热牛奶。牛奶富含色氨酸，能够补充大脑所需的化学物质，起到诱发睡意的效果。另外，相比凉牛奶，热牛奶的热量更能够促进全身放松，帮助入睡。

💔 吃些面包或其他面食。面包和某些面食中含有一定量的碳水化合物，可以有效地克服失眠症状。但是患有腿脚抽筋、胸闷胸痛、消化不良等症状的准妈妈应忌食。

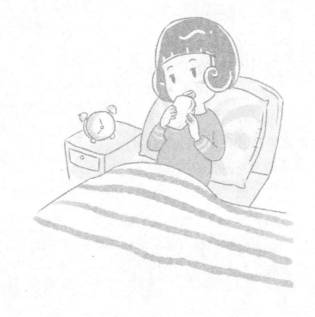

◎ 适当多吃补血食物

贫血不是很严重的准妈妈最好食补，生活中有许多唾手可得的补血食物。例如有些植物性食物中不但含有铁质、胡萝卜素及其他养分，还有易于消化吸收的优点。以下介绍几种常见的补血食物。

金针菜：金针菜含铁量较大，还含有维生素、蛋白质等营养素并有利尿健胃的作用。

黑豆：中医向来认为吃豆有益，尤其是黑豆可以生血、乌发，准妈妈可用黑豆煮乌鸡。

胡萝卜：胡萝卜富含胡萝卜素，对补血极有益，所以用胡萝卜煮汤，是很好的补血汤饮。

◎ 正确饮食防腹胀

大多数准妈妈可能会在妊娠期出现腹胀现象，即腹部有明显的肚皮硬起来但不疼痛的感觉，该症状从孕早期一直持续到妊娠结束。准妈妈出现腹胀，多半是子宫在进行不规则的收缩运动，其持续的时间有长有短，基本与妊娠时间有关。准妈妈最好改变自己的饮食习惯，采用少吃多餐的进食方式，

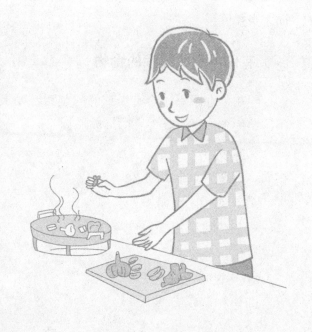

以缓解腹胀症状。吃饭时应细嚼慢咽，不要边吃饭边说话，不用吸管吸吮饮料、不嚼口香糖、不吃话梅等，以免吸入过多的空气。

大蒜和生姜可以帮助排气，以减少腹内的气体，因此在炒菜时可以适当加一些大蒜和姜片。

核桃，胎宝宝的益智佳果

核桃与杏仁、榛子、腰果并成为"世界四大干果"；既可以生食、炒食，也可以榨油。核桃有比较坚固的外壳做保护，一般外界有害物质很难进入，属于安全性很高的健康食品。因其卓著的健脑效果和丰富的营养价值，又被人们称之为"益智果"。

对准妈妈的营养贡献

补虚强体

含有容易为人体吸收的大量脂肪和蛋白质。500克核桃仁相当于2500克鸡蛋或4500毫升牛奶的营养价值。

健脑防衰

其丰富的蛋白质及人体必需的不饱和脂肪酸能增强脑功能，防衰抗老。

乌发养颜

富含多种维生素，可提高皮肤的生理活性，使头发乌黑有光泽。

净化血液

能减少肠道对胆固醇的吸收，并可溶解胆固醇，排除血管壁内的污垢和杂质，从而为人体提供更好的新鲜血液。

怎样食用，更健康

核桃可以补"先天之本"，大米、红枣可以补"后天之本"，把核桃仁和红枣、大米一起熬成核桃粥喝，保健效果最好。

核桃与韭菜搭配是真正的药膳佳肴，可以有效减缓准妈妈在孕期中的疲劳乏力症状。

核桃与芹菜同食，对准妈妈有润肤美容、减少妊娠斑出现的功效。

核桃与桂圆肉、山楂同食，能改善孕期神经衰弱，起到补血养气的作用。

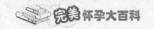

○ 红枣提供天然维生素

枣自古以来就被列为"五果"之一。红枣具有丰富的营养，其本身富含维生素C、黄酮类物质、叶酸、胡萝卜素以及多种微量元素，被人们称为"天然维生素丸"。

对准妈妈的营养贡献

补中益气

红枣可以和中益气、补益脾胃，多食红枣可以使肠胃功能得到显著改善，使食欲增强，使准妈妈及胎宝宝的营养状况得到改善。

养血安神

红枣富含钙和铁，能够舒肝解郁、养血安神，可以使准妈妈经常出现的精神不安、血虚脏躁、产后抑郁综合征等得到明显的改善。

益智健脑

红枣富含的叶酸和微量元素锌能够参与红细胞的生成，能够促进胎宝宝神经系统的发育，不但有利于胎宝宝的大脑发育，而且还可以促进胎宝宝的智力发展。

降低血压

红枣中含有一种治疗高血压的药物成分——芦丁，能软化血管，降低血压，准妈妈常吃红枣可预防妊娠高血压。

怎样食用，更健康

红枣不但能生吃，还可以煮、蒸，制成粥、甜羹和各类汤药及补膏。

如何选购红枣

选购红枣时要注意：好的红枣皮色紫红，颗粒大而均匀，短壮圆整，皱纹少，痕迹浅；如果皱纹多，痕迹深，果肉凹瘪，则属于肉质差和未成熟的鲜枣制成的干品；如果红枣蒂端有穿孔或粘有咖啡色或深褐色粉末，说明已被虫蛀。

准妈妈食用栗子好处多

板栗味美甘香，享有"千果之王"的美誉，对人的滋补功能可与人参、黄芪、当归媲美，因具有良好的补肾功效，故又被称为"肾之果"。

对准妈妈的营养贡献

保胎安胎

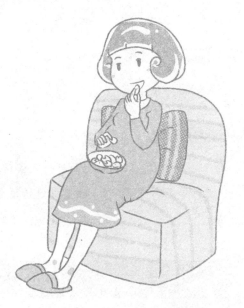

板栗中丰富的叶酸，非常符合准妈妈在孕前和孕早期的需要；其中的维生素E和B族维生素还可预防流产，有安胎功效；而板栗含有的蛋白质和脂肪，则有利于胎宝宝的发育。

缓解情绪

板栗中含有的多种微量元素能缓和情绪、抑制疼痛，对于准妈妈经常性的情绪不稳有一定的缓解作用。

强身健体

板栗能给准妈妈提供丰富的钾，预防水肿；大量的维生素C可维持牙齿、骨骼、血管的正常功能。准妈妈常吃板栗不仅可以健身壮骨，而且有利于骨盆的发育成熟，还有消除疲劳的作用。

怎样食用，更健康

栗子可以生食，熟食最适宜于烧、焖。特别是炖鸡鸭时，加几粒栗子，风味更佳。在两餐之间把栗子当成零食，每天只需吃6～7粒，长期坚持就能达到很好的滋补效果。

栗子与红枣两者合用适于孕期引起的肾虚、腰酸背痛者、腿脚无力者、小便频多者。

栗子与糯米一起熬粥，有健脾益气养胃、强筋健骨补虚的功效。炖鸡时放入栗子，有养胃、健脾、补肾、强筋、活血的功效。

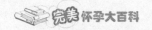
准妈妈一日营养食谱亲情放送

爱心早餐

牛奶1杯，麦片50克，鸡蛋1个。

灵活加餐

鲜榨果汁1杯，点心适量。

营养午餐

米饭1碗，烧鸭肝50克，果味猪排50克，冬菇扒茼蒿50克，黄瓜银耳汤适量。

下午茶点

苹果1个，坚果适量。

开心晚餐

桂花馒头1个，清蒸大虾50克，香菇炒菜花50克，胡萝卜烧牛腩500克，香拌芹菜叶50克。

营养套餐特别推荐

营养主食

【桂花馒头】

原料

面粉500克，鸡蛋1000克，白糖1000克，桂花30克，青红丝、香油各适量。

做法

面粉入笼蒸熟，晾凉擀开。将鸡蛋打入盆内，加上白糖，用几根筷子朝一个方向不停搅打，再加入熟面粉和桂花，用筷子拌匀。将小瓷碗逐个洗净擦干，抹上一层香油，放进一点青红丝，再将搅好的面糊倒入（大半碗即可），上笼用大火蒸熟，取出扣在盘内即可。

推荐理由

桂花馒头甜软清香，含有丰富的蛋白质、糖类及多种维生素。

精品荤菜

【烧鸭肝】

原料

鸭肝200克，熟鸡油50毫升，酱油15毫升，笋片10克，料酒10毫升，葱5克，团粉15克，姜5克，味精15克，蒜5克。

做法

1. 把鸭肝用水洗净切成薄片，放入开水小余1分钟，再用冷水漂净。

2. 将锅放在火上，倒入熟鸡油，油热后，把葱、姜、蒜放入锅内，稍炸，再加入鸭肝，然后放入料酒、味精、笋和酱油，烧沸后，用团粉勾芡，点上明油，装盘即可。

推荐理由

鸭肝营养丰富，含丰富的铁，还具有一般肉类食品中少见的维生素C和微量元素硒，是理想的补血佳品。

【荷包鲫鱼】

原料

鲫鱼350克，精肉200克，油100毫升，葱姜少许，酱油、料酒、糖、味精各少许。

做法

1. 将鲫鱼从背脊开刀，挖去内脏，洗净，在身上刮几刀。

2. 将精肉切成细末，加盐、味精拌匀，塞入鲫鱼背上刀口处。

3. 片刻后将鱼下油锅，两面煎煮，放入料酒、酱油、葱、姜、糖、清水。

4. 加盖烧20分钟，启盖后加味精，淋少量油起锅。

推荐理由

鲫鱼味道鲜美、肉质细嫩，对妊娠期水肿有一定疗效。

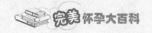

【清蒸大虾】

原料

带皮大虾500克，香油10毫升，料酒、酱油各15毫升，味精1.5克，醋25毫升，汤50毫升，葱、姜、花椒各适量。

做法

1. 将大虾洗净，剁去脚、须，摘除沙袋、沙线和虾脑，切成4段；葱切条；姜一半切片，一半切末。

2. 将大虾段摆入盘内，加入料酒、味精、葱条、姜片、花椒和汤，上笼蒸10分钟左右取出，拣去葱、姜、花椒，装盘。用醋、酱油、姜末和香油兑成汁，供蘸食。

推荐理由

此菜色泽红艳，清鲜适口，含有丰富的优质蛋白质、维生素A及多种矿物质。

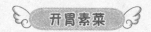
开胃素菜

【绿豆萝卜灌大藕】

原料

藕4节，绿豆200克，胡萝卜125克，白糖适量。

做法

1. 将绿豆洗净，泡3小时，捞出滤干；将胡萝卜洗净，切碎，捣成泥，备用。

2. 用适量白糖与绿豆、胡萝卜泥调匀，待用；藕洗净后，用刀切开靠近藕节的一端，切下部分留作盖；将和匀的绿豆萝卜泥塞入藕孔内，塞满为止，再将切下部分盖在原处，用竹签插牢，上锅隔水蒸熟即可。

推荐理由

此菜味美清香。熟藕性温，有补心生血、滋养之效，适宜准妈妈食用。

【绣球黑木耳】

原料

黑木耳、瘦火腿、冬笋各25克，发菜10克，鱼茸250克，净笋40克，蛋皮50克，鸡蛋1个，熟猪油50毫升，香油10毫升，精盐4克，味精1克，姜末15克，水淀粉30克，鲜汤50毫升。

做法

1. 将黑木耳用温水泡发，择洗干净；冬笋切片；蛋皮、火腿、净笋分别切丝，放入盘内加发菜拌匀成混合丝。

2. 将鱼茸放入碗内，加入姜末、蛋清、水淀粉、精盐，搅成鱼糊，并挤成枣大的丸子，在混合丝内滚几下，摆入平盘内上笼蒸透。

3. 炒锅上火，放熟猪油烧热，下笋片、木耳煸炒几下，加鲜汤、味精、精盐烧沸，再放入蒸好的绣球，用水淀粉勾芡，淋入香油，起锅装盘即成。

推荐理由

此菜鲜美可口，含有丰富的蛋白质、糖类、钙、磷、铁、维生素B$_1$、维生素B$_2$、胡萝卜素等多种营养素。黑木耳在国内外市场上均有很高声誉，被人们称为"素中之肉"。它还具有补血、止血、镇静、益气强身等功效。

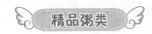

精品粥类

【乌骨鸡糯米粥】

原料

雌乌骨鸡1只，糯米100克，葱白适量，花椒及盐少许。

做法

将鸡去毛及内脏，切细煮烂，再放入糯米及葱、椒、盐，一起熬煮成粥。

推荐理由

乌骨鸡糯米粥具有益气养血，止崩安胎的功效。乌骨鸡糯米粥适用于妊娠期间气虚血亏而致的胎动不安，也适用于因脾虚血亏而致的崩漏下血或淋漓不净、血色淡、质薄、面色白或虚浮、身体倦怠、四肢不温、气短懒言等症。

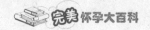

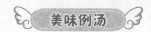

美味例汤

【阿胶瘦肉汤】

原料

瘦猪肉100克，阿胶10克，盐适量。

做法

先将洗净的瘦猪肉放入沙锅内，加水适量，用小火炖熟后下入阿胶烊化，加盐调味后饮汤食肉，隔天1次，连用20天。

推荐理由

阿胶瘦肉汤含丰富的蛋白质和铁质，有助于补血、养血。

【黄豆芽猪血汤】

原料

黄豆芽、猪血各250克，蒜蓉、葱末、姜末、植物油、料酒、盐各适量。

做法

1. 将黄豆芽去根洗净；猪血划成小方块，用清水漂净。

2. 锅内加植物油烧热，爆香蒜蓉、葱末、姜末，下猪血并烹入料酒，加水煮沸，放入黄豆芽，煮2分钟，加盐调味即成。随意服食。

推荐理由

黄豆芽猪血汤具有润肺补血的功效，适用于血虚头晕、患缺铁性贫血的准妈妈。

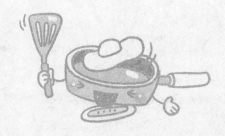

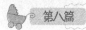

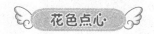 花色点心

【凉枣泥团】

原料

糯米粉125克，粳米粉25克，白糖80克，枣泥50克，白芝麻15克，麻油10毫升。

做法

1．将两种米粉一起放入盆内拌匀，另取一盆放入清水、白糖，溶化后倒入米粉内，用手拌匀揉松。

2．取笼铺上湿笼布，将米粉撒在笼内，用大火蒸40分钟，取出倒在干净的案板上（案板先用麻油抹匀），用净布包手，将蒸好的米粉揉成团，白芝麻洗净炒香，取出晾凉备用。

3．将熟米粉团搓成汤圆大的团，里面包上枣泥，再放入白芝麻内滚一下，使外面粘匀芝麻，即可装盘。

推荐理由

凉枣泥团具有补脾益气、滋阴生津、养血安神的功效，适用于脾胃虚弱、食少泄泻、心脾气虚、心烦失眠的准妈妈。

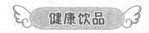 健康饮品

【蔗汁蜂蜜】

原料

新鲜甘蔗300克，蜂蜜30毫升。

做法

将甘蔗切碎捣烂，置消毒纱布袋中挤出汁，加入蜂蜜拌匀即可。

推荐理由

蔗汁蜂蜜可润肠通便、和胃止呕，适用于胃热肠燥、便秘、口苦、食欲缺乏的准妈妈。

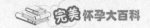

日常护理，细致入微

❀ 陶瓷餐具应慎用

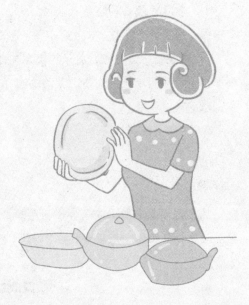

陶瓷餐具从品种上分，通常可以分为釉上彩、釉中彩、釉下彩、色釉瓷及一些未加彩的白瓷等。在这些品种中，唯有釉上彩陶瓷所用颜料含铅、镉过多，且铅、镉含量在烧制过程中很容易受到温度和通风条件的影响，稍有不慎就会引起其溶出量超标。

准妈妈如果长期使用釉上彩的陶瓷餐具，其铅含量过高很可能会造成准妈妈中毒，而镉含量过高会对准妈妈的肾脏造成极大损害，甚至会积蓄在骨骼中，导致人体免疫力下降、关节变形等。

❀ 孕期忌用一次性餐具

一次性餐具含有大量的有害物质，盛食物的时候，一遇到高温会很容易溶解，长期使用，很可能会导致肠胃、肝脏、胆等脏器发生病变，甚至致癌。准妈妈可得睁大眼睛，千万别为了贪图一时的方便而损害一生的健康！

不锈钢餐具莫滥用

不锈钢餐具中的铬、镍等金属元素，容易受强酸和强碱的刺激而发生分解，因此该餐具不适宜长时间盛放强酸和强碱性食物，更不可以用于煲汤，以免引起食物中毒。

彩色餐具易致毒

彩色餐具多喷有颜料或涂漆，而以彩釉为主要原料的颜料和油漆都含有大量的铅和铬，很可能被食物分解，引起中毒。

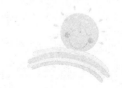

百科速递

准妈妈的餐具在清洗时最好少用或不用洗洁精，最好的方法是经常用滚水煮或专用消毒工具消毒。

因为胎宝宝和母体相连，有毒物质很可能会进入胎宝宝体内，极大地影响胎宝宝的智力发育。因此，准妈妈一定不要被色彩鲜艳的餐具所诱惑。

准妈妈如何正确使用腹带

如果准妈妈的身体较矮或腹肌过于松弛，增大的腹部往往坠向前下方，以至于身体的重心明显前移，造成活动不变并增加劳累感。如果使用腹带，支托下垂的腹部，会使准妈妈感到轻松、灵便。

胎位不正经过纠正后，应用腹带约束，防止胎宝宝转动，这也是腹带的一个重要功能。使用腹带不是为了美观，所以束系的松紧要适度，太松则起不到支托的作用，太紧又会阻碍呼吸与消化功能。如果准妈妈腹肌较强，腹部无明显下垂，就不一定要用腹带。在选择腹带前，准妈妈要视自身的需要而定。

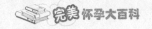

○ 夜晚抽筋怎么办

医学上认为，抽筋大多与睡觉姿势有关，通常脚掌向下时较容易发生抽筋。另外，也可能和局部血液循环、血液酸碱度有关。如果经常在睡眠中抽筋，就必须调整睡姿，尽可能以左侧卧位入睡，并且注意下肢的保暖。另外，多吃蔬菜和水果，适当补钙，少吃动物性蛋白质、精淀粉（如白面包、白米饭、甜食等），都可以减少血液酸碱度不平衡的问题。万一发生抽筋，也可以请家人帮忙热敷和按摩，以缓解抽筋的痛苦，早点入睡。

○ 上班族准妈妈的简易运动

准妈妈经常伏案工作，经常会出现颈椎病、腰椎病、下肢水肿加重等疾病。现在就来做做下面这些简单有效的运动吧。

♥ 扶椅动腿操。双手轻扶椅背站稳，先缓慢提臀，再将重心转移至左脚，慢慢抬起右脚，让右脚跟尽量靠近臀部，保持20秒。再换另一只脚重复此动作，反复5次。

♥ 坐椅伸展操。利用身边的椅子做个伸展运动吧。慢慢地坐在椅子上，身体坐直，收腹挺胸，双手向上伸展，保持手心朝上，并让身体尽量向上伸展。然后再将双手放回胸前，向前推出，使腰、背部得到充分的伸展。

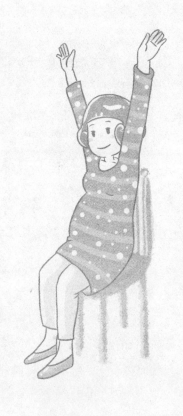

为产假做好工作计划

每一个上班族的准妈妈都有休产假的权利，但是什么时候休产假，如何做才能让产假不被工作所打扰，这些问题对准妈妈而言是比较棘手的。做好一份周密而全面的产假期间工作计划，对准妈妈来说，是休好产假的前提和保障。

确认工作接替者

作为一个有职业道德的准妈妈，在请产假前，一定要事先告诉主管，并确定具体的休假时间。事前通知是为了让领导及时找到工作接手人或代理人，以免耽误工作，从而影响公司的整体进度安排。因为职务和职位有诸多差别，准妈妈的工作接手人或代理人可以是一个人，也可以是多个人，可由不同的人负责不同的工作内容。

交接工作应明确

与临时接替自己工作的同事交代工作内容和相关注意事项，是休产假前的一个至关重要的环节。工作接手人或代理人一般都会在准妈妈休产假前来报到，这段时间准妈妈可与其充分沟通，最好让接手人或代理人了解工作的基本流程和环节，带着他（她）提前进入工作状态，以适应工作环境和工作性质。同时，准妈妈还要介绍工作接手人或代理人与相关部门的同事以及有业务往来的客户认识，并帮其建立起良好的关系，介绍的过程中，一定要讲明其身份与具体的工作内容，尤其要点出他（她）是在自己请产假期间正式接替工作的人。

轻松孕育

休产假期间，准妈妈一定要保持手机时刻处于开通状态，以方便工作接手人或代理人随时询问相关事宜。

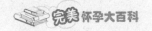

产前检查与孕期保健

了解早产的征兆

❤ 腹部阵痛。准妈妈没有到达预产期，腹部便已开始疼痛，且难以忍受。

💛 阴道出血。伴随着腹部阵痛，阴道会发生出血的迹象。一般情况下，准妈妈感到腹部阵痛加重，阴道出血量也会增多，胎宝宝的生命危险也就随之加大；反之亦然。

💙 胎盘破水。准妈妈感到阴道好像有水流出，或多或少，且持续不断。

预防早产的方法

❤ 纠正不良的生活习惯，养成按时起居的生活规律。

💛 避免剧烈运动，尤其要节制性生活。

💙 避免使用震动较大的按摩仪器或乘坐颠簸震动较大的交通工具。

💜 怀双胞胎的准妈妈，一旦发现自身存在某种可能引发早产的病症，要及时治疗。

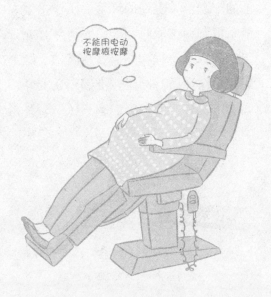

什么样的准妈妈容易早产

1 年龄偏小或偏大的准妈妈，如小于18周岁的准妈妈、35周岁以上的准妈妈。

2 身形偏瘦或矮小的准妈妈，如身高不足150厘米的准妈妈、体重不足45千克的准妈妈。

3 有不良嗜好的准妈妈，比如长期吸烟、酗酒或熬夜等。

4 曾有过流产史、病史或早产史的准妈妈，以及患有某种病症的准妈妈，如妊高征、胎盘前置、心脏病、阑尾炎、肾炎等。

5 怀有双胞胎的准妈妈。

6 胎位不正或羊水过多的准妈妈等。

正确应对妊娠水肿

造成孕期水肿的原因主要是由于子宫增大压迫下肢静脉，使下肢静脉压升高导致的，这种水肿经过一段时间的休息就可以消退。如果准妈妈只是由于孕期身体变化而发生的小腿水肿，那并无大碍，通过建立良好的饮食和生活习惯就可以预防。同时，为了更好的预防水肿，准妈妈还要注意以下事项。

1 控制体重。多摄取高蛋白、低糖类的食物。

2 保证充足的休息和睡眠时间，中午最好午休1小时左右，夜间睡眠应不少于8小时。

3 不要吃含盐分过多的食物，饮食尽量清淡。

4 如果出现了下肢水肿，最好在临睡前按摩一下。

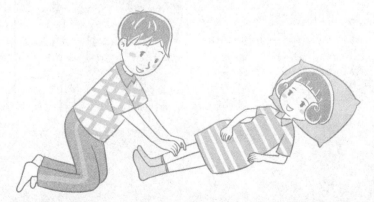

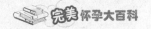

◯ 了解妊娠期肝内胆汁郁积症

有些准妈妈在妊娠中后期出现的不明原因的皮肤瘙痒，有可能是一种病症，医学上将这种病症称为"妊娠期肝内胆汁郁积症"（ICP），它可能引起胎宝宝死亡、准妈妈早产、产后出血等。

这种病的主要症状是，准妈妈怀孕五六个月或七八个月后身上开始发痒，从轻度瘙痒直至严重的全身瘙痒，通常最先发生于手掌和脚掌，渐渐延至四肢和胸腹背部，少数人累及面部，夜间比白天严重些，约有20%的准妈妈，瘙痒发生后2～3周，可出现尿黄和巩膜黄疸。

因此，准妈妈对皮肤不明瘙痒应当重视，去妇产科做检查，这样医生一旦发现准妈妈有异常，会加强监护，以确保准妈妈和胎宝宝的平安。

◯ 宫颈内口松弛怎么办

子宫由孕育胎宝宝的本体，以及连接本体和阴道的宫颈组成。当子宫达到收缩极限的情况下，宫颈像分娩时一样张开的现象被称为宫颈内口松弛。宫颈内口松弛是导致妊娠中期流产的主要原因。需要及时发现和治疗，否则后果不堪设想。一般来说，这类人群中有妊娠中期流产或早产经历的准妈妈在妊娠4个月时应接受宫颈缝合手术。手术需要20～30分钟时间，比较简单。到妊娠第37周能够正常分娩时，拆除手术时的缝线，就可以正常分娩。不过，也不能以为妊娠中期做了缝合手术就高枕无忧。分娩之前绝对不能让身体过分劳累，运动时也要加倍小心。

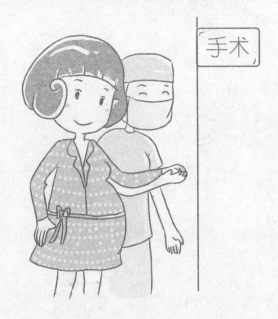

手术

○ 预防妊娠期高血压病

妊娠期高血压病是妊娠期妇女所特有而又常见的疾病，以高血压、水肿、蛋白尿、抽搐、昏迷、心肾衰竭，甚至发生母子死亡为临床特点。妊娠期高血压病按严重程度分为轻度、中度和重度，重度妊娠期高血压病又称先兆子痫和子痫。妊娠期高血压病易引起胎盘早期剥离、心力衰竭、凝血功能障碍、脑出血、肾衰竭及产后血液循环障碍等。重度妊娠高血压会导致早产、宫内胎宝宝死亡、死产、新生儿窒息和死亡。

那么，准妈妈该如何预防妊娠期高血压病呢？

首先，要重视产前检查，做好孕期保健工作。妊娠早期应测量1次血压，作为孕期的基础血压，以后定期检查，尤其是在妊娠36周以后，应每周观察血压及体重的变化、有无蛋白尿及头晕等自觉症状。

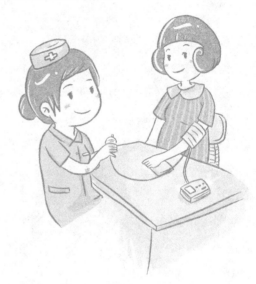

其次，要及时纠正异常情况。如发现贫血，要及时补铁；若发现下肢水肿，要增加卧床时间，把脚抬高休息；血压偏高时要按时服药；症状严重时要考虑终止妊娠。

最后，准妈妈要注意既往史。曾患有肾炎、高血压等疾病以及上次怀孕有过妊娠高血压综合征的准妈妈要在医生指导下进行重点监护。

○ 哪些准妈妈易患妊娠高血压

患有原发性高血压、慢性肾炎、糖尿病合并妊娠初产妈妈，其发病率较高，病情可能更为复杂。双胎、羊水过多的准妈妈，发病率亦较高。有家族史，如准妈妈的母亲有此病史者，准妈妈发病的可能性也会较高。

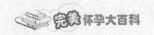

孕7月胎教同步指导

❀ 音乐胎教

欣赏《B小调第一钢琴协奏曲》

《B小调第一钢琴协奏曲》以新颖明晰的素材，表达了对光明的向往和对生活的热爱，曲调中充满了青春与温暖的气息。

准妈妈反复倾听那些小提琴与钢琴的合奏、有力的和弦、钢琴的伴奏以及生动活泼的快板，就会觉得这支乐曲既好像是波涛起伏的大海，又像是和煦扑面的春风，好似灿烂的阳光铺满了生活的大地，能真正感受到生活的美好。

当腹内的胎宝宝接受了准妈妈美好的心理信息以后，胎宝宝也会与准妈妈产生同感的。

百科速递

欣赏时注意调整好音响的音量，并随时观察腹中胎宝宝的反应，通过准妈妈的感受尽量带胎宝宝去体会那份让人迷醉的"空灵"。

欣赏《杜鹃圆舞曲》

《杜鹃圆舞曲》之所以成为一首雅俗共赏的器乐小品，正是因它的题材完全来自于自然。自然，就是没有受到人为侵略，哪怕是思想和意识占领的原始情形。把杜鹃的啼鸣声融进旋律中的这首圆舞曲，除了摹写自然的音符外，没有人为的做作和意识的纠缠。一切情形，都是干干净净裸露出来，一目了然。

整首乐曲欢快清新，特别适合在刚刚睡醒的早晨倾听。那跳跃的旋律犹如杜鹃在歌唱，它以轻快、活泼的节奏和清新、流畅的旋律，描绘了一幅生机盎然的景象。

杜鹃圆舞曲

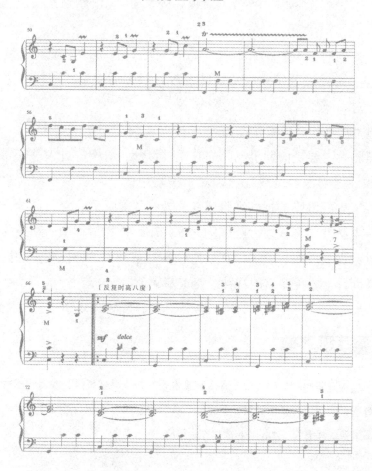

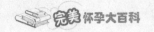

◉ 光照胎教

让胎宝宝接受光刺激

这个时候胎宝宝如果睁开眼睛，他会发现子宫内并不永远是黑暗的，强烈的自然光可通过腹壁，使之呈现玫瑰色光亮。但是这样的光照毕竟还是太弱，为了促进胎宝宝的视觉发育，准父母需要另外给胎宝宝来点光刺激才行。

和胎宝宝玩光照游戏

准妈妈在7个月的时候通过产前检查应该已经知道了胎宝宝头部的位置，可以每天选择固定时间，用手电筒通过腹壁照射胎宝宝头部。时间不要太长，切忌强光照射，每天照射腹部3次，胎宝宝看到光线，会转头、眨眼。

照射的同时，准妈妈和胎宝宝进行对话，告诉胎宝宝现在是什么时间。这样，可促进胎宝宝视觉功能发育，对日后视觉的敏锐、协调和专注，甚至对阅读都会产生良好的影响。

光刺激促进胎宝宝发育

光照胎教主要是借助手电筒的光透过腹壁、肌肉等进入子宫内，在子宫内光线经过羊水会变成红色，对于黑暗中的胎宝宝是个新鲜的视觉刺激。当胎宝宝视网膜的视杆细胞感受到光线的变化后，会将这种光线变化的信息以电脉冲的形式在大脑细胞之间传递，传递过程中所途经的视觉神经通路就会得到发展，就可以在这些细胞的基础上延伸出更多的树突或树突棘，从而为形成更丰富的视神经奠定基础。

📖 百科速递

光照胎教和其他胎教一样，都是准妈妈自身磨练性情、提高修养的过程。如果进行光照胎教，要坚持下去、有规律地去做，这样才能使胎宝宝领会其中的含义，并积极地作出回应。

语言胎教

对胎宝宝进行英语启蒙

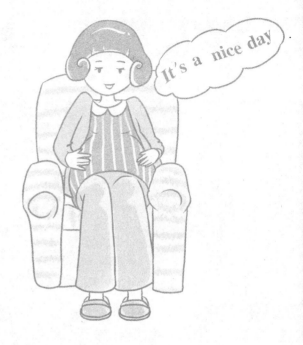

从现在起到出生是准妈妈进行英语胎教的黄金时期，英语胎教启蒙也许能使胎宝宝将来成为精通两种语言的人才呢。

准妈妈可以讲一些很简单的英语，例如："This is Mommy"、"It's a nice day"、"Let's go to the park"、"That is a cat"，将自己看见、听见的事情，以简单的英语对胎宝宝说话。

事实证明，在胎宝宝期接受了英语启蒙教育的孩子，将来他们的发音好极了，比那些其父母精通两种语言的孩子们还要好。

小故事《最大的财富》

有个年轻人整天抱怨自己太穷，什么财富都没有。

一个老石匠从他家门口路过，听到了他的抱怨，就对他说："你抱怨什么呀？其实，你有最大的财富！"

年轻人惊讶地问："我有什么财富？"老石匠说："你有一双眼睛，你只要献出一只，就可以得到你想要的任何东西。"年轻人说什么也不献。老石匠又说："让我砍掉你的一双手吧，你可以得到许多黄金！"年轻人更是不能同意了。老石匠说："现在你明白了吧，人最大的财富是他的健康和精力，这是用多少钱都买不到的。"

这个故事告诉我们：健康的体魄和旺盛的精力，是人的最大财富。

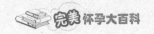

抚摸胎教

推着胎宝宝在宫内散步

胎宝宝的各感觉器官都已开始运作，对声音和动作更为敏感，抚摸可以促进其各个方面的生长发育。

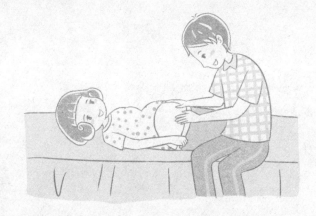

怀孕六七个月以后，当准妈妈可以在腹部明显地触摸到胎宝宝的头、背和肢体时，就可以给胎宝宝增加推动散步的练习了。

推胎宝宝散步

准妈妈平躺在床上，全身放松，轻轻地来回抚摸、按压、拍打腹部，同时也可用手轻轻地推动胎宝宝，让胎宝宝在宫内练习"散步"。

需要注意的是，这种练习应在医生的指导下进行，以避免因用力不当或过度而造成腹部疼痛、子宫收缩，甚至引发早产。每次5～10分钟，动作要轻柔自然，用力均匀适当，切忌粗暴。

如果胎宝宝用力来回扭动身体，准妈妈应立即停止推动，可用手轻轻抚摸腹部，胎宝宝就会慢慢平静下来。

抚摸动作要轻柔

抚摸胎教是促进胎宝宝智力发育、加深父母与胎宝宝之间情感联系的有效方法。起床后和睡觉前是进行抚摸胎教的好时机，应避免在饱食后进行。

在进行抚摸胎教时，抚摸及按压的动作一定要轻柔，以免用力过度引起意外。

训练须循序渐进

训练时，要循序渐进，不可急于求成，即使在怀孕7～8个月的训练高峰期，每次也不能超过5分钟，否则只能是揠苗助长，适得其反。一旦胎宝宝出现踢蹬不安时，便应立即停止刺激，并轻轻抚摸，以免发生意外。在进行动作胎教的过程中，思想一定要集中，心里应有幸福喜悦的感受。

美学胎教

欣赏名画《西斯廷圣母像》

《西斯廷圣母》为拉斐尔"圣母像"中的代表作，它以甜美、悠然的抒情风格而闻名遐迩。

画面表现圣母抱着圣子从云端降下，她决心以牺牲自己的孩子来拯救苦难深重的世界。两边帷幕旁画有一男一女，身穿金色锦袍的男性长者乃教皇西斯克特，他向圣母圣子做出欢迎的姿态。而稍作跪状的年轻女子乃圣母的信徒渥娃拉，她虔心垂目，侧脸低头，微露羞怯，表示了对圣母圣子的崇敬和恭顺。位于中心的圣母体态丰满优美，面部表情端庄安详，秀丽文静，趴在下方的两个小天使睁着大眼仰望圣母的降临，稚气童心跃然画上。

欣赏画作时，能让人感受到母性的伟大与崇高，这一切都使人的心灵受到洗涤、净化和提升。画作中的美能通过准妈妈的神经传递给胎宝宝，开发胎宝宝的艺术潜能。

运动胎教

动动手指赶走脸部水肿

准妈妈在妊娠第7个月时，脸部会慢慢出现肿胀现象，之所以出现这种现象，多半是由于脸部血液循环受阻、新陈代谢失衡所致，准妈妈不用过于担心。简易的手指操不仅可以帮助准妈妈轻松地消除脸部水肿，还可以美化脸部的线条。

双手大拇指按摩操

操作步骤：准妈妈用双手大拇指的指根部轻轻按住同侧的太阳穴，以局部酸痛为宜，持续5秒钟即可。

操作要领：按压时，准妈妈可以先向太阳穴的斜上方按压，然后朝外侧慢慢推移。

操作功效：可以有效地消除双眸水肿，还准妈妈一双迷人的眼睛。

三指指尖按摩操

操作步骤：准妈妈用食指、中指、无名指的指尖，轻轻按摩整个脸部，重点按摩从嘴角到太阳穴的各个部位。

操作要领：按摩时，可以采用轻轻揉按式，也可以采用画圈式，力度以自我感觉舒服为宜。

操作功效：能够有效地改善水肿的面部，舒缓肌肤，并放松心情。

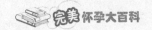

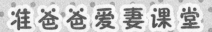

准爸爸爱妻课堂

❀ 为准妈妈做乳房保健

到了怀孕中晚期，准妈妈的乳腺组织更加发达，乳房日渐增大。这时，应该开始对乳房进行保健，以促进乳房的血液循环和乳腺组织发育，同时纠正凹陷或扁平的乳头，为日后顺利母乳喂养做准备。每次洗澡前，准爸爸可以先给准妈妈的乳房上涂些润肤膏，然后轻柔地按摩。如果准妈妈乳头扁平或凹陷，准爸爸用手指轻轻向外牵扯或向内推挤。

特别提醒的是，如果准妈妈曾有早产或习惯性流产史，准爸爸不能采用以上的方法矫正乳房。

❀ 准妈妈行走姿势不对应提醒

准爸爸应及时纠正准妈妈的错误行走姿势，并给予正确姿势的示范：抬头挺胸，下颌稍稍向内收，收紧臀部；走动时步伐要稳健。

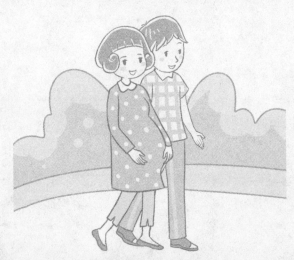

❀ 纠正准妈妈的错误站姿

准爸爸最好能够随时纠正准妈妈的错误站姿，提醒其正确的站姿：抬头挺胸，两腿平行，双脚打开，重心落在脚掌上；尽量收腹提臀、收下颌并伸展背部。

❀ 帮准妈妈穿衣系鞋带

有些准妈妈装，特别是准妈妈裙都在背后有个拉链。行动越来越"笨"的准妈妈想要自己拉好拉链还是挺吃力的，系鞋带也同样有难度。细心的准爸爸这时如能主动上前帮准妈妈的忙，一定会让她心情大悦。关键是要主动，别总是等着准妈妈提出要求时才做。

❀ 做好准妈妈的牙齿防护工作

准爸爸要为准妈妈做好牙齿防护工作，如在准妈妈的菜单中加入豆制品、鸡和新鲜果蔬等，以补充钙，增强抵抗力；还要严格禁止准妈妈晚上吃零食，吃完东西后给准妈妈准备无糖的口香糖，以预防龋齿。

❀ 随时搀准妈妈一把

准妈妈肚子大起来时身体重心也发生了变化，在下楼梯的时候极有可能踩空；由于子宫的增大，有可能压迫到坐骨神经，坐下、起来对于准妈妈来说有时会变得非常困难，尤其是在久坐的情况下。此时准爸爸有力的臂膀是准妈妈最大的帮助，随时随地搀她一把，让她因为有了依靠而感觉到安全舒适。

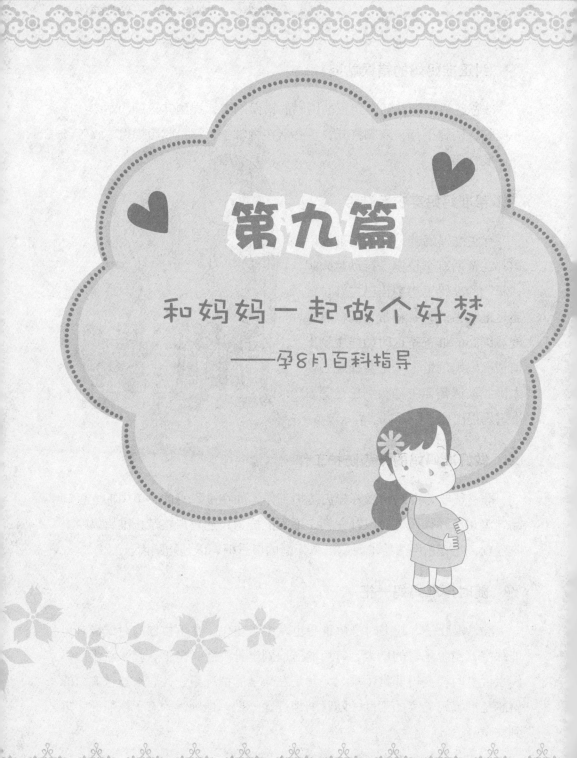

第九篇

和妈妈一起做个好梦

——孕8月百科指导

研究表明，孕8月的胎宝宝能通过声音的波长和频率，产生直接的记忆，接受准妈妈的情感。这也是胎宝宝性格形成的重要时期。

　　不管准妈妈做什么，总有一位忠实的小听众，与准妈妈随时联线，为准妈妈心动。相约一个好梦，和他共享这份甜蜜吧！

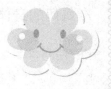

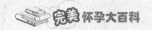

怀 孕 历 程

◎ 胎宝宝的发育历程

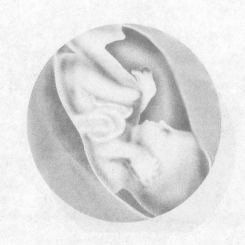

　　孕29～32周为孕8月，这时胎宝宝的身长为40～44厘米，体重约为1700克，头围在30厘米左右，羊水增加速度减缓，胎宝宝生长迅速。32周末时，胎宝宝已没有自由活动的余地，胎位相对稳定，身体蜷曲，因头重自然朝下，此为正常胎位。腹壁紧的初产妇此时胎头开始入骨盆。此时胎宝宝面部胎毛开始脱落，皮肤为深红色，胎脂较多，有皱褶；神经系统及肺、胃、肾等脏器的发育近于成熟；听力增强，对外界强烈的音响有反应；若此时出生，通过精心护理新生儿是可以存活的。

◎ 准妈妈的身体变化

　　这一期间，孕妇的宫底上升到胸与脐之间，宫底高度为26～32厘米，胎动强烈。子宫不断增大使腹壁绷紧，腹部出现浅红色或暗紫色的妊娠纹，有的准妈妈乳房及大腿部也可以出现这种现象。

　　有的准妈妈体内黑色素分泌增多，面部可出现妊娠斑，同时乳头周围、下腹部、外阴部皮肤颜色也逐渐发黑，这些均属正常现象。

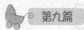
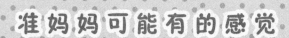

准妈妈可能有的感觉

胎动更有力

最后的这2个月，准妈妈通常会感觉到宝宝踢的次数变少，但是更有力，宝宝每踢一次都可能会造成疼痛，也许是在肋骨、肠、膀胱、腹股沟、背部，或是其他胎宝宝想伸展手脚的地方。准妈妈也开始感觉到宝宝的头和脚的移动。

觉得肚子更大了

准妈妈会觉得肚子更大，因为它确实是更大了。值得欣慰的是，现在大概是肚子最大的时候了，或者说宝宝已经到达肋骨的下方，也就是不会再到更高的位置了。肚子大会带来很多烦恼：行动不便、关节疼痛、足部水肿等。有时甚至走路、弯腰都会比以前辛苦许多。

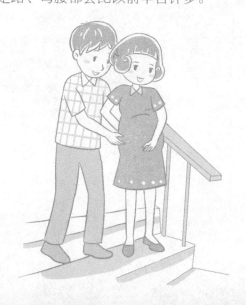

❀ 需要休息

虽然准妈妈的身体不觉得累，但大脑可能会告诉自己应该慢慢来。准妈妈可能会惊讶于理智所发出的信号，居然能预测生理的需求。也许自己双腿并不痛，也不至于上气不接下气，但是体内可能会有个声音对自己说："坐一下吧！"即使身体叫自己不要停，准妈妈此时还是该听从理智的声音。

❀ 夜间频频醒来

造成怀孕最后几个月夜间醒来有几个原因，一个是睡眠周期的改变，准妈妈会出现更多快速动眼期的浅睡，也就是做梦较多，易醒。同时，子宫变大会让准妈妈难以入睡，子宫向上压迫到胃而引起胃灼热，向下压迫到膀胱，使准妈妈夜间频繁地跑厕所。而且就算变大的子宫不会造成准妈妈半夜醒来，里面的小房客也会让自己不得不醒来，尽管有时候准妈妈醒来只不过为了翻个身，移动一下身体换个更舒适的睡眠姿势。大部分的准妈妈都认为侧睡用枕头垫着肚子最舒服。如果胃灼热得厉害，试试用几个枕头微微垫高身体来改善一下。

睡眠不好的准妈妈，心里常常感到很焦急，越焦急越睡不好，越睡不好越焦急，形成恶性循环。其实，准妈妈这时大可不必过于焦虑担心，因为在整个妊娠期间，准妈妈都有失眠的可能，尤其到了孕晚期。被胎宝宝不时地踢一下肚子、不断上厕所

> **轻松孕育**
>
> 准妈妈不要忘了在白天尽量多找机会小睡片刻，以补充夜晚睡眠的不足。另外，在床边准备一瓶果汁或水，半夜口渴的时候可以随手取用。

所、日益膨胀的腹部等因素都会令准妈妈感到不舒服，从而造成失眠。关键是准妈妈应该自我摸索出一种适合自己、能帮助自己入睡的方法，比如，睡前翻几页轻松的读物、做缓和的松弛运动、洗个温水澡、在两腿间夹一个枕头等。

营养饮食，科学合理

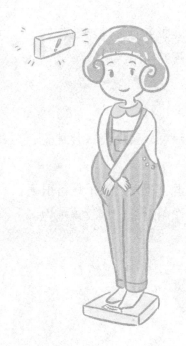

合理饮食避免巨大儿

在怀孕的最后3个月里，准妈妈无需大量进补，准妈妈的过度肥胖和巨大儿的出生对母子双方健康都不利。体重增加每周不应超过500克，体重超标极易引起妊娠期糖尿病。新生婴儿的重量也非越重越好，3000~3500克为最标准的体重。从医学角度看，超过4000克属于巨大儿，巨大儿对营养的需求量大，但自身摄入能力有限，所以更容易生病，此外，巨大儿在娩出时容易使妈妈产道损伤，产后出血概率也比较高。

增加食物的种类

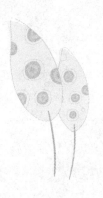

现在，合理科学地搭配孕晚期的食谱，保持均衡的营养非常重要。不但要均匀摄取各种基础食物，而且应增加菜肴的种类，要制定丰富的食谱，力求使准妈妈一天能够吃到30种以上的食物。准妈妈坚持不懈地摄取机体易感不足的蛋白质、铁、钙等营养成分尤为重要。

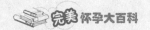
❂ 多吃鱼，防早产

研究专家指出，鱼油中富含多元不饱和脂肪酸，可能会抑制能够诱发早产发生的前列腺素分泌。

因此，摄取鱼油对妊娠高血压所导致的早产儿、新生儿、低体重儿，具有某种程度的预防效果。

但研究专家并不推荐正常准妈妈特别补充鱼油，从目前结果来看，它只是对有早产潜在危险的高危准妈妈具有效果，其他准妈妈只要饮食正常即可。

不过，专家认为准妈妈多吃鱼对于胎宝宝的健康会有其他功效，如鱼肉中所含的DHA，对胎宝宝大脑发育具有良好的营养作用。

❂ 紫色食物营养高

紫色食物包括紫茄子、紫玉米、紫洋葱、紫扁豆、紫山药、紫甘蓝、紫辣椒、紫胡萝卜、紫秋葵、紫菊苣、紫芦笋等。

紫色蔬菜中含有最特别的一种物质——花青素。花青素除了具备很强的抗氧化能力、预防高血压、减缓肝功能障碍等作用之外，其改善视力、预防眼部疲劳等功效也被很多人所认同。

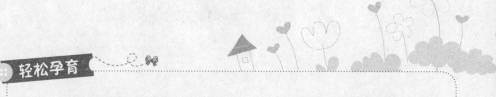

轻松孕育

如果准妈妈的孕晚期是在夏天，就可以选择一些水果菜肴，比如蜂蜜水果粥、香蕉百合银耳汤、水果沙拉等。

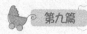

○ 牛肉，提供优质动物蛋白质

牛肉富含蛋白质，脂肪含量却很低，而且味道鲜美，所以深受人们的喜爱，享有"肉中骄子"的美称。是孕期准妈妈生肌暖胃、补充蛋白质的理想食品。

对准妈妈的营养贡献

提供优质的蛋白质

牛肉中富含蛋白质，其含有的肌氨酸含量比任何其他食物都高，牛肉中的蛋白质很容易被人体吸收，这使牛肉对增长肌肉、增强力量特别有效。

预防佝偻病

牛肉含有丰富的维生素D，能使胎宝宝全身骨骼及牙齿的发育得到促进，还能预防佝偻病和骨质疏松等症。

补血益气

牛肉含维生素B_6、铁、锌，每100克的牛腱含铁量为3毫克，约为怀孕期间铁建议量的10%；含锌量8.5毫克，约为怀孕期间锌建议量的77%，牛肉中的锌比植物中的锌更容易被人体吸收。准妈妈每周吃3～4次瘦牛肉，每次60～100克，既可预防缺铁性贫血，又能增强免疫力。

怎样食用，更健康

牛肉吃法很多，可以酱、烧、炒、扒、煎、熘，也可以做馅包饺子。若论保存营养，还得数清炖牛肉，原汁原味，鲜美可口，肉质酥烂，营养损失较少。

土豆与牛肉同煮，不但味道好，且土豆含有丰富的叶酸，可起到保护胃黏膜的作用。

牛肉与洋葱搭配可以补脾胃，祛风发汗。

牛肉与白菜二者同食，营养全面、丰富，具有健脾开胃的功效，特别适宜准妈妈经常食用。

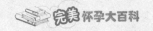

○ 兔肉，准妈妈健康之选

兔肉属高蛋白质、低脂肪、低胆固醇的肉类，质地细嫩，味道鲜美，营养丰富，具有很高的吸收率，极易被消化吸收。

兔肉富含大脑和其他器官发育不可缺少的卵磷脂，有健脑益智的功效。是一种适宜准妈妈食用的肉类。

对准妈妈的营养贡献

高蛋白低胆固醇

兔肉具有蛋白质多、脂肪少、胆固醇低的特点。兔肉的胆固醇含量低于所有肉类（仅含0.4%），脂肪仅含2%左右，也远低于其他肉类。

促进胎宝宝大脑发育

兔肉还含有丰富的卵磷脂，卵磷脂是构成神经组织和脑细胞代谢的重要物质，准妈妈经常吃兔肉，有助于胎宝宝大脑发育。

美容瘦身佳品

兔肉含有较多的麦芽糖、葡萄糖以及硫、钾、钠、磷、铁等矿物质，不仅能使人增强体质，同时也使人皮肤柔嫩，富有弹性，使人身体不发胖，是美容的最佳食品。

怎样食用，更健康

鲜嫩的兔肉既可蒸、炒、煎、扒，也可以焖、烤、烧、卤，可做出各种美味菜肴。

兔肉与枸杞二者同食，对孕期腰酸背痛、糖尿病、头昏耳鸣、两目模糊有一定的辅助治疗作用。

孕期吃兔肉与宝宝兔唇有关系吗

兔唇医学上称为唇裂。胎宝宝在胚胎发育时期，面部形成时有几个突起需要融合，如果受某些因素影响而没有融合或融合不完全，则可形成唇裂。唇裂与准妈妈吃不吃兔肉毫无关系，这种说法是没有科学根据的。

鲫鱼滋补，少不了

鲫鱼有健脾利湿、和中开胃、活血通络、温中下气之功效。鲫鱼肉味鲜美，肉质细嫩，营养全面，口感鲜甜，是传统的孕产期滋补品。

对准妈妈的营养贡献

温中补虚

鲫鱼富含蛋白质，可为准妈妈补充营养。鲫鱼所含的蛋白质不但质优、齐全，而且容易消化吸收，可以作为准妈妈良好的蛋白质来源。准妈妈经常食用鲫鱼，除了可以补充营养外，还能增强抗病能力。

健脾利湿

准妈妈在孕期易出现脾胃虚弱、水肿等症状，鲫鱼对此有很好的滋补食疗作用；同时鲫鱼对患有糖尿病的准妈妈也有补益功效。

提供卵磷脂

鲫鱼含有丰富的卵磷脂，是人脑中神经介质乙酰胆碱的重要来源。多吃卵磷脂，可帮助胎宝宝大脑发育。

怎样食用，更健康

鲫鱼肉嫩味鲜，通常适合整条来烹调。红烧、干烧、清蒸、氽汤均可，但以氽汤最为普遍。鲫鱼汤不但味香汤鲜，而且具有较强的滋补作用，特别适合准妈妈及产妇食用。

鲫鱼与红枣搭配食用可祛头风，改善体质。鲫鱼与豆腐搭配营养成分相互配合，取长补短。

巧去鲫鱼的腥味

把鱼去鳞剖腹洗净后，放入盆中倒一些黄酒，就能除去鱼的腥味。或者将鲜鱼剖开洗净，在牛奶中泡一会儿，既可除腥，又能增加鲜味。

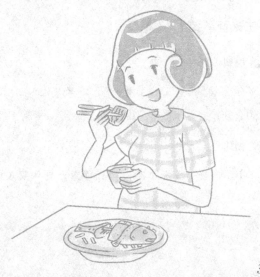

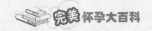

准妈妈一日营养食谱亲情放送

爱心·早餐

豆浆1杯，玉米面蒸饺50克。

灵活加餐

苹果1个，坚果适量。

营养午餐

米饭1碗，红烧鸭50克，甘蔗牛肉丸50克，炒脆藕50克，木耳炒茭白50克，火腿冬瓜汤适量。

下午茶点

牛奶1杯，脆皮香蕉适量。

开心·晚餐

米饭1碗，宫保鸡丁50克，香酥柳叶鱼50克，烧豆腐丸子100克，干贝海带冬瓜汤适量。

营养套餐特别推荐

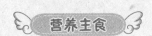
营养主食

【玉米面蒸饺】

原料

玉米面500克，韭菜250克，虾米皮25克，水发粉条头200克，面粉适量，熟猪油50毫升，香油5毫升，甜面酱、精盐、味精、花椒粉、酱油、醋、芥末各适量。

做法

1. 将韭菜择洗干净，切成碎末；虾米皮用清水漂洗好，挤去水分；水发粉条剁碎。

2.将粉条末、虾米皮放入盆内，加入精盐、味精、甜面酱、花椒粉拌匀，再把韭菜末放在上边，浇上熟猪油、香油拌匀，即成馅心。

3.将锅置火上，放入清水375毫升烧沸，把玉米面徐徐撒入，用筷子搅拌均匀，倒在案板上将面和好，用面粉做扑面，揉搓成细条，揪成20个剂子，剂口朝上摆好，再撒上一层面粉，用手把剂子按扁，用擀面杖擀成直径10厘米的圆皮，包入馅心，对折捏成饺子形，上笼屉用大火蒸15分钟即成。

推荐理由

玉米面蒸饺外皮筋道，含有丰富的蛋白质、糖类，还含有多种矿物质、维生素及粗纤维。

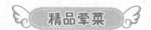 **精品荤菜**

【甘蔗牛肉丸】

原料

牛肉500克，甘蔗汁半杯，生菜叶数张，酱油2汤匙，色拉油1茶匙，太白粉1汤匙，油500毫升。

做法

1.将牛肉洗净绞碎，生菜叶洗净垫在盘中备用。

2.将牛肉末加色拉油及酱油调匀，顺同一方向搅和均匀，再加半杯甘蔗汁和太白粉，保持同一方向拌成糊状。

3.倒油500毫升在锅中烧至温热，将糊状牛肉末做成牛肉丸，逐个放在锅中炸至微黄，捞起沥干油放在菜叶上即成。

推荐理由

此菜甜而不腻，又嫩又香，含有丰富的蛋白质、脂肪、钙、磷、铁及维生素E等多种营养素，能补脾胃、益气血、除湿气、消水肿、强筋骨，准妈妈食用，有利于胎宝宝营养的补充。

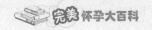

【香酥柳叶鱼】

原料

柳叶鱼（或一般淡水小鱼）500克，面粉、盐、黑芝麻、芝士粉各适量。

做法

1. 将柳叶鱼分成两半，一半抹上盐及面粉，另一半沾黑芝麻后再抹面粉。

2. 油烧热，将鱼一尾尾置入油锅，调至小火，炸7~8分钟。

3. 起锅前再开大火，让鱼彻底炸酥，捞起后放在纸上吸油。

4. 将只上面粉的那半小鱼撒上芝士粉，排开，即呈两种风味。

推荐理由

小鱼含钙丰富，连肉带骨吃，是最自然的补钙方式。

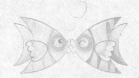

【三色凤尾虾】

原料

青河虾130克，青甜椒、胡萝卜、冬菇各20克，生姜5克，鸡蛋1个，花生油300毫升（实耗油10毫升），盐5克，味精2克，白糖1克，胡椒粉少许，生粉适量，麻油1毫升。

做法

1. 将青河虾去头及虾身的皮，留尾皮，从虾脊部直切一刀而不断；青甜椒切菱形片；胡萝卜去皮切菱形片；冬菇切片；生姜去皮切片。

2. 虾加入少许盐、味精、蛋清、生粉腌好，烧锅下花生油，待油温九成热时，倒入虾，滑泡至八成熟时捞起待用。

3. 另烧锅下花生油，放入姜片、青甜椒片、胡萝卜片、冬菇片，加盐炒至断生，合入虾仁，调入味精、白糖、胡椒粉，用大火炒透入味，再用湿生粉勾芡，淋入麻油即成。

推荐理由

河虾营养丰富，每100克河虾含钙221毫克，比对虾含钙量要高，是准妈妈及胎宝宝补钙的首选食品。

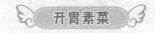

开胃素菜

【炒脆藕】

原料

莲藕2节，嫩姜1块，红辣椒2根，白糖、盐、味精、香油各适量。

做法

1. 将莲藕切片，放入糖水中浸泡约10分钟，捞出控干；将嫩姜和红辣椒都切细丝。

2. 锅内放油烧热，放藕片快炒1～2分钟。加嫩姜丝和红辣椒丝略炒几下，放味精、盐、白糖，淋少许香油即成。

推荐理由

炒脆藕爽口脆甜，略带辛辣，凉食尤佳。莲藕中含有丰富的糖类和维生素等营养，是准妈妈孕期必不可少的食材之一。

【豆苗银耳】

原料

干银耳25克，豆苗50克，鸡油15克，精盐3克，味精2克，料酒2毫升，水淀粉适量。

做法

1. 将干银耳用水泡发，去根、洗净，用沸水焖软。豆苗取其叶洗净。

2. 炒锅上火，放入适量清水，下精盐、味精、料酒，调好味，放入银耳烧2～3分钟，用水淀粉勾芡，淋入鸡油，盛入盘内。将豆苗用沸水焯熟，撒在银耳上即成。

推荐理由

豆苗银耳色泽悦目，清爽脆嫩，为滋补佳肴。银耳是一种名贵的滋补品，含有17种氨基酸和多种维生素及多糖，人称"菌中之冠"，具有补肾、润肺、生津、提神、益气、健脑、嫩肤、去除肌肉疲劳等功效。

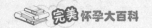
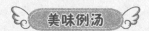 **精品粥类**

【鲤鱼葱豉粥】

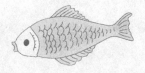

原料

鲤鱼1条，糯米100克，葱白、豆豉各适量。

做法

1.将鲤鱼去鳞，去内脏，洗净；糯米用清水淘洗干净。

2.锅上火，放入水，再放入鲤鱼，煮至水减半时，取出鱼（可作他用）下入糯米及葱白、豆豉煮成粥即成。

推荐理由

鲤鱼葱豉粥粥味鲜香。鲤鱼性味甘平，具有下水气，利小便的功效；糯米有补中益气之功。此粥可辅助治疗妊娠水肿。

美味例汤

【火腿冬瓜汤】

原料

火腿30克，冬瓜200克，香菜2棵，精盐、料酒、味精、香油、鸡汤、葱、姜各适量。

做法

1.将火腿切成小薄片；冬瓜去皮，去子，洗净，切成长薄片，放入沸水锅内烫一下捞出；葱、姜择洗好，切成丝；香菜洗净切成末。

2.锅内放入鸡汤，烧开后加入火腿片、冬瓜片、精盐、料酒、葱丝、姜丝，用小火略煮一会儿，加入味精、香油，撒上香菜末即可出锅食用。

推荐理由

火腿冬瓜汤汤味清淡，瓜菜鲜嫩。此菜含有蛋白质、多种维生素和矿物质。冬瓜本身含钠低，有清热、解毒、利尿作用，可缓解准妈妈静脉曲张的症状。

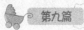

花色点心

【核桃仁酪】

原料

核桃仁200克，糯米100克，白糖250克，水淀粉适量，花生油300毫升（约耗25升）。

做法

1．将核桃仁用水泡软，用竹签挑去核桃仁里边的分心膜，洗净。糯米淘洗干净，用清水泡2小时。

2．炒锅上火，放入花生油烧热，下核桃仁炸酥，捞出晾凉后，和泡好的糯米并加水200毫升一起磨成核桃浆。

3．净炒锅置火上，放入清水400毫升和白糖烧沸，倒入核桃浆搅开，烧沸后撇去浮沫，用水淀粉勾薄芡，盛入碗内即成。

推荐理由

核桃仁酪甜香味美，含有丰富的蛋白质、脂肪、糖类和人体所需的多种维生素和矿物质。准妈妈常吃核桃对胎宝宝很有益处，有助于胎宝宝大脑神经的发育。

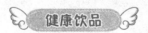

健康饮品

【桂圆茶】

原料

桂圆肉、枣仁（炒）各10克，芡实12克。

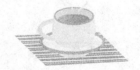

做法

将桂圆肉、枣仁（炒）、芡实同煮成汁。不拘时，随意饮之。

推荐理由

桂圆茶具有健脾开胃，养心安神的功效。这道茶适用于心悸、失眠多梦的准妈妈。

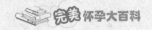

日常护理，细致入微

孕晚期不宜远行

到了孕晚期，准妈妈应在家中安心待产，不宜再远行了。因为长时间地坐车，车里的汽油味会使准妈妈感到恶心、呕吐、食欲降低。长时间在路上颠簸也会使准妈妈的睡眠质量降低，休息不好就容易产生烦躁的情绪，从而使身心俱疲。此外，长时间地坐着或站着，也会使下肢静脉血液回流减少从而使下肢水肿症状加剧。

一般情况下，不论是做汽车还是坐火车，乘车的人都会较多，车上较拥挤。现在准妈妈的腹部隆起，容易因挤压或颠簸而流产、早产。而且，公共交通工具上的空气比较污浊，致病的细菌病毒也散布各处，会使准妈妈受到感染的概率增大。乘车远行时，万一发生早产等情况，因离医院较远，也会给母胎安全带来威胁。

百科速递

从现在开始，准妈妈就不宜远行了。如果想去散散心，可在周末时，到距离较近的公园或郊外玩一玩。但要注意随身携带医院的电话号码和一些防寒保暖的衣物。

❀ 准妈妈不要走站太久

进入孕8月，胎宝宝慢慢发育成熟，准妈妈的子宫逐渐膨大。站立时，腹部向前突出，身体的重心随之前移，为保持身体平衡，准妈妈会不自觉地后仰，使背部肌肉紧张。如果长时间站立，则会造成背部肌肉负担过重和腰肌疲劳，引发腰背疼痛，因此，准妈妈不宜久站或走动太久。

在站立时，可适当地活动腰部，脊柱的柔韧性增加，可减轻腰背痛的症状。为安全起见，不要攀到高处，也不要在地面湿滑的地方活动。

❀ 孕晚期避免负重

据临床观察发现，准妈妈因搭晒被褥、挑担、提水、攀高、举重、搬运重物或推重车而加重或引起下肢静脉曲张以外，还可能引发流产、胎膜早破或早产。这是因为负重或举重时，一方面可使腹压增高，另一方面可加重子宫前倾下垂的程度，从而刺激诱发子宫收缩，造成早产或流产等不幸。

更有研究发现，在妊娠中晚期，准妈妈提拿25千克物品时，子宫无变化或仅有轻微受压，提拿30千克物品时，子宫倾斜度会发生明显变化，而受压情况也会更加明显。由此可见，这一时期的准妈妈，要忌负重、举重。

准妈妈到公园散步时，也要走一段歇一会儿，切勿太累。

❀ 洗手时别忘清洁嘴唇

空气中不仅有大量的尘埃，而且其中还混杂着不少的有毒物质，如铅、氮、硫等元素，它们会落在准妈妈的嘴唇上，而一旦进入准妈妈的体内，会使胎宝宝因此而无辜受害。所以，准妈妈要注意嘴唇的卫生。外出时，最好在嘴唇上涂抹能阻挡有害物的护唇膏。如果要喝水或吃东西，一定要先用清洁湿巾擦拭干净嘴唇。回到家后，洗手的同时别忘了清洁一下嘴唇。

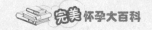
为母乳喂养做准备

从这个月开始，准妈妈就要为哺乳做好准备了。首先必须注意乳房、乳头的清洁，每天用毛巾蘸温水擦洗乳头及乳晕。如有乳头内陷，在擦洗后用手指牵拉，严重乳头内陷者可使用吸奶器吸引，若手法不能矫正者，可以进行手术矫正。

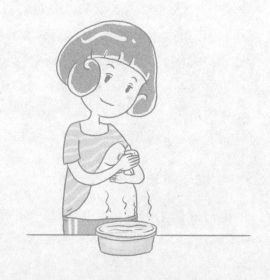

其次，按摩也是乳房护理的重要方法之一。准妈妈在每天晚上睡前用对侧手掌顺时针方向按摩乳房，并从乳房基底部向乳头方向搓揉，推进。按摩前先洗净双手，先对一侧乳房进行按摩，另外一侧用衣被覆盖，以防受凉。按摩可自己进行，也可以让准爸爸来帮忙。手法由轻到重，用力要柔和，切忌粗暴按揉。按摩的时间、次数可逐渐增加，通常每次10分钟左右。

孕晚期为何会有睡眠障碍

造成准妈妈在怀孕晚期出现睡眠障碍的主要原因有以下几种：

随着腹部变形、体重增加，准妈妈经常会感到腰酸背痛，翻身困难；胎宝贝的存在使得准妈妈的心脏搏血量增加，心率加快。

增大的子宫压迫肺部下方横隔膜，促使呼吸频率加快。

怀孕期间消化系统容易发生胃灼热、恶心、便秘等现象，导致准妈妈睡眠质量低下。而越临近分娩，准妈妈的心理压力可能就越大，这也是造成准妈妈睡眠不好的一个原因。

睡觉时不要仰卧

有些准妈妈在怀孕后期平卧时会突然出现头晕、恶心、出冷汗、眼前发黑以至虚脱等症状，严重时有的准妈妈会出现子宫蜕膜、小动脉破裂出血而导致胎盘早期剥离等危险。这种现象在医学上被称为"仰卧位综合征"。

在孕晚期，当准妈妈仰卧时，由于增大而变得沉重的子宫会压迫下腔静脉，使回心血量在短时间内突然减少，心脏搏出减少，导致血压下降，从而出现心悸、出冷汗、面色苍白等现象。此时准妈妈只要转向左侧卧位，子宫对下腔静脉的压迫会立即解除，上述症状也将随之消失。

在家里享受自然浴

置身于舒适优美的环境中，不但能呼吸到清新的空气，而且自然界的色彩与声响也让准妈妈从中感受到了美与欢乐，自觉心情轻松愉快，进而影响腹中的胎宝宝，从而真正达到"气美潜通，造化密移"。

不过，到了本月，准妈妈的腹部更大了，行动有些迟缓，如果不方便再到大自然中去呼吸自然的芳香，也可以在家呼吸自然的味道。

具体做法为：

❤ 拖地时，在最后的漂洗水中滴入几滴安全的精油，比如茶树油或柚子油，在房间的喷雾器中也滴入几滴。

❤ 选择有机蜡烛，即原材料为大豆油或蜂蜡、由工匠手工制作的蜡烛。它们的香味是自然的，来源于真正的植物精油，比如柑橘类植物。

❤ 在少量水中加入一小把丁香和碎肉桂，然后煮开，让香味充满厨房。

❤ 在厨房里放一碗小苏打、白醋或半个柠檬，用来吸收厨房里难闻的气味。

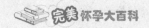

产前检查与孕期保健

了解孕晚期产检项目

怀孕进入晚期，准妈妈的身体负担日益加重，会出现腰酸背痛、肚皮紧绷、双脚肿胀及小腿抽筋等不适症状，这些都是正常现象，但是准妈妈不能放松警惕性，要定期接受产前检查。

孕晚期例行的产检项目和孕中期相同，包括：测量血压、体重、宫底高度、胎心音、水肿和验尿。孕晚期的检查重点是胎心、胎位、胎动以及子宫收缩的情况。

需要注意的是，孕晚期准妈妈要在医生建议的时间到医院进行检查，日常也要注意监测胎动，如有异常要及时告知医生。因为这不仅关系到准妈妈健康，更关系到胎宝宝的安危。

百科速递

孕晚期，准妈妈可每周测量一次体重，一般每周可增加500克。准妈妈体重过重或不增加，都是不正常的表现。准爸爸应该认真帮准妈妈把每次的体重测量数据记录下来。

❀ 孕晚期产检的重要性

为了能够密切追踪母体与胎宝宝的健康状况，一般建议妊娠28周之后，每2周应做1次产前检查。在孕晚期如果发觉准妈妈的健康受到威胁，如子痫前兆等，或者胎宝宝出现窘迫征象，如胎盘早期剥离、胎心搏动异常等，就必须当机立断，予以引产或紧急剖宫产。超过28周以上的早产儿，通常会有比较高的存活机会。

❀ 正常胎位与异常胎位

胎宝宝在子宫内的正常姿势应该是头位，即头部朝下臀部朝上，分娩时头应先娩出；相反为臀位，分娩时臀部先露出。

由于胎宝宝的头部比臀部大，如果分娩时先娩出臀部，头部再要出来就很困难了，造成难产。因此，胎位正常与否十分重要，它关系到分娩能否顺利进行。

❀ 胸膝卧位矫正胎位法

胸膝卧位法适用于孕30周后胎位仍为臀位或横位，无脐带绕颈者。

具体操作为：准妈妈于饭前、进食后2小时或早晨起床及晚上睡前，先排空尿液，然后放开腰带，双膝稍分开（与肩同宽），平躺在床上，胸肩贴在床上，头歪向一侧，大腿与小腿呈90度直角，双手下垂于床两旁或者放在头两侧，形成臀高头低位，以使胎头顶到母体的横膈处，借重心的改变来使胎宝宝由臀位或横位转变为头位。

❀ 侧卧位矫正胎位法

侧卧位法适宜于横位和枕后位。

具体做法为：侧卧时可同时向侧卧方向轻轻抚摩腹壁，每天做2次，每次10～15分钟。经过以上方法矫正仍不能转为头位，需由医生采取外倒转术。

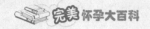
孕8月胎教同步指导

○ 音乐胎教

欣赏《动物园狂想曲》

《动物园狂想曲》又称《动物狂欢节组曲》。在这部新颖的组曲中，作者以漫画式的笔调，运用各种乐器的音色和表情特征，惟妙惟肖地描绘出动物们滑稽的动作和可爱的模样，其中的大提琴独奏《天鹅》尤为动人。

乐曲一开始，钢琴以清澈的和弦，清晰而简洁地奏出犹如水波荡漾的引子。在此背景上，大提琴奏出舒展而优美的旋律，描绘了天鹅以高贵优雅的神情安详地浮游的情景。中间调性的变化，为音乐增添了色彩。

乐曲表现的感情热切，犹如对天鹅端庄而高雅的形象的歌颂，把人带入一种纯净崇高的境界。随着音乐力度的渐弱、速度减慢，使人感到美丽的天鹅向着远方渐渐地离去。

📖 百科速递

这首曲子由子描绘了各种动物的形象，能引发准妈妈很具体的想象。

名曲欣赏《雪绒花》

　　美丽的小雪花，飘飘洒洒，能勾起准妈妈许多美好的回忆。这首童真质朴的歌曲，禁不住让人期待冬天的到来。准妈妈不妨堆一个雪人，陪胎宝宝玩耍。

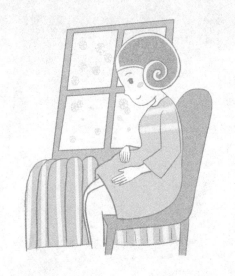

雪 绒 花

——影片《音乐之声》插曲

奥斯卡·汉默斯坦II词
理查德·罗杰斯曲
薛　　　范译配

1=F 3/4

中速

> 3 - 5 | 2̇ - - | 1̇ - 5 | 4 - - | 3 - 3 | 3 4 5 |
> 雪　绒　花，　　雪　绒　花，　　清　晨　迎　着　我

> 6 - | 5 - | 3 - 5 | 2̇ - - | 1̇ - 5 | 4 - - |
> 开　　放。　　小　而　白，　　洁　而　亮，

> 3 - 5 | 5 6 7 | 1̇ - - | 1̇ - 1̇ | 2̇. 5 5 |
> 向　我　快乐地　播　　晃　　白　雪般的

> 7 6 5 | 3 - 5 | 1̇ - - | 6 - 1̇ | 2̇ - 1̇ |
> 花儿,愿　你　芬　芳　　永　远　开　花

> 7 - | 5 - | 3 - 5 | 2̇ - - | 1̇ - 5 |
> 生　　长　　雪　绒　花　　雪　绒

> 4 - | 3 - 5 | 5 6 7 | 1̇ - - | 1̇ - 0 |
> 花，　永　远　祝福我　家　　乡。

渐慢

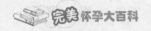

语言胎教

给胎宝宝讲《乌鸦喝水》的故事

准妈妈睡觉之前躺在床上，或者平时坐在椅子上休息时，可以用娓娓动听的声音给胎宝宝讲《乌鸦喝水》的故事：

一只乌鸦口渴了，到处找水喝。乌鸦看见一个瓶子，瓶子里有水。可是瓶子里水不多，瓶口又小，乌鸦喝不着水。怎么办呢？乌鸦看见旁边有许多小石子，就想出办法来了。乌鸦把小石子一个一个地放进瓶子里，瓶子里的水渐渐升高，乌鸦就喝着水了。

这样的小故事短小精悍，准妈妈一边讲还可以一边问胎宝宝一些问题，以达到沟通和互动的效果，把胎宝宝当作就依偎在自己身旁的小人儿一样对待，相信胎宝宝一定有兴趣听妈妈讲的故事。

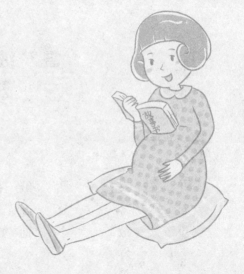

给胎宝宝读古诗《春晓》

春眠不觉晓，处处闻啼鸟。
夜来风雨声，花落知多少。

在这首诗里，诗人孟浩然只选取了春天的一个侧面来进行景物描写。春天，有迷人的色彩，有醉人的芬芳，诗人都不去写。他只是从听觉角度着笔，写春之声：那处处啼鸟，那潇潇风雨。鸟声婉转，悦耳动听，是美的。加上"处处"二字，唧啾起落，远近应和，就更使人有置身山阴道上，应接不暇之感。这首诗写出了诗人的感受，表现了诗人内心的喜悦和对大自然的热爱。

运动胎教

缓解小腿痉挛的瑜伽

这个瑜伽练习可以拉长和强壮腿部肌肉，促进腿部的血液循环，可立刻缓解痉挛现象。

💜 面向墙，右腿在前弯曲，左腿在后挺直，双手扶墙。

💜 呼气，手臂弯曲，上身向前，额头贴于手臂上，体会左腿的伸展感。

💜 吸气，伸展右臂向上。呼气，下落。

💜 呼气，弯曲左腿落地。尾骨内收，以放松下背部。同时体会左小腿的放松。以同样的方式换另一侧做。

💜 双膝分开，上身俯于靠垫上，婴儿式放松。

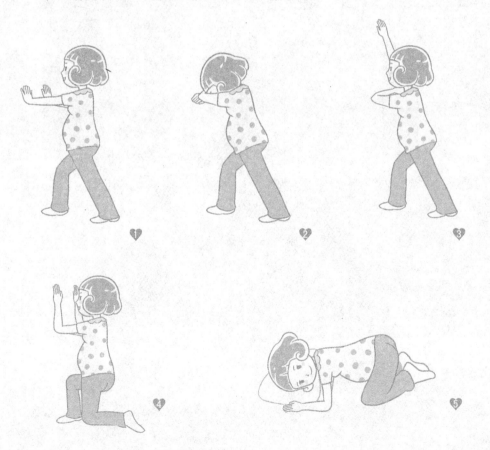

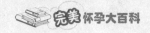

缓解骨盆疼痛的瑜伽

这套瑜伽练习有伸展脊椎，缓解腰背的酸痛的作用。准妈妈们可以自由选择自己喜欢的动作坚持练习，不一定要每一式都做。

💙 两手贴墙，双腿分开与髋部同宽站立。

💙 呼气，弓背、低头。

💙 吸气时，伸展脊椎、抬头。

💙 休息，臀部下方放抱枕，小腿向外采取英雄式坐姿。

💙 向后靠在软凳上，放松呼吸。

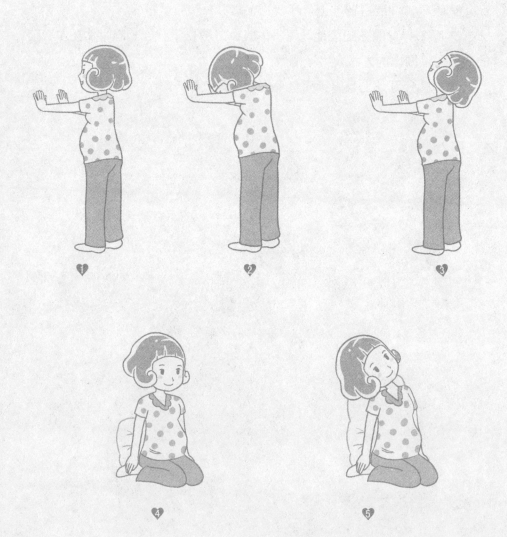

准爸爸爱妻课堂

准爸爸要牢记的数字

下面这些知识与数字，准爸爸一定要记牢，因为这些数字都是与准妈妈和胎宝宝紧密相关的。

胎动最频繁最活跃时间：妊娠28～34周内。

胎动正常次数：每12个小时30～40次，不应低于15次。

早产发生时间：妊娠28～37周内。

胎心音正常次数：每分钟120～160次。

过期妊娠超过预期天数：14天。

准妈妈洗澡适宜水温：42～43℃。

准妈妈每周增加体重正常值：应少于0.5千克。

孕期体重增加总值：不宜超过15～20千克。

百科速递

准爸爸可以和准妈妈商量各种突发情况的的应付之道，告诉准妈妈如何避免和应对紧急时联系不上自己的情况。把应急之道以备忘的形式写下来，放在容易找到的地方。

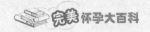

○ 孕晚期的准爸爸守则

妊娠晚期，准妈妈身心负担加重，又要面对分娩，更需要准爸爸的关心。准爸爸在这一时期的主要责任有：

理解准妈妈此时的心理状态，解除准妈妈的思想压力。对准妈妈的烦躁不安和过分挑剔应加以宽容、谅解。帮助准妈妈消除对分娩的恐惧心理。

为准妈妈分娩做好经济上、物质上、环境上的准备，为迎接新生命的来临做好知识和物质上的准备；检查宝宝出生后用具是否准备齐全。

保证准妈妈的营养和休息，为分娩积蓄能量。准爸爸要主动承担家务，还要注意保护准妈妈的安全，避免准妈妈遭受外伤。

参与胎教，做好对准妈妈的监护，防止其早产。

○ 丰富准妈妈的家庭生活

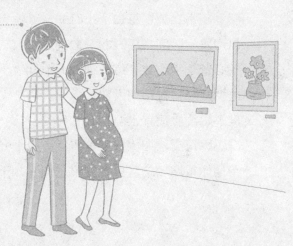

和谐乐观的家庭氛围，可使胎宝宝在快乐轻松的胎教环境中获得良好的心灵感受，从而健康地成长。准爸爸要创造良好的家庭氛围以及丰富的家庭业余生活。

每逢周末或节假日，夫妻可以共赏音乐，畅谈感受，或者是一起垂钓河边、郊外踏青、散步谈心、欣赏摄影作品等，使孕期生活充满高尚情趣，富有活力。此外准爸爸还要为准妈妈创造一个适宜修养的家居环境。家庭内的环境要整洁，空气新鲜，家具的布置、装饰品的陈设都应符合胎教环境。

○ 和准妈妈一起给宝宝取名字

准爸爸可以和准妈妈一起为宝宝取个好名字，给宝宝取名字是父母给

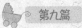

宝宝的第一份珍贵礼物，可以多取几个，再和长辈讨论哪一个更适合宝宝。

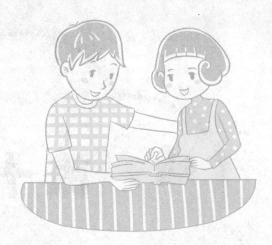

给宝宝取名时，要注意字义，父母必须先了解自己所选字的意义，因为有些字并不常见，或者换了偏旁部首，意义就不一样了，所以最好在取名字前，查阅《辞海》、《辞源》确定字义。并且注意音韵，好的名字悦耳，不佳的名字会影响形象。好名字不仅会令人印象深刻，自己也感觉好。

❀ 和准妈妈一起为分娩做准备

怀孕的第八个月，准妈妈的肚子越来越大，负担也越来越重，行动很不方便，容易疲劳，又要面对分娩，有很大的心理负担，所以此时的准爸爸要从身心两方面来关心准妈妈，帮助准妈妈减压。除保证做好前几个月要做的事以外，重点应在营造"产巢"了。准妈妈要临近分娩了，产后室内装饰可有讲究，从摆设到颜色都有学问。既要避免房屋新装修产生的污染，又要兼顾到准妈妈的审美要求，产房最好不用新房，把原来住的房间提前进行整理布置，室内颜色以淡蓝或淡绿色为主，床上有五彩缤纷的装饰物，墙上有几幅美丽的风景画和宝宝图片，构成一个明快、舒适、温馨的生活环境，让母子俩尽情享受。

同时，还要保证准妈妈的营养和休息，为分娩积蓄能量。准爸爸要主动承担家务，还要注意保护准妈妈的安全，避免准妈妈遭受外伤。此时的子宫变得非常脆弱极易受伤或感染，所以一定要避免性生活。

不要忘了陪准妈妈去医院做产前检查，从妊娠8个月起就应每2周检查1次，看有无变化。并要做好家庭中的妊娠监护，以防早产。准爸爸多关心准妈妈的情绪和心态，在准妈妈有惧怕心理时，应及时发现及时解决。

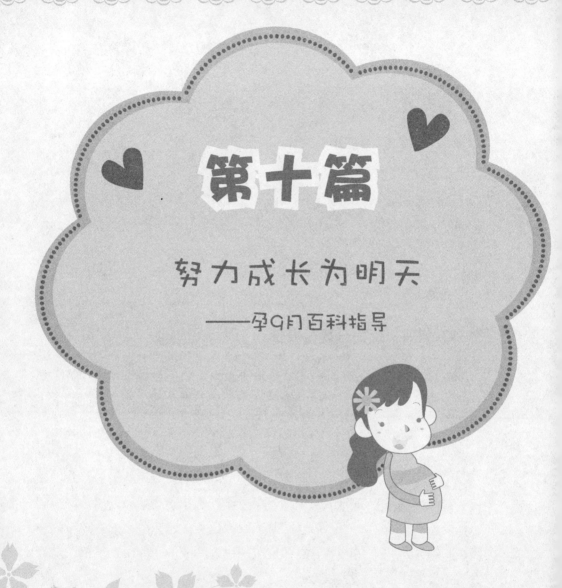

第十篇

努力成长为明天

——孕9月百科指导

来到孕9月，准妈妈的身体负担越来越重，平时轻易可以完成的动作，现在却非常费力。不过，准妈妈的辛苦也不会白费，因为有个健康成长的胎宝宝时时陪伴着。

　　9个月大的胎宝宝各项功能已经与新生儿差不多了。为了和妈妈相见的那天，他也在努力长高、长胖。

　　知道吗？这个可爱的"胖娃娃"也在日夜期待与妈妈相见呢！

怀 孕 历 程

胎宝宝的发育历程

孕33～36周末为孕9月，这时的
胎宝宝身长在45～48厘米，头围约
为34厘米，36周时体重可达2500克
左右，皮下脂肪开始增多，皮肤
皱褶变少，身体较以前丰润。这
个时期胎宝宝的内脏器官发育基本
成熟，具备了较强的呼吸和吸吮能
力，在宫内可吞咽羊水，消化道分泌
物及尿液排泄在羊水里。若此期离开
母体，基本具备生存能力。

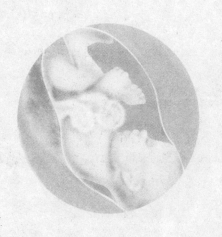

准妈妈的身体变化

现在，准妈妈腹部的负担非常重，会常常出现痉挛和疼痛，有时还会
感到腹部抽搐，一阵阵紧缩。同时，准妈妈的脸、脚、手肿得更加厉害
了，脚踝部更甚，特别是在温暖的季节或是傍晚，肿胀程度会有所加重。

由于胎宝宝增大，并且逐渐下降，多数准妈妈此时会觉得腹坠腰酸，
骨盆后部附近的肌肉和韧带变得麻木，甚至有一种牵拉式的疼痛，使行动
变得更为艰难。日益临近的分娩会使准妈妈感到忐忑不安甚至有些紧张，
多与家人聊聊天就可以缓解这种压力。

准妈妈可能有的感觉

腹部更加凸出

准妈妈会发现腹部肌肉因为要辛苦地支撑自己浑圆的肚子而疼痛，胯部或大腿骨在走路的时候也会痛。庞大的身躯会造成全身的问题，双腿的沉重甚至会让准妈妈觉得要这样一摇一摆地走到停车的地方都很累人。

更易疲倦

很多准妈妈在这个月觉得身体很疲倦。因为要拖着前凸、沉重的身躯，上下楼都会觉得很累，甚至要从沙发上站起来都会有喘不过气来的感觉。有些准妈妈喜欢一直忙到接近分娩，但是多数准妈妈在最后1个月会想放慢脚步或是干脆辞职待产。

大多数准妈妈不管有多累，总是觉得睡不好，没办法好好休息。这是因第九个月沉重的身心负担造成的。

感觉到胎宝宝不同的踢法

宝宝在第九个月动得比第八个月少，不过频率虽然减少，力道却增加了。准妈妈可能会觉得肋骨被踢、骨盆被捶，个别时候准妈妈甚至会觉得宝宝的手脚伸进了阴道——这是一种非常奇特的感觉。

全身酸疼

有些准妈妈在第九
个月会觉得全身僵硬，
她们觉得就像是老年人
得关节炎一样。宝宝的
头会压迫骨盆的神经和血
管，可能会造成大腿抽筋。
这些新的变化就跟骨盆的疼痛一
样，是怀孕激素影响全身关节的韧
带组织所引起的。一般认为，全面性的
韧带松弛是造成膝盖和手腕无力的原因。

一旦开始每天散步，这些疼痛就会慢慢消失。
准妈妈千万别瘫在沙发椅上，要不然肌肉、心血管、呼吸、
消化等系统就会容易失调。

盼望早日与宝宝相见

因为已经进入最后冲刺阶段了，所以准妈妈比以前更加迫不及待地想
要见到宝宝。对许多准妈妈来说，第九个月是怀孕期当中最长的一个月。
准妈妈在告诉自己、亲友们预产期的时候，可以尽量模糊，或是故意延后
1～2周。给自己这段"宽限期"可以帮助准妈妈获得平静，而且如果宝宝
没有"准时"报到，也不至于产生烦躁情绪。

准妈妈更敏感

这个月准妈妈会更敏感，而且会被很多善意却不够体贴的意见搅得很
心烦；可能更容易生丈夫的气，一些平时不在意的事，这时候也会激怒自
己。准妈妈需要持续进行自我安抚，别被这些消极的情绪左右，而消耗了
体力或是破坏了家里的和谐气氛。

营养饮食，科学合理

孕晚期适当加餐

在孕晚期，准妈妈需要更多的营养，以往一日三餐的饮食习惯不能够源源不断地提供营养，加餐是补充营养的好方法。加餐要注意食物的多样化和营养的均衡。一般来说，在早餐和午餐之间或者下午4点钟左右，吃25克左右芝麻糊，能够为准妈妈提供能量。

准妈妈还可以将煮鸡蛋、牛肉干、鱼片干、豆腐干、全麦饼干、青稞粉、藕粉都增添到加餐的食谱当中。同一类的食物不要重复食用，变着花样地吃最好。

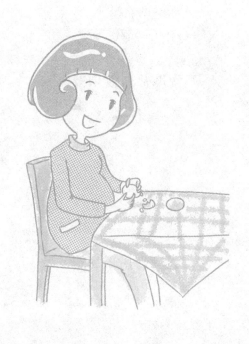

适当补充营养剂

虽然多吃食物能够给胎宝宝提供许多它们所需的营养，但适当补充某些营养剂对于宝宝的健康发育也十分重要。建议准妈妈要补充镁和锌，因为镁能使肌肉放松，并且能够减少早产的机会，而锌对于抵抗感染和病毒十分重要，并且能够减少妊娠纹的出现。

❀ 哪些食物能够防便秘

进入孕晚期，由于准妈妈活动减少，胃肠的蠕动也相对减少，食物残渣在肠内停留时间长，就会造成便秘，甚至引起痔疮。那么，有哪些食物可以预防便秘呢？

❤ 富含膳食纤维的食物：各种蔬菜，如芹菜、扁豆、白菜、油菜等。

❷ 含水多的食物：如果汁、牛奶、清凉饮料、酸奶等，也可多饮水。

❸ 润肠食物：含油食物，如植物油、蜂蜜、核桃仁等。

❹ 含镁的食物：如香蕉。

❺ 其他食物：蘑菇、豆制品、水果等。

❀ 南瓜补血效果好

南瓜含有蛋白质、胡萝卜素、维生素、人体必需的8种氨基酸、钙、锌、铁、磷等成分。最近发现，南瓜中还有"钴"和"锌"，"钴"是构成血液中红细胞的重要成分之一；锌则直接影响成熟红细胞的功能；铁则是制造血红蛋白的基本微量元素，这些都是补血的好原料。因此，清代名医陈修园曾称赞"南瓜为补血之妙品"。

❀ 适量食用干酵母

干酵母中的维生素B_2可促进胎宝宝视觉器官的发育，并营养胎宝宝的皮肤，使其细腻柔嫩，防止皮肤疾患；其中的维生素B_6对孕早期的呕吐现象有明显的治疗效果；维生素B_1可促进消化液的分泌，增强准妈妈的食欲，进而促使胎宝宝的健康成长。

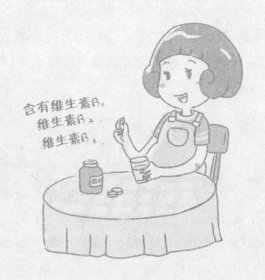

含有维生素B_1
维生素B_2
维生素B_6

芹菜通便又降压

芹菜是一种可以增强精力的蔬菜，它受到人们广泛的喜爱。芹菜具有独特的气味，且含膳食纤维较多，有很好的通便作用，并可作为高血压病的辅助治疗。芹菜中含有较多的水溶性维生素，还有维生素P，能降低毛细血管通透性，加强抗坏血酸的作用。此外，芹菜还有清热、利湿、醒脑的作用，对患有妊娠高血压综合征的准妈妈，其降压效果甚佳，同时，对于高血压引起的头昏眼花、肩酸、头痛等症也非常有效。而且它对于降低血清胆固醇也有一定疗效。

将新鲜的芹菜榨汁喝，效果很好。在芹菜汁内放些蜂蜜更易饮用，准妈妈特别是患有妊娠高血压综合征的准妈妈可一日饮用芹菜汁40毫升左右，防治效果非常好。

食用海带好处多

准妈妈在孕晚期应保证每周吃一次海带。海带富含碘、钙、磷、硒等多种人体必需的微量元素，其中钙含量是牛奶的10倍，含磷量比所有的蔬菜都高。海带还含有丰富的胡萝卜素、维生素B_1等维生素，有美发、防治肥胖症、高血压、水肿、动脉硬化等功效，故有"长寿菜"之称。

海带不仅是准妈妈最理想的补碘食物，还是促进宝宝大脑发育的好食物。

最适合准妈妈的海带吃法是与肉骨头或贝类等一起清煮做汤。此外，清炒海带肉丝、海带虾仁或与绿豆、大米熬粥，还有凉拌也是不错的选择。

海带性寒，对于准妈妈来说，烹饪时宜加些性热的姜汁、蒜蓉等，而且不宜放太多油。

适当控制进食量

现在准妈妈应该主要控制糖类食物和脂肪含量高的食物，米饭、面食等粮食均不宜超过每日标准供给量。动物性食物中可多选择脂肪含量相对较低的鸡、鱼、虾、蛋、奶，少选择脂肪含量相对较高的猪、牛、羊肉，并可适当增加一些豆类，这样可以保证蛋白质的供给，又能控制脂肪摄入。

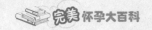

❀ 鲈鱼，益体安康的佳品

鲈鱼具有补肝肾、益脾胃、化痰止咳之功效，对肝肾不足的准妈妈有很好的补益作用。鲈鱼还可治胎动不安、产后少乳等症。准妈妈和产妇吃鲈鱼是一种既补身又不会因营养过剩而导致肥胖的营养食物，是健身补血、健脾益气和益体安康的佳品。

对准妈妈的营养贡献

健胃止呕

鲈鱼富含烟酸，烟酸可以降低胆固醇及三酰甘油、增强消化功能、促进血液循环、有效防治胃肠功能障碍，尤其适合妊娠呕吐较严重的准妈妈食用。

补充铜元素

鲈鱼血中含有较多的铜元素，铜能维持神经系统的正常的功能并参与数种物质代谢的关键酶的功能发挥，铜元素缺乏的准妈妈可食用鲈鱼来补充。

健脑益智

鲈鱼肌肉脂肪中的DHA和EPA在海洋鱼中含量最高，准妈妈经常食用鲈鱼，非常有益于胎宝宝的大脑发育。

怎样食用，更健康

鲈鱼不但肉质细腻白嫩，而且味道清香，没有腥味。为了减少鲈鱼宝贵的DHA在食用时流失，适宜清蒸、红烧或炖汤。如果用鸡汤进行烹煮，鱼肉的味道会更好。

鲈鱼的选购储存

鲈鱼应选择鳞片不易脱落、腹部结实、表面有光泽、眼睛明亮清澈者。保存时，将鱼洗净，刮除鱼鳞，去除内脏，用保鲜膜包好，放入冰箱冷冻室内。

准妈妈一日营养食谱亲情放送

爱心·早餐

山药蛋黄粥1碗，凉拌黄瓜番茄适量。

灵活加餐

鲜榨果汁1杯，面包2片。

营养午餐

米饭1碗，芋头烧牛肉100克，蒜蓉茼蒿100克，鲜奶花蛤汤适量。

下午茶点

酸奶1杯，坚果适量。

开心晚餐

米饭1碗，粉丝蒸扇贝2个，凉拌素什锦50克，玉米排骨汤100克。

营养套餐特别推荐

营养主食

【肉片炒粉皮】

原料

猪瘦肉100克，粉皮300克，酱油、料酒、醋、盐、味精、淀粉、葱、姜各适量，汤50毫升，油30毫升，鸡蛋半个。

做法

1. 将粉皮、猪肉洗净切成片，放入1毫升酱油、0.5毫升料酒、半个鸡蛋、1克淀粉，抓匀。将葱、姜切成片。

2. 炒锅上火，加入油，将肉片放入煸熟，加入葱、姜、酱油、料酒、汤、醋、盐、味精，放入粉皮，开锅后放入水淀粉将汁收浓，即可装盘。

推荐理由

肉片炒粉皮口味咸鲜，色泽金红，且富含蛋白质、脂肪、钙、磷、铁及多种维生素，适合孕晚期食用。

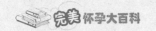

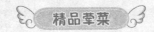精品荤菜

【泥鳅炖豆腐】

原料

泥鳅5条（约250克），豆腐250克，食油、食盐、味精各少许。

做法

1. 先将鲜活泥鳅放入清水中，加几滴食油，让泥鳅吃油和清水后，排出体内脏物。

2. 然后将泥鳅宰杀、切段，洗净后放入沙锅，加清水适量，放入豆腐块和食盐、味精，炖至泥鳅和豆腐熟透即可。

推荐理由

本品具有健脾和胃、宽中益气、祛湿消炎、消腹胀之功效，适于因脾胃湿热所致食欲缺乏者食用。

【嫩姜鸡脯】

原料

鸡脯肉300克，嫩姜100克，油、蛋清、料酒、盐、味精、淀粉、香油各适量。

做法

1. 将鸡脯肉洗净切片，与鸡蛋清、淀粉、香油调匀码味；嫩姜切片，经开水烫一下，捞出。

2. 锅内放油烧至五成热时，把鸡片放入，炒至肉呈白色时捞出。

3. 锅内留底油，放入姜片稍炒，再加少许盐、味精、料酒，勾芡收汁后，倒入鸡片，淋入几滴香油，翻炒均匀即成。

推荐理由

姜能温中和胃。鸡肉富含优质蛋白质及钙、磷、铁和多种维生素，营养丰富。嫩姜鸡脯，姜嫩鸡鲜，味美爽口，适合准妈妈食用。

【陈皮卤牛肉】

原料

瘦牛肉、酱油、陈皮、葱、姜、糖、酱油、水（2大匙）。

做法

1.把陈皮用水稍微泡软，葱洗净切断；瘦牛肉洗净切成薄片，加酱油拌匀，腌10分钟。

2.将腌好的牛肉一片一片放到热油里，炸出牛肉中的水份。

3.把陈皮、葱、姜先爆香，然后加入酱油、糖、水和牛肉稍炒一下。

4.把牛肉取出，放入拌好的卤料，即陈皮、葱、姜、酱油、糖，炖至卤汁稠浓后收汁，即可食用。

推荐理由

此菜可养心安神、润肺止烦，对身体虚弱的准妈妈特别有益，常食可增强营养，提高身体免疫力。

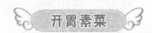
开胃素菜

【素拌五丝】

原料

芹菜4根，黑木耳4大朵，胡萝卜少许，魔芋半块，红辣椒1个，白糖、盐、醋、香油各少许。

做法

1.将芹菜去叶切段；黑木耳、胡萝卜、魔芋和红辣椒分别切丝。

2.除红辣椒外，芹菜段、黑木耳丝、胡萝卜丝、魔芋丝全部余烫，沥干。加白糖、盐、醋、香油拌匀即可。

推荐理由

素拌五丝具有通气利尿、清热解毒、滋阴润燥、养胃润肠的功效，适合孕期体虚、胃口不好的准妈妈食用。

【鲜蘑莴笋尖】

原料

莴笋尖20条（叶和茎各半），罐头鲜蘑300克，鸡汤250毫升，花生油、熟鸡油各50毫升，精盐5克，料酒5毫升，鸡精2克，水淀粉15克。

做法

1. 将莴笋尖掰去老叶，留下嫩叶，把茎的一端削去皮和筋，削成粗细一致的圆柱形，洗净，放入沸水锅内烫至半熟，捞出用凉水冲透，再把两头切改整齐，使其长短一致（不能切断，要整条）。鲜蘑开罐后沥去水。

2. 炒锅上火烧热，放花生油，下鲜蘑和笋尖稍煸，舀入鸡汤，加精盐、料酒调好味，汤沸后放鸡精，用水淀粉勾芡，淋鸡油，盛入盘内即成。

推荐理由

鲜蘑莴笋尖，形状美观、色泽鲜艳、口味清香。本菜含有多种维生素及钙、磷、铁等矿物质。莴笋还有利于人体对食物的消化吸收。

【番茄烧豆腐】

原料

番茄250克，豆腐2块，植物油75毫升，绿色蔬菜、盐适量，白糖、酱油各少许。

做法

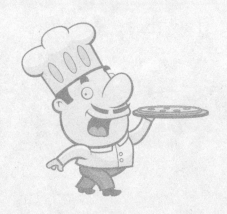

1. 先将番茄投入开水中余一下，捞出去皮，切成薄片；豆腐切成长方块。

2. 将番茄片放入油锅中小炒片刻，然后加适量的水，煮开后放入豆腐、白糖、酱油，加少许盐，煮透，放入少许绿叶蔬菜即可。

推荐理由

豆腐含丰富的植物蛋白，番茄富含维生素C，二者搭配，可健脾开胃、生津止渴。

精品粥类

【阿胶粥】

原料

阿胶30克，糯米150克，红糖100克。

做法

1. 先将糯米淘洗干净，放入煮锅内，加入清水适量，置于火上煮粥。

2. 待粥煮至将熟时，把阿胶捣碎，放入粥锅内，继续边煮边搅，待煮二三沸后，加入红糖调味即成。

推荐理由

阿胶有补血、止血、滋阴润肺的作用，尤对崩漏带下或子宫出血、身体虚弱者有保健作用；红糖性温，具有良好的活血化瘀作用；糯米性味甘温，具有补肺、健肺、暖胃的功效。此粥养阴补虚，养血止血、安胎益肺，对准妈妈血虚、胎动不安有一定辅助治疗作用。

美味例汤

【鸡块白菜汤】

原料

白条鸡半只，白菜500克，精盐、味精、葱、姜各适量。

做法

1. 将鸡洗净，剁成小块，放入沸水锅内烫一下捞出，用清水洗净；白菜切成小块；葱切段；姜切片。

2. 汤锅置火上，放入鸡块，加葱段、姜片和清水烧开，转微火煮至筷子能夹动，撇去浮沫，捞去葱、姜。

3. 将白菜放入汤锅内略煮，加精盐、味精调好味，盛入汤盆内即成。

推荐理由

此菜汤清爽口、肉烂脱骨，含有丰富的优质肉类蛋白、脂肪和钙、磷、铁、锌等矿物质，及维生素B_1、维生素B_2、烟酸、维生素C等营养素。

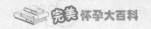

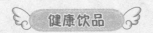 花色点心

【香椿饼】

原料

面粉500克，猪五花肉200克，腌香椿芽150克，花生油适量。

做法

1. 将猪五花肉切成黄豆大小的丁，再将腌香椿芽用水浸泡清洗干净，切成碎末，与肉丁一起放在盆内，加入花生油，拌匀成馅心。

2. 将面粉加入清水250毫升和成面团，揉匀揉透后，搓成长条，揪成每个重45克的面剂，擀成直径约15厘米的圆形面皮，包入馅心1份，收口捏紧，轻轻按成圆饼，即成饼坯。

3. 将平锅置于炉上加油烧热，放入饼坯干烙，烙好一面再翻个烙另一面，待两面均烙至金黄色饼已熟时，即可出锅食用。

推荐理由

此饼金黄酥脆、清香鲜美。其中，含有动物性和植物性两种蛋白质及糖类，还含有多种维生素和矿物质。

健康饮品

【当归补血茶】

原料

当归10克，熟地10克，大枣30克。

做法

将上述材料共置入锅内加水煎煮，取汁。每日1剂，不拘时，代茶饮用。

推荐理由

当归补血茶适用于准妈妈阴血亏虚所致身体虚弱、面色姜黄等症。

日常护理，细致入微

孕晚期的日常基本动作

怀孕晚期的时候，准妈妈的腹部很大，行动上千万不要急躁，要从从容容慢慢来，日常的动作也要多留意，以免给自己和胎宝宝带来伤害。

❤ 穿袜子的方法。这个时候，准妈妈如果以站立的姿势来穿袜子就很危险，应该坐在椅子上，腰背挺直，慢慢地穿。

❷ 剪脚趾甲的方法。如果准妈妈采用竖起膝盖的姿势，就可能会对子宫造成挤压，应该采取盘腿坐姿，把脚尖拉近过来剪。

❸ 弯腰的方法。以伸直腿的状态来弯腰，会对腹部造成挤压，并且有跌倒的危险。应该以仰起上半身的姿势，弯曲膝盖慢慢蹲下，就不会对腹部造成危害了。

❤ 起身的方法。孕晚期的时候，准妈妈一般应采取左侧卧的睡眠姿势，起身时，先把双手放在下面，撑起身体，然后在床上仰起上半身，接着慢慢撑住上半身坐起，再把脚放下床。

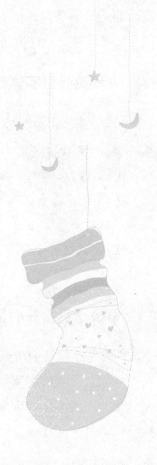

孕晚期的活动宜"慢"

这时的准妈妈，应做一些稍慢的散步加上一些健身操，应该说这时的运动完全是在为分娩做准备，而且胎宝宝也逐步成形，要想让宝宝发育得健康，比如伸展运动、屈伸双腿或是轻轻扭动骨盆、身体向膝盖靠等这些

百科速递

就要到冲刺的时候了，不要以肚子为借口放纵自己酣吃酣睡，适量运动才有助于准妈妈顺利分娩。

简单的运动都是准妈妈可以选择的，这样做有助于肌肉的伸展和放松，减轻背痛等问题，会使准妈妈感觉比较舒服。

准妈妈吸氧要谨慎

如果出现准妈妈缺氧，建议大家还是先到妇产科做个检查，看胎宝宝在体内是否正常，如果胎宝宝在体内正常，只是准妈妈自己感觉不舒服，呼吸不畅，应遵照医生的指导，进行吸氧治疗，一般吸氧治疗的原则是：

❤ 吸氧时间不宜太长，一般半小时以内。吸氧次数一般两天一次、吸氧可以增加胎盘供血量。

❤ 吸氧最好在医院内进行，氧气应是医院用的纯净氧。浓度不要太高。

孕晚期更需要心情平静

临到预产期，有的准妈妈会变得急不可待。要知道，新生儿所具有的一切功能，产前的胎宝宝已完全具备。一条脐带，连接了母子两颗心，母亲着急，心境不好，直接会影响胎宝宝，在这一段时间里心情更需要保持平静。

产前检查与孕期保健

○ 孕晚期应加强监护

随着准妈妈肚子越来越大，宫底越来越高，内脏往上推挤，胃、心、肺等受到压迫，准妈妈会感到呼吸困难、食欲不振。各种不适感加重，准妈妈的心理也会开始紧张，体力会下降。因此，孕晚期更应充分注意做好自我监护。

○ 警惕甲状腺功能亢进

怀孕时血量增加，准妈妈的心脏会跳得比平常快。如果跳动次数超过100次/分钟、跳动频率不规则，即有可能是心悸，可以到医院检查。如果心悸伴有手颤抖，要特别留意，可能是甲状腺功能亢进的症状。

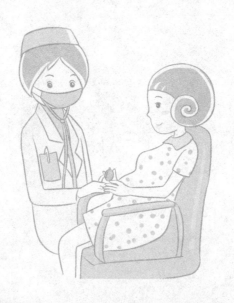

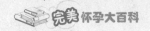

检查胎宝宝的体重

随着预产期临近，许多准妈妈最担心的事情就是胎宝宝的大小和体重。虽然胎宝宝的体重大体可以通过超声波检查来确定，但稍许的误差在所难免。

还有利用计算机程序推算胎宝宝体重的方法。这种方法主要是根据测量所得的头部直径、头部周长、大腿骨长度等参数，来推算胎宝宝的体重。

虽然以胎宝宝的头部周长和体重为标准，能够断定是可以进行自然分娩还是必须剖宫产手术。但由于不同的准妈妈体质各不相同，还存在产道宽窄的区别，因此是否进行手术必须到阵痛时才能得出准确的结论。

孕晚期的超声波检查

在孕9月时，建议准妈妈去做一次超声波检查，可及时发现以下问题：

❤ 及时发现某些异常并较易合并的染色体异常或先天性病毒感染，可抽取羊水或脐带血检验，作为临床处理的重要依据。

❤ 及时发现胎宝宝畸形，可尝试在产前给予药物、输血、引流，甚至实施子宫内矫治手术，避免器官畸形过度恶化而无法挽救。

❤ 密切追踪胎宝宝健康情形，有助于选择适当的生产时间与分娩法。

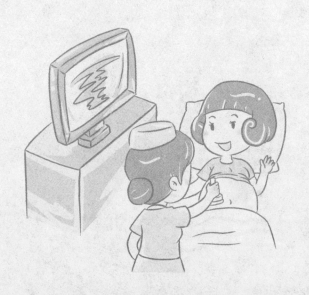

超声波检查的重点

孕晚期的超声波检查应该包括以下几项重点：

❤ 胎宝宝生长状况。发生子宫内生长受限的胎宝宝，到了怀孕后期会显现出与正常胎宝宝之间的生长差，可通过超声波检查结果加以判断。

❤ 胎盘位置与构造。怀孕中期胎盘占据大部分的子宫腔表面，虽然超声波看到胎盘位置偏低，不见得就是前置胎盘，等到子宫逐渐扩大，孕晚期才能够判定胎盘位置是否正常。

❤ 羊水量多少。孕晚期检查出羊水量太多或太少，都有可能是胎宝宝异常的一种警讯。

❤ 胎位。若发现胎位不正应及早设法矫正。

❤ 是否有脐带绕颈的情况。

百科速递

胎宝宝发育到9个月左右，血管系统已经成形，这时做彩色超声波检查，就可以清晰了解孩子的心脏、脑部、肾脏等重要器官的血流情况。这样一旦发现严重疾病或者其他病变，医生就能够及时采取治疗措施了。

警惕胎膜早破

正常情况下，胎膜在临产期破裂，羊水流出，胎宝宝也在数小时内娩出。如果胎膜在临产之前（即有规律宫缩前）破裂，这就叫胎膜早破。

发生胎膜早破时，准妈妈可突然感到有水从阴道内流出，时多时少，连续不断地往外流。如果胎膜破口较小，或破裂的地方较高时，则羊水的流出量少，如果从阴道内往上推动先露时有羊水流出，即可确定是胎膜早破；反之，推动先露部但并不见流液增多，往往可能是尿失禁。

发生胎膜早破后，不要洗浴，应该马上去医院。在医院接受诱导分娩，如果用这种方法超过24小时仍不能分娩，医生一般会实施剖腹产手术。

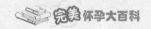
◎ 预防胎盘早剥

正常情况下，胎盘在分娩之后才脱离子宫，医学上将胎盘在分娩之前部分或完全从子宫剥落的现象称为胎盘早期剥离。胎宝宝通过胎盘获取氧气和营养，如果胎盘比胎宝宝先娩出，胎宝宝就会失去维持生命的依托，非常危险。

胎盘早剥的后果虽然凶险，但还是可以预防的，主要从以下几方面着手：

❤ 妊娠晚期禁过性生活，工作中或生活中注意安全，不要到人员密集、拥挤的公共场所，避免腹部遭受碰撞等外伤，导致胎盘早剥。

❤ 妊娠期，尤其是妊娠晚期应避免长时间仰卧，采取侧卧位休息。

❤ 妊娠中、晚期，出现腹痛和阴道出血时，应及时就诊，有胎盘早剥史的高危因素者更应及时就诊，千万别贻误就诊时间，以免酿成严重后果。

◎ 监护脐带缠绕

脐带是宝宝在准妈妈肚子里的唯一的生命线，它一旦发生问题将直接危及到宝宝的安全。脐带绕颈是产科常见的并发症。绝大部分脐带绕颈在妊娠期不会对胎宝宝产生大的危害，所以没有必要过于担心，只要监测胎动和按时进行产前检查就可以了，如果胎动突然

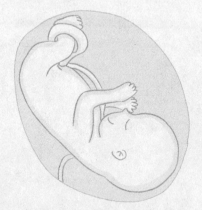

特别频繁或胎动明显减少（12小时胎动少于15次，或较以往减少50%），甚至不动，要及时到医院就诊。但分娩时可能会引起胎头衔接困难、下降缓慢、胎宝宝缺氧等情况，所以有脐带绕颈的准妈妈，在分娩时医院会加强监护，只要能及时发现异常，及时正确处理，不会造成不良后果。

为什么会发生子宫内感染

正常的妊娠和分娩，子宫内可保持无菌，不易发生感染。这是因为子宫颈内有黏稠的黏液起到阻塞的作用，使细菌不能进入子宫腔。羊水也具有抗菌能力，细菌即使进入子宫腔也不能生存。但在

> **百科速递**
>
> 此时要注意避免过多的肛门与阴道检查，以防由于检查工具不卫生等原因造成宫内感染，也可减少由于检查对子宫体造成的刺激。

孕晚期，羊水的抗菌能力会减弱，有些情况可以引起子宫内感染。如胎膜早破，超过24小时以后未临产，或产程延长，以及准妈妈贫血体弱，抵抗力差等。也有少数准妈妈的羊水抗菌能力较差，阴道内的致病菌可乘虚突破防线进入子宫内，发生感染。严重的子宫脱垂、准妈妈其他部位如有急性感染等也可导致子宫内感染。

子宫内感染的影响

早期感染时如采取及时的治疗，对准妈妈一般没有太大的影响。如果感染严重，不及时应用药物，致病菌可经过胎盘进入母体血循环，导致准妈妈败血症、中毒性休克，以至死亡。羊水中的细菌进入胎宝宝体内后，可发生子宫内肺炎、败血症、脑膜炎等。有的虽然在宝宝出生时看上去没有什么异常，但到了新生儿期，可出现上述感染现象，甚至会导致死亡。

子宫内感染的症状

准妈妈一旦有子宫内感染，会出现体温升高，白细胞增多，心率增快，子宫体有压疼。胎膜已破者，可有混浊的羊水流出，味臭。当临产羊水流出时，胎心可增快。出现以上情况，须入院检查、治疗。

预防子宫内感染的方法

子宫内感染是可以预防的。当孕晚期时，应严禁性生活，还要注意休息、情绪和营养。当发现阴道流水时，切不可粗心大意，应及时到医院检查，以便采取及时的防治措施。

什么是前置胎盘

正常情况下，为了使胎宝宝出生时更容易通过子宫颈，胎盘的位置离子宫颈存在一定的距离。但在有些情况下，胎盘位于子宫颈附近，或者直接盖住了子宫颈，这种现象被称为前置胎盘。例如有些受精卵位于子宫内靠下方的位置，从而形成了覆盖子宫颈的胎盘。随着子宫的变大，胎盘有可能被牵引到子宫底方向，从而到达正常的位置，如果不能恢复就会形成前置胎盘。

出现前置胎盘的原因

前置胎盘一般在200名准妈妈中会有1人发生，前置胎盘有可能引起大出血，绝不能掉以轻心。准妈妈出现前置胎盘的原因大致有以下几种：曾经接受过子宫手术、由于溃疡导致子宫出现损伤或炎症、受精卵发育和着床不良等。

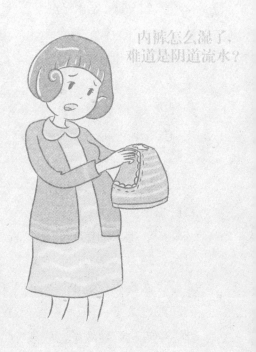

内裤怎么湿了，难道是阴道流水？

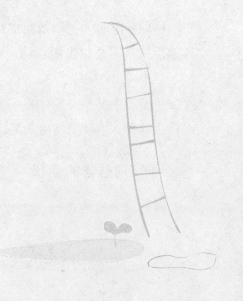

前置胎盘的症状

前置胎盘主要出现在妊娠后期，其典型症状是准妈妈在没有疼痛感的情况下发生出血。其临床表现是平时非常健康的准妈妈，在毫无预感的情况下在睡眠过程中感觉到褥子潮湿，起身可见衣服上沾满了血迹。虽然第1次出血不太严重且会自行停止，但如果持续出血就会伴随休克甚至会导致准妈妈死亡。还有的时候出血不是持续性的，而是时有时无反复出现，因此只要发生出血，就应立即去医院接受检查。

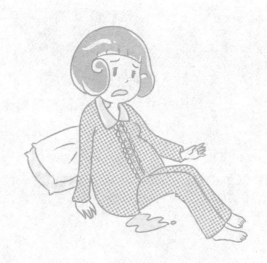

前置胎盘的治疗

部分前置胎盘和边缘前置胎盘的准妈妈也有可能进行正常分娩，但是完全前置胎盘者就必须进行剖宫产手术。在妊娠第37周以后进行剖宫产手术，这样既能使婴儿存活，也会止住出血，减轻对子宫的损伤。如果第37周以前准妈妈没有出现严重的出血和阵痛，那么可以适当延长妊娠时间，到37周以后再接受剖宫产手术，因为婴儿过早出生其死亡率较高。前置胎盘在妊娠后期可以通过超声波检查准确地检查出来，因此按时接受定期产前检查非常重要，如果发生出血应立即前往医院进行检查。

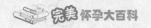
孕9月胎教同步指导

语言胎教

给胎宝宝读古诗《江南春》

《江南春》是杜牧描写江南风光的一首七言绝句。"千里莺啼绿映红，水村山郭酒旗风"，一开篇就把我们带入了江南那柳绿花红、燕舞莺歌的境界。不仅从整体上描绘了江南春光的明媚，而且还具体到四处莺歌燕舞，四处绿树红花，四处酒旗招展，具体到描写江南烟雨蒙蒙的楼台景色，使读者从一个个具体的景点去体会江南风光细微之处的色彩多姿和妩媚动人。令人迷恋，令人心驰神往。

千里莺啼绿映红，水村山郭酒旗风。

南朝四百八十寺，多少楼台烟雨中。

百科速递

杜牧受时代风气影响，他的诗有注重辞彩的一面。这种重辞彩的共同倾向和他个人"雄姿英发"的特色相结合，风华流美而又神韵疏朗，气势豪宕而又精致婉约。

情绪胎教

克服分娩恐惧经验谈

准妈妈可以从以下几个方面来进行自我调控，克服对分娩的恐惧。

把对分娩的恐惧转移到别的方面。多想想"船到桥头自然直"。不要把分娩当做一件严重的事情而思虑重重。

正视分娩的恐惧。将各种可能遇到的问题事先想清楚，同时找出每个问题的解决方法。做好分娩前的物质准备，这样就不会临时手忙脚乱，也会帮助你稳定情绪。

掌握与分娩有关的知识。孕期建议准妈妈看一些关于分娩的书，了解了整个分娩过程后，就会以科学的头脑取代恐惧的心理。

树立恒心，将胎教进行到底

胎宝宝还有1个月就要出生了，准妈妈常常动作笨拙、行动不便。许多准妈妈因此放弃孕晚期的胎教训练，这样不仅影响前期训练对胎宝宝的效果，而且影响准妈妈的身体与生产准备。

准妈妈要树立持之以恒的信心，要做的事就坚持到底，虽然暂时看不到成果，也不必多想，坚持做下去。对于有些性子比较急躁的准妈妈，一定要在行动之前，告诫自己做事情要有始有终。如果怕坚持不下来，可让丈夫时时提醒自己，鼓励自己。

写下对宝宝的期待

胎宝宝就要出生了，准妈妈可以写下自己对胎宝宝的期待，内容越详细越好，如做事认真负责、长得活泼可爱、懂得关心别人、聪明懂事、乐于助人等等。做这样一个计划表，准备在胎宝宝出生后，把期待融入准妈妈对宝宝的教育计划当中，让他能够在各方面都有优异表现。

在写下这些期待时，一定要怀着美好的情绪，想象着宝宝正如爸爸妈妈所期待的那样，这种潜意识里的期待就一定会让胎宝宝感受到，从而对他的大脑起到促进作用。

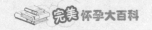

✿ 运动胎教

分娩姿势巧练习

随着妊娠的进程，准妈妈最好为分娩做些准备，抽时间做做分娩姿势的练习。

下蹲式

分娩时，下蹲式是最好的方式，因为这种姿势利用了重力的牵拉作用，使胎宝宝顺产道而下。下蹲运动会使骨盆开至最宽，有助于会阴部（肛门和阴道之间的区域）伸展，防止在分娩过程中撕裂会阴。最初练习下蹲式较为困难，准妈妈可以先坐在矮凳子上来练习下蹲动作，把双脚的间距放宽，身体前倾，背部挺直，用力将膝关节和肘关节一起向外展开推出。

一旦骨盆联合处变得柔软有弹性，准妈妈也适应了这种姿势，便可以不借助矮凳子，用自己的双腿下蹲，以承受自身的体重。如果准妈妈的脚后跟不能落地，可以用卷起的毯子或毛巾垫在脚后跟。

盘膝坐式

这个姿势能加强大腿的韧性，有益于持久保持下蹲姿势，还能改善骨盆的柔韧性。如果一开始时用这种姿势有一定困难，准妈妈可先用一个垫子支撑在大腿下面，或将身体靠墙挺直。当准妈妈处于这一姿势时，请把注意力集中在呼吸和放松技巧上。

挺直背坐着，双脚脚底靠在一起，把脚跟朝会阴方向牵拉，并用双臂将大腿往下轻压。

📖 百科速递

除了练习分娩姿势外，准妈妈最好每天都能散步半小时到1小时，体力较好或者较差者也可以酌情增加或者减少散步时间。

知识胎教

教胎宝宝学算术

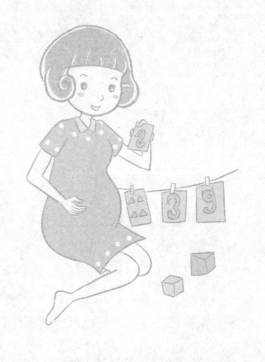

有的准妈妈可能会感到疑惑，胎宝宝既不认识数字又不会加减乘除，甚至都看不见妈妈在干什么，现在上数学课是不是有点为时过早呢？

其实，我们这里说的上数学课，主要是让准妈妈多动手、动脑、动眼、动口，通过想象、思维和声音影响胎宝宝。上完课后，胎宝宝仍然不会认识一个数字，但这种影响是潜移默化的，对未来宝宝的发展很有好处哦。

好了，准妈妈们现在就开始为肚子里的胎宝宝上课吧。

首先要制作一些卡片，即把数字和一些笔画简单、容易记忆的字制成颜色鲜艳的卡片，卡片的底色与卡片上的字分别采用反衬度鲜明的颜色，如黑与白、红与绿等。训练时，母亲应精力集中，全神贯注，就像教小学生识字一样，一边念，一边用手沿着字的轮廓反复描画。应注意笔顺一定要正确，每天抽出时间定时进行，这样，久而久之，将有助于孩子识字能力的培养。

数学中一定要运用形象思维及色彩组合。例如在给胎宝宝讲解数字时，可以先在脑子里想象：1像一根电线杆，2像水中自由游泳的鸭子，3像人的耳朵。

为了让胎宝宝与教学合拍，在教学之前，父母必须先给胎宝宝一个信号，如抚摸着胎宝宝的头说："乖孩子，我们开始上课了。"

准爸爸爱妻课堂

变更医院需注意

准妈妈生产的医院通常就是平时接受产前检查的场所，但是有些准妈妈因为在外地工作就近做产检，或者打算回娘家或婆家附近生产后顺便坐月子，则可于预产期之前一二个月告知产检医师，并且要求在准妈妈手册上详细填写先前产前检查的相关资料。若经诊断为高危妊娠者，应该选择较大规模的医院，才能让母子俩都得到万全的照顾。

准备好住院时的物品

悉数备齐分娩必备物品，包括住院时必需的物品、新生儿用品、住院过程中产妇必要的用品、出院用品等。怀孕后期发给准妈妈的待产须知上，除了列举即将生产的各种征兆外，还须注明住院待产时应携带的物品，包括挂号证、夫妻双方身份证、健保卡、准妈妈健康手册以及个人日常用品、换洗衣物、产垫等。准爸爸须提早准备妥当才不至于临时手忙脚乱。将这些物品统统装入大旅行袋里，并将旅行袋放置在准妈妈和家人都知道的地方。

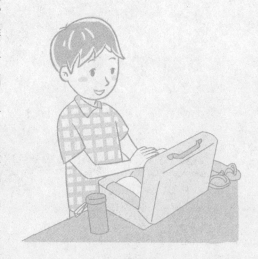

○ 随时与准妈妈保持联系

孕晚期，准妈妈特别担心孩子发生意外，因此，在临近预产期时，准爸爸应留在家中，使准妈妈心中有所依托。做不到这一点的话，准爸爸也应该按时回家，有要事外出时能随时与准妈妈保持联系；手机一定要随身携带，住家距离医院较远者，应预留出租车的电话号码，或者知会附近的亲朋好友，必要时伸出援手。不要让准妈妈担忧，更不要让准妈妈在发生情况时处在孤立无援的境地。

○ 鼓励准妈妈，把胎教进行到底

临近预产期，准妈妈身体不便，行动受到限制，有的准妈妈就不愿再坚持胎教了。这时，如果准爸爸发现准妈妈对胎教虎头蛇尾，就要鼓励准妈妈坚持下去，激发准妈妈的热情。同时，准爸爸还要身体力行，积极参与到胎教中，与准妈妈每天一道进行胎教，用自信和持之以恒的精神把胎教进行下去。最后，准爸爸还要帮助准妈妈克服掉急躁和懈怠的毛病。

由于离生产的日期越来越近，准妈妈对分娩既充满期待，又心存焦虑；既希望早日和自己的小宝宝见面，又担心分娩中会出现异常情况，特别是现在的准妈妈大多为初产妇，这种心理较为普遍。为了缓解这种心理，一方面准爸爸要更加关心、体贴准妈妈，鼓励她树立信心和勇气，解除不必要的顾虑，消除对分娩的恐惧心理，以最佳的状态迎接宝宝的诞生。

○ 睡觉时帮准妈妈关灯

在妊娠后期，准妈妈整天忧心忡忡，更容易失眠，夜里开盏灯，心里踏实。可是这样做，却会减弱准妈妈的免疫力，干扰准妈妈的生物钟，不利于其身体健康，这样形成恶性循环，会给妊娠、分娩带来危险。

所以，当准妈妈睡觉时，准爸爸一定要帮她把灯关掉。即使真的需要，也只在房间里装一个小夜灯即可。

第十一篇

守得云开见月明

——孕10月百科指导

盼望着，盼望着，准妈妈和胎宝宝终于来到了成熟与收获的季节。

随着预产期的临近，准妈妈为了迎接分娩，一方面要锻炼体能，另一方面还要了解相关知识。

当然，准备好自己和宝宝的用品，也丝毫不能马虎。

怎么样？这个月，准妈妈一样会很充实吧！

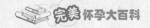

怀孕历程

胎宝宝的发育历程

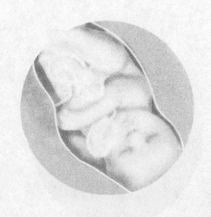

现在的胎宝宝重量约为3200～3400克，身长50厘米左右，胎宝宝之间存在着差别，有的胖一点有的瘦一点。但一般只要胎宝宝体重超过2500克就算正常。通常从B超推算出来的胎宝宝体重，比仅从母腹大小判断出来的胎宝宝体重要准确一些，只要胎宝宝发育正常，不必太在意他的体重。胎宝宝现在还继续长肉，这些脂肪储备将会有助于宝宝出生后的体温调节。这个小家伙的身体各部分已发育完全，其中肺部是最后一个成熟的器官，在宝宝出生后几小时内才能建立起正常的呼吸模式。

宝宝现在已经属于成熟儿了，10个月的胎宝宝出生后哭声洪亮，吸吮力强，四肢活动有力，脱离母体可以独立生存。

准妈妈的身体变化

分娩在即，准妈妈子宫颈变得更为柔软，子宫出现有规律的收缩，这正是分娩的信号。子宫收缩在身体运动时会更强烈。如果收缩有一定的时间间隔，且子宫变窄，最好立即去医院。

准妈妈在这几周中会感觉很紧张、心情烦躁焦急，同时也会感到身体越来越沉重，这些都是正常现象。准妈妈要密切注意自己身体的变化，随时做好临产的准备。

准妈妈可能有的感觉

❀ 体重减轻

最后1个月的体重减轻通常是因为激素开始移转体液，使得羊水减少的缘故。准妈妈制造的羊水减少，再加上频尿，使体内的水分含量整体下降，因此体重会跟着减轻。这种现象就是身体在排出它不需要的多余的体液。

❀ 对梦境感到好奇

随着分娩的接近，准妈妈的梦境也开始有了主题——通常跟分娩有关，可能会梦到阵痛和分娩过程，或是照顾宝宝等。

准妈妈也许会梦到一些诡异、恐怖、混杂的梦境，而且每个梦都带着各种奇特的感觉。

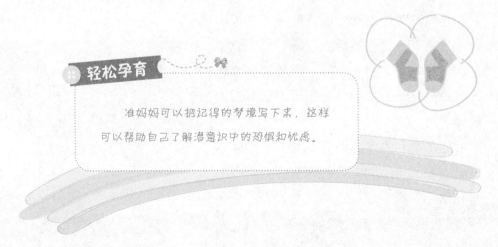

轻松孕育

准妈妈可以把记得的梦境写下来，这样可以帮助自己了解潜意识中的恐惧和忧虑。

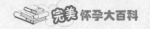

新的骨盆压力来了

由于宝宝下降到骨盆腔，准妈妈的尾骨或是骨盆的中间可能会出现强烈刺痛感，因此走路时会很不舒服。

有些准妈妈的子宫颈本身还会有很难受的针刺感觉或是一阵一阵的刺痛。准妈妈可能每次想要抬起腿穿上内裤或是下床时，都会感觉到骨盆附近有压力或是刺痛感。有时候这些疼痛还会扩散到背部或是大腿。

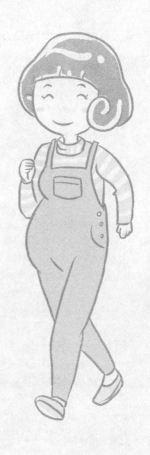

新增加的这些骨盆疼痛和这个月中所体会到的其他疼痛，很可能都是因为骨盆周围的韧带组织在为即将来临的工作做准备时，不断地拉扯和放松所引起的。准妈妈可以利用姿势的改变来减轻这些不适症状。每天还是要做些温和的运动，例如慢慢地进行较长时间的散步。

很难使自己感到舒服

准妈妈可能很难感到舒服——不管在什么地方都一样。有时会发现自己坐也不是，站也不是，甚至用同一个姿势躺着也维持不了几分钟，而且也很难找到舒服的睡姿。

还在上班的准妈妈会有力不从心的感觉，在家又得不到充分的休息。多数准妈妈在这个月都会有疲惫感，有的人甚至怀疑自己还能不能挨过分娩的痛苦。

营养饮食，科学合理

早上一份麦片粥

为了让自己有一个充满活力的早晨，准妈妈应该每天早上吃一份麦片粥。为什么？因为麦片不仅可以让自己一上午都精力充沛，而且还能降低体内胆固醇的水平。

不要选择那些口味香甜、精加工过的麦片，最好是天然的，不加任何糖类或其他添加成分的原味麦片。可以按照自己的口味和喜好在煮好的麦片粥里加一些果仁、葡萄干或是蜂蜜。

轻松孕育

由于胎宝宝的生长发育已经基本成熟，如果准妈妈还在服用钙剂和鱼肝油的话，应该停止服用，以免加重代谢负担。

孕晚期补充维生素B_1，助分娩

孕晚期需要充足的水溶维生素，尤其是维生素B_1（硫胺素）。这是因为准妈妈需要维持良好的食欲与正常的肠道蠕动，孕晚期如维生素B_1摄入不足，易引起便秘、呕吐、气喘与多发性神经炎，还会使肌肉衰弱无力，以至分娩时子宫收缩缓慢，使产程时间延长，增加生产的困难。

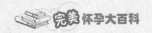

❀ 维生素E，为分娩"输氧"

为了安全临产，要充分摄取维生素E。由于维生素E的存在，氧气得以输送到身体各部位，从而解除了准妈妈的疲劳，更重要的是缓解了准妈妈临产前的紧张情绪，使绷紧的肌肉得以放松。

富含维生素E的食物有胚芽米、植物油、坚果类、黄绿色蔬菜等，临近分娩时，要多吃这些食品。可以自己做一些可冷冻的食品，去医院时带上，尤其是初次生育的准妈妈，从阵痛开始到孩子出生耗时较长，因此进分娩室之前可准备些方便食品，避免空腹没力气分娩。

准妈妈要记住，充分摄取维生素E是顺利生产的重点。

❀ 植物油预防小儿湿疹

一些研究发现，母亲在怀孕期间吃植物油少，婴儿湿疹发生率就高。婴儿湿疹，是一种常见的与"变态反应"有密切关系的皮肤病，一般以剧烈的瘙痒，多种形态的皮肤损害、反复发作为特点。婴儿湿疹大多发生在出生后1~3个月，6个月后逐渐减轻，大多数病儿到一岁半后可逐渐自愈。

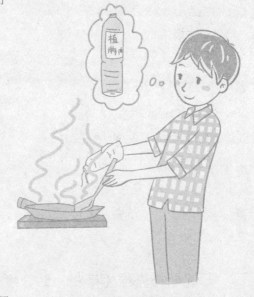

科学研究证实，人体所必需的脂肪酸，如亚油酸、亚麻酸和花生四烯酸等，人体自身不能合成，只能靠食物供给。而这些脂肪酸主要存在于植物油中，动物油中含量极少。人体缺乏脂肪酸，可引起皮肤粗糙、头发易断、皮屑增多等，婴儿则易患湿疹，因此，为了预防胎宝宝出生后患湿疹，准妈妈应多吃植物油。

鸡肉，准妈妈的优质滋补品

鸡肉中蛋白质的含量比较高，所含氨基酸种类多，而且消化率高，很容易被人体吸收利用，有增强体力、强壮身体的作用。

对准妈妈的营养贡献

补益佳品

鸡肉是高蛋白和低脂肪的健康食品，其中氨基酸的组成和人体的需要十分接近，特别容易被人体吸收和利用。

优质脂肪的来源

鸡肉所含的脂肪多为不饱和脂肪酸，对人体非常有益。具有补精填髓、温中益气、补虚损、益五脏的功效。

> **百科速递**
>
> 鸡肉中的蛋白质，根据部位不同、带皮与否，其含量是有差别的，从高到低的大致排列顺序为去皮的鸡肉、胸脯肉、大腿肉。去皮鸡肉和其他肉类相比较，具有低热量的特点。由于鸡皮部分存在大量的脂类物质，所以绝对不能把带皮的鸡肉称做低热量食品。

预防感冒

喝鸡汤可减轻感冒时鼻塞、流涕等症状，而且对清除呼吸道病毒有较好的效果。经常喝鸡汤可增强人体自身的免疫力，预防感冒。

怎样食用，更健康

鸡肉不但适于热炒、炖汤，而且是比较适合冷食凉拌的肉类。

鸡肉与金针菇同食，可防治肝脏、肠胃类疾病，有益胎宝宝智力的发育、增强记忆力及促进脑细胞生长。

鸡肉与菜心搭配，具有帮助准妈妈消化，促进新陈代谢，调脏理肠的作用。

鸡肉与菜花搭配食用，还具有补脑、利内脏、益气壮骨及抗衰老等功效。准妈妈常吃可增强肝脏的解毒作用，提高免疫力，防止感冒。

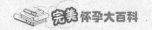
海参，养胎利产的美食

海参营养丰富，是典型的高蛋白质、低脂肪食物，不但肉质软嫩，而且富含18种氨基酸和多种微量元素。也就是说，海参是非常适合准妈妈的一种食物。

对准妈妈的营养贡献

补肾益智

海参富含的DHA是胎宝宝脑神经细胞生长发育必不可少的营养物质。海参中所含的其他营养如磷脂、胆碱等均是构成大脑皮层神经膜的重要物质。同时，海参中还富含微量元素碘和锌，对胎宝宝的智力发育有一定的帮助。

滋阴补血

海参除含有大量的蛋白质、矿物质、脂肪、维生素等营养成分外，还含有海参素，能对人体骨髓红细胞的生长进行刺激，使人体的造血功能增强，有效地预防贫血。

增强免疫力

海参富含多种生物活性成分，如黏多糖类和皂苷类等，具有增强机体免疫力，延缓肌肉衰老的功效；另外，海参中的海参素杀菌作用也特别突出，有抑制毛真菌、发癣菌、曲真菌和毛滴虫等致病细菌及致病真菌的生长作用，对维持孕期女性的健康极为重要。

怎样食用，更健康

海参可以和荤素各料进行搭配，适合采用熘、炒、烧、扒、焖、烩、蒸、煮等多种烹调方法进行烹制。

轻松孕育

准妈妈在食用时，可以将发制好的海参切成末，并与鸡蛋液调匀，加入适量的葱末、盐，蒸熟后趁热食用，每天食用半只。

准妈妈一日营养食谱亲情放送

爱心早餐

豆浆1杯，花卷2个，紫菜煎鸡蛋50克。

灵活加餐

小米面茶50克。

营养午餐

米饭1碗，炒鱼丝50克，栗子炖羊肉100克，冬菇扒茼蒿50克，木耳银芽炒肉丝50克。

下午茶点

鲜榨果汁1杯，豆腐干适量。

开心晚餐

米饭1碗，虾皮烧豆腐50克，菠菜炒猪肝50克，素什锦50克，红豆马蹄乌鸡汤适量。

营养套餐特别推荐

营养主食

【豆腐馅饼】

原料

豆腐250克，面粉250克，白菜1000克，肉末100克，虾米25克，香油25毫升，葱、姜、味精、精盐各适量。

做法

1. 将豆腐捏散，白菜挤去水分，切碎，加入调料、肉末、虾米调成馅。

2. 将面粉加水调成面团，揉好后分成10等份，然后每一个小面团擀成小汤碗大的皮子，两张面皮中间放一团馅。将面皮边缘捏实，再用小汤碗一扣，去掉边沿，即成一个很圆的豆腐馅饼。

3. 将馅饼放入油锅中煎成两面金黄即可。

推荐理由

豆腐馅饼含有极易消化吸收的优质蛋白及丰富的钙和维生素，适合准妈妈孕晚期食用。

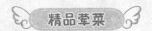

精品荤菜

【炒鱼丝】

原料

鱼肉150克，冬笋50克，香菇6朵，青椒2段，红辣椒2段，料酒、盐、胡椒粉、味精、葱、姜、蒜、淀粉、糖、鸡蛋各适量。

做法

1. 将鱼肉洗净，切成中粗丝，用料酒、盐、淀粉、蛋清调匀入味。香菇去蒂洗净，冬笋、青椒均洗净，以上三种与红辣椒一起均切丝。

2. 葱、姜、蒜切丝。用料酒、胡椒粉、盐、味精、糖和淀粉加水调成芡汁待用。

3. 锅内放油烧热，先煸炒葱、姜、蒜出香味，后放入香菇丝、冬笋丝、辣椒丝和鱼丝翻炒，倒入调好的芡汁，翻炒收汁即可。

推荐理由

此道菜富含蛋白质、维生素和多种矿物质，营养丰富、开胃健脾。

【虾皮烧豆腐】

原料

豆腐300克，虾皮10克，油、酱油、盐、葱、姜、青蒜、湿淀粉各适量。

做法

1. 将豆腐经盐水烫后切长方块；葱、姜切成细末；青蒜洗净切成段。

2. 锅内放油烧热后，先煎豆腐呈微黄色，加酱油、盐和少许水，放入葱、姜末和虾皮炒匀，烧至入味。加青蒜，用湿淀粉勾芡后略炒即成。

推荐理由

虾皮烧豆腐鲜香可口，富含钙、磷、铁和优质蛋白质，可提供孕晚期胎宝宝发育所需营养。

【盐水白鸡】

原料

雏母鸡1只（重约1000克），料酒15毫升，葱、姜、盐各适量，花椒少许。

做法

1. 用刀在鸡的肛门下割开5厘米长的口子，取出内脏，剁去鸡爪，洗净，放入锅中煮至六成熟，捞出洗净。

2. 锅置火上，放入清水2000毫升，放入整鸡，加入葱段、姜片、花椒、料酒、盐，烧开后撇去浮沫，再转小火煮熟，取出晾凉。

3. 食用时将鸡剁成块，或去骨后片成片，即可。

推荐理由

盐水白鸡清淡爽口、味鲜肉嫩，富含优质蛋白、脂肪、钙、磷、铁、锌等多种矿物质及丰富的B族维生素，具有益五脏、补虚损、健脾胃、强筋骨等功效。

【番茄土豆炖牛肉】

原料

牛肉500克，番茄500克，土豆500克，洋葱100克，油、精盐、生姜、清汤各适量。

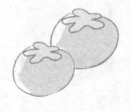

做法

1. 将牛肉洗净后切3厘米块，随冷水入锅烧沸，去除浮沫，捞出再用清水洗净血污待用。

2. 土豆削皮后切3厘米大小的块，洋葱切成3厘米左右的片。番茄经开水烫后，去皮，用手撕成小块。

3. 锅内放油烧至六七成热时，放生姜片爆炒一会儿，放牛肉和土豆块翻炒数十次后，加番茄和清汤，烧沸后改用中火炖至牛肉松软、土豆散裂，加入洋葱片和精盐，再改大火烧沸1~2分钟即可。

推荐理由

牛肉富含蛋白质，还有脂肪、钙、磷、铁及维生素等。番茄土豆炖牛肉红汤酸甜，肉质嫩滑，营养丰富。番茄土豆炖牛肉具补脾胃、益气血、强筋骨之功。可提供母子所需之营养，亦可防妊娠水肿。

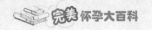
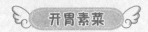 **开胃素菜**

【梅干菜豆腐】

原料

豆腐1块，梅干菜10克，香菇20克，高汤800毫升，淀粉适量，葱花1大匙，盐1/6匙，糖1匙。

做法

1. 将豆腐切方块备用；香菇去蒂，洗净，切丁备用；梅干菜洗净。

2. 取锅加入高汤煮滚，下豆腐及梅干菜，以小火焖煮5分钟至入味。

3. 再加入香菇丁、盐、糖调味，煮10分钟，放入淀粉勾芡，撒入葱花，即可盛盘。

推荐理由

豆腐营养丰富，含有丰富的优质蛋白质，所含卵磷脂可健脑，所含异黄酮素可抗氧化。

【口蘑烧腐竹】

原料

水发口蘑50克，水发腐竹200克，鲜嫩青豆50克，花生油25毫升，香油5毫升，精盐4克，味精2克，葱花5克，姜末3克，水淀粉8克，鲜汤150毫升。

做法

1. 将水发腐竹放入锅内稍煮，切段；口蘑切厚片。

2. 将炒锅置火上，放入花生油，烧至六成热，下入葱花、姜末爆香，下入青豆煸炒至六成熟，放入腐竹、口蘑片、鲜汤烧沸，加入精盐、味精稍煮，用水淀粉勾芡，淋入香油即可。

推荐理由

此菜色泽美观、咸鲜可口，富含蛋白质、钙、磷、铁、锌、维生素B_1、维生素C等多种营养素。具有补脾益气、清热解毒、保护血管、健身宁心等功效。

【橘味海带丝】

原料

干海带150克，白菜150克，干橘皮、白糖、味精、醋、酱油、香油、香菜段各适量。

做法

1．将干海带放锅内蒸25分钟左右，捞出，放热水中浸泡30分钟，捞出备用。把海带、白菜切成细丝，码放在盘内，加酱油、白糖、味精和香油，撒入香菜段。

2．把干橘皮用水泡软，捞出，剁成细碎末，放入碗内，加醋搅拌，把橘皮液倒入盘内拌匀，即可食用。

推荐理由

橘味海带丝清凉可口，含有丰富的营养素，尤其碘的含量十分丰富。

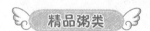

精品粥类

【红小豆山药粥】

原料

红小豆40克，鲜山药40克，白糖少许。

做法

1．将山药洗净去皮，切成滚刀块；红小豆淘洗干净。

2．将锅置火上，放入清水烧沸，下入红小豆煮开，转用小火煮至八成熟，放入山药，煮至黏稠，加入白糖调匀即成。

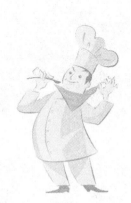

推荐理由

红小豆山药粥具有健脾清热利湿的功效，适用于脾虚型妊娠水肿的准妈妈。

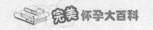
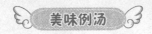 美味例汤

【养血安胎汤】

原料

鸡1只，姜2片，石莲子、川续断各12克，菟丝子、阿胶各18克，盐适量。

做法

1．鸡洗净，放入滚水中煮3分钟，取出放入炖盅内待用。

2．石莲子、川续断、菟丝子放入煲汤袋中，同放瓦煲内，注入清水，煎30分钟。

3．将煎汁加入炖盅内，再放入姜片及阿胶，加盅盖隔水炖3小时，下盐调味，即可趁热食用。

推荐理由

此汤具有养血安胎的作用。准妈妈若有习惯性流产，怀孕后食欲缺乏、腰痛或下腹坠胀等现象，可吃此汤养血安胎。

【羊肉红枣黄芪汤】

原料

鲜羊肉1000～2000克，红枣250克，红糖250克，黄芪50克，当归50克。

做法

临产前几天，每天取以上原料的1/3，洗净，加入1000克水，同放锅内煮汤，待剩500克水时，取出，分为两份，早晚各服1份。

推荐理由

羊肉红枣黄芪汤口味清香，微甜。此汤可增强准妈妈体力，有利于分娩，还可镇静安神，补铁益血，防止产后恶露不止，有益于产后疲劳的恢复。此汤适合临产前几天每天服1/3，对于安全分娩和产妇健康十分有益，而且对产后身体恢复也有明显功效。

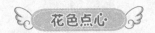 花色点心

【甜脆银耳盅】

原料

水发银耳250克，罐头红樱桃5颗，白糖100克，琼脂5克，香油少许。

做法

1．将银耳择洗干净，掰成小朵；红樱桃切成片。

2．炒锅置火上，放入清水500毫升，下入琼脂，用小火熬化，下银耳，加白糖，烧沸后熬片刻。

3．将若干小碗洗净，抹上香油，分别放入少许樱桃片，倒入熬好的银耳。冷透后放入冰箱。凝成冻时即可食用。

推荐理由

甜脆银耳盅色泽美观，清凉爽口，诱人食欲。银耳有较高的营养价值和药用价值，是一种高级补品，含有丰富的蛋白质、糖类、钙、磷、铁和多种维生素。中医认为，银耳味甘、淡，性平，具有滋阴润肺、益气和血等功效。

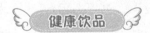 健康饮品

【香蕉酸乳汁】

原料

香蕉200克，酸乳200毫升，柠檬汁250毫升，蜂蜜适量。

做法

1．将香蕉去皮，捣烂成泥。

2．然后放入洁净的盆内，加入酸乳混合均匀，再调入蜂蜜和柠檬汁即可。

推荐理由

香蕉酸乳汁色泽金黄，酸甜可口，富含钾、酪蛋白和一定的糖类，具有清肠、健胃的功效，非常适合便秘和食欲欠佳的准妈妈饮用。

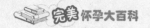
日常护理，细致入微

临产前要储备体力

准妈妈分娩时会消耗很大的体力，因此，临产前一定要吃饱、吃好。忌身体或精神上的过度劳累，保证充足的睡眠。处理好生活、工作上遇到的问题。心理压力过大也是造成难产的重要诱因之一。一般在接近预产期的前一个月，就不宜再远行了，尤其是不宜乘车、船远行。及早做好临产准备，以免临产后手忙脚乱，容易出差错。准爸爸在准妈妈临产前应该尽可能多地陪伴妻子。临产前不宜过于懒惰如长时间地卧床，应适当运动，最好做一些有助于分娩的运动，但也不宜活动过量。

不要独自出门

现在由于难以保证恰好在预产期分娩，因此准妈妈在产期临近时最好不要独自外出，尽量和准爸爸或身边的其他人一起出门。一旦出现必须独自出门的情况，应向周围的人告诉自己的行踪。

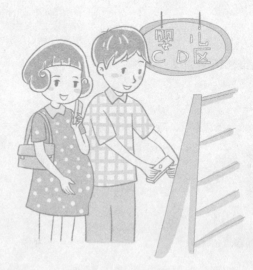

保持身体的清洁

随着产期越来越近，子宫的分泌物增多，身体笨重易出汗，这时应该勤洗澡。这样不但能避免卫生上出现问题，也能保持心情舒畅。应当注意的是，公共浴池是众人合用的，容易发生感染，另外浴池的底部湿滑，准妈妈容易摔倒，因此尽量不要到公共浴池洗浴。

注意保持身体平衡

由于现在准妈妈的腹部变得硕大而笨重，站直身体都会感觉吃力，保持身体的平衡也变得困难。因此在整理家务时绝对不要攀登到高处。遇到某些费力的事情，或者需要从高处拿物时，应该请丈夫或家人帮忙。另外出门时应穿矮跟的鞋子，以免摔倒或扭伤脚。途经上下有坡度的地方也要格外小心。

百科速递

准妈妈做产前运动前要先排空膀胱，最好选硬板床或在地面上做，要穿宽松的衣服（解开带扣）。

产前锻炼骨盆底肌肉

目的：骨盆底肌肉有支撑并保护子宫内胎宝宝的作用。女性怀孕后这些肌肉会变得柔软且有弹性，但由于胎宝宝的重量，准妈妈一般会感到沉重并且不舒服，到了怀孕后期，甚至可能会有漏尿症状。为了避免发生这些问题，准妈妈应该经常锻炼盆底肌肉。

方法：仰卧位，头部垫高，双手平放在身体两侧，双膝弯曲，脚底平放于床面，像要控制排尿一样，用力收紧骨盆底肌肉，停顿片刻，再重复收紧。每次重复做10遍，每日至少3～5次。

产前增强大腿肌肉力量

目的：可以增强准妈妈背部肌肉的力量，使大腿及骨盆更为灵活，使两腿在分娩时能很好地分开，且能改善孕期女性身体下半部的血液循环。

方法：盘腿坐下，保持背部的挺直，两腿弯曲，脚掌相对并使之尽量靠近身体，双手抓住同侧脚踝，双肘分别向外稍用力压迫大腿的内侧，使韧带伸展。这种姿势每次保持20秒，重复数次。

产前下蹲姿势练习

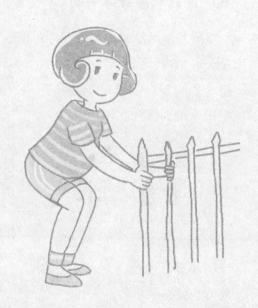

目的：练习这种动作会使准妈妈的骨盆关节灵活，增加背部和大腿肌肉的力量以及会阴的皮肤弹性，有利于顺利分娩。

方法：如果开始时感到完全蹲下有些困难，可以先扶着坚固的栅栏练习。两脚稍分开，面对栅栏站好，保持背部挺直，两膝向外分开并且蹲下，用手扶着栅栏。如果感到两脚掌完全放平有困难，可以在脚跟下面垫一些比较柔软的物品。起来时，动作要缓慢一些，扶着椅子，否则可能会感到头昏眼花。

产前锻炼腹部肌肉

准妈妈躺在床上，立起双膝轻轻张开，右手放在下腹部，左手放在头下。保持腰背部不离开床面，然后按照从耻骨到头的顺序慢慢抬高。一边吸气一边恢复到原来的姿势，然后反复做数次。

准妈妈背靠着垫子立起膝盖坐着，两脚张开比肩膀稍宽。像要低头看下腹部似的，按照由腰到背的顺序弓起身体，压紧靠垫，一边吸气一边恢复到原来的姿势，反复做数次。

产前检查与孕期保健

临产前的检查意义重大

现在真正到了分娩前夕了。在预产期之前接受检查，能判定分娩何时开始、适用何种分娩方式。

孕期最后一个月的身体检查包括以下几个方面：

❶ 血压检查：留意有无突然的血压变化。

❷ 尿检：检查有无感染，测量蛋白质含量（高血压的参照值）和糖分含量（糖尿病的参照值）。

❸ 体重检查：妊娠最后一个月体重增长11～16千克属于正常范围。

❹ 测定子宫大小：通过超声波或内诊检查，测定子宫的大小。

❺ 多普勒检查：测定胎宝宝的心跳强度和频率，了解胎宝宝的健康状况。

临产前，要请经验丰富的医师进行检查，以便做好产前、产时的精神和物质准备，保证分娩的顺利进行。

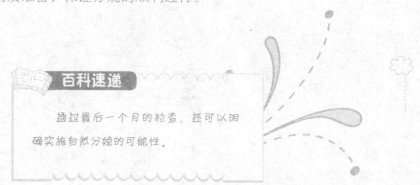

百科速递

通过最后一个月的检查，还可以明确实施自然分娩的可能性。

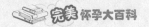

◉ 采取合适的姿势减轻阵痛

💗 坐姿。准妈妈盘腿坐下，把手放在腹部两侧，边深呼吸边上下抚摸。准妈妈可以把手放在大腿的内侧，疼痛时就向上提起。

💗 站姿。准妈妈应将两脚打开与肩同宽，两手抵在墙壁上，伸直手臂，疼痛时一边吸气吐气一边推墙壁。准妈妈还可以采用趴在墙壁上的姿势，这样对腹部不会加大压力。

💗 卧姿。准妈妈采取侧卧体位比较轻松，侧卧时，轻轻弯曲上侧的脚，两脚之间最好夹着坐垫或枕头。准妈妈也可以采取把上半身趴在被子上的姿势来放松自己。

◉ 借助工具减轻阵痛

下面在介绍一些可以让准妈妈感觉轻松的姿势，当阵痛难忍的时候，不妨试一试。

💗 用球压迫肛门。准妈妈可以将网球放在肛门下坐上，出现疼痛时就加重力量，压迫肛门。准妈妈应该准备几个大小不同的球，到时分别尝试，看哪一个最舒服。

💗 准妈妈站在比较稳固的桌子前，轻度打开两脚，把双手放在上面。疼痛时，就左右旋转腰部，或轻轻弯腰。

💗 利用椅子，放松力量。准妈妈以俯卧的方式趴在椅子上，这样身体的负担就不会加在膝盖上了。最好在椅子上和地板上都铺上垫子。准妈妈还可以跨坐在椅子上，也有利于放松自己。

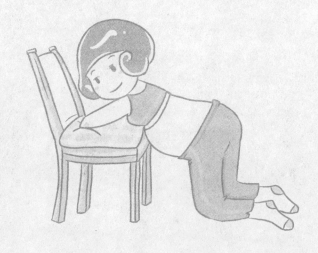

❁ 什么是过期妊娠

妊娠达到或超过42周（即超过预产期2周）称为过期妊娠，发生率约为8%～10%。但是，由于妇女月经周期长短不一，对诊断妊娠是否过期造成一定困难，故妊娠42周以上者除了通过观察准妈妈、胎宝宝、羊水的状况，还应考虑多种可能影响妊娠期判断的因素，例如：

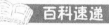

百科速递

过期妊娠对准妈妈和胎宝宝都不利，会增高胎宝宝的发病率和死亡率，容易产生胎宝宝窘迫症、产伤、巨大婴儿和羊水过少等危险。

💙 平时月经周期是否规则，此次妊娠前有无月经延迟。

💙 是否服用过避孕药，因服药期间或停药后可有短期闭经。

💙 早孕反应及胎动出现的时间。

💙 如妊娠早期做过妇科检查，可将早期妊娠时子宫大小与停经周数相对照，以作为判断的依据，而妊娠中晚期检查的子宫大小对诊断妊娠期限意义不大。

这就是说，医生要根据月经史、早孕时检查结果和对当前的观察等几方面综合判断，以确定过期妊娠。

❁ 如何预防和处理过期妊娠

准妈妈在接近预产期时应到医院进行产前检查，如果超过预产期两周仍未出现宫缩，应到医院进行进一步检查，此时进行胎盘功能检查和胎宝宝状况的检查对于制定处理方案是很有必要的。如确诊为过期妊娠，且胎宝宝大、颅骨较硬、羊水较少，尤其是对于高龄初产妇或伴有妊娠期高血压疾病者，医生可能会建议采取引产（静脉滴注催产素引产，经阴道分娩）或剖宫产等措施。

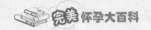

孕10月胎教同步指导

✿ 音乐胎教

欣赏《春天来了》

《春天来了》是由雷雨声根据福建民间歌舞《采茶灯》曲调编成，充分表现了采茶姑娘欢快的劳动和对春天到来时的喜悦、赞美之情。

此曲的引子是节奏自由的散板，好似春回大地，万物苏醒。

主部：以福建民歌《采茶扑蝶》为主部的、轻快活泼的旋律，歌唱春天的到来。

第1插部：转为抒情的慢板。抒发了采茶姑娘们怡然自得的喜悦之情；接着是主部的第1次再现，更增添了音乐的欢快气氛。

第2插部：与主部的对比更强烈，它以云南民歌《小河淌水》的音调为主题，鲜明地刻画了春回大地的动人意境。

尾声中速度不断加快，力度不断加强，最后在高潮中结束全曲。

百科速递

准妈妈在倾听音色丰富、配器多样、色彩华丽、形式新颖的乐曲时，要努力营造出自己内心的欢快、喜悦之情。

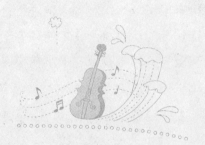

了解助产音乐

分娩是每一个即将做母亲的女性都必须经历的。如何消除产妇的恐惧，减少分娩的痛苦，成为有关专家们研究的问题。这里向准妈妈介绍一种助产音乐。

助产音乐在准妈妈分娩的过程中使用，可以帮助准妈妈专注于生产，缓解激动、不安的情绪。

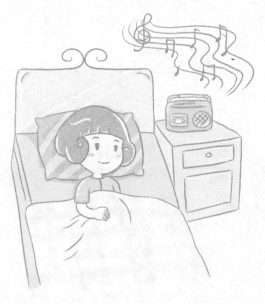

乐曲长达70分钟，其中除了有各种乐器声如小提琴、和弦和敲击乐器声外，还有胎宝宝的心跳声。

乐曲从16节拍的主旋律着手，不断重复节奏，使准妈妈产生相应的节奏感，呼吸变得更有规则和有层次，从而提高准妈妈在分娩过程中的呼吸技巧。

不论乐曲从何处开始播放，准妈妈都能轻松地进入主旋律，而胎宝宝也将在这种轻松的音乐当中完成从子宫到人间的过程。

用充满希望的《梦幻曲》迎接小宝宝

这时可以选择既柔和又充满希望的乐曲来实施音乐胎教，如《梦幻曲》。这首曲子有着柔美如歌的旋律，通过各声部完美的交融以及充满表现力的和声语言，刻画了童年的一个梦幻世界，表现了儿童天真、纯洁的幻想。

准妈妈随着柔美平缓的主旋律，进入沉思的梦境，在梦幻中出现美丽的世界，在那梦幻中升腾，仿佛看见了一个圣洁的小天使，那期盼了好久的、可爱的小宝宝正朝你走来。

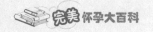

情绪胎教

做胎宝宝勇敢的榜样

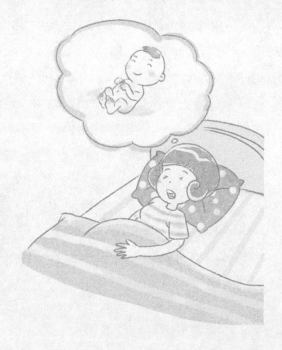

分娩的过程尽管相对于孩子的一生来说是极为短暂的，但这一过程将影响一个人未来的性格、脾气和气质。

母亲分娩的过程中，子宫是一阵阵收缩，产道才能一点点地被攻开，孩子才能由此生下来。在这一过程中，母体产道产生的阻力和子宫收缩帮助胎宝宝前进的动力相互作用，给产妇带来不适，这是十分自然的现象，不用紧张和害怕。母亲这时坚强的承受能力和勇敢的心理也会传递给胎宝宝，是胎宝宝性格形成的早期教育。

语言胎教

向胎宝宝介绍家庭成员

胎宝宝就要出生了，提前和推后的时间如果不是很长，都属于正常范围。所以，准妈妈要抓紧时间来为胎宝宝介绍家庭成员，让胎宝宝感受一下大家庭的温暖。

准妈妈可以一边轻轻抚摸肚子里的胎宝宝，一边对他说："我可爱的宝宝，这是咱们家的全家福，妈妈给你介绍一下我们这个和睦幸福的大家庭成员：慈祥的爷爷、奶奶——他们是爸爸的爸爸、妈妈，和蔼的姥姥、姥爷——他们是妈妈的爸爸、妈妈，还有最热切盼望你到来的爸爸和我。总之，我们大家都期待着你的到来。"

○ 意念胎教

临产冥想，有助顺产

准妈妈平时应该努力使自己保持平和的心态。休息的时候，可以进行冥想胎教，与腹中的胎宝宝就即将到来的分娩一事进行对话。下面介绍一些孕晚期准妈妈可以冥想的内容。

❶ 我是这个无比珍贵的孩子的妈妈。

❷ 我确信：孩子的诞生是我人生中无比幸福的时刻。

❸ 我周身都洋溢着母爱之光。

❹ 我现在是一个孩子最引以为傲的妈妈。

❺ 因为爱，人生中的任何事情我都能做到。

❻ 孩子的诞生将使我和丈夫之间的爱情更加深厚。

❼ 我能给孩子最珍贵的礼物，就是我的爱。

○ 知识胎教

教胎宝宝认识图形

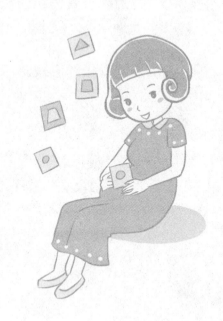

此时胎宝宝的感官都已发育成熟，视觉、听觉、触觉等都已具备，准妈妈可以着手进行图形教育。

用鲜艳的彩色硬纸，剪成几个不同颜色的正方形、长方形、三角形、圆形等图片，准妈妈深情地告诉胎宝宝："你看妈妈手里拿的是黄颜色的正方形，正方形是4个边一样长，4个角相等，都是直角，你看咱们家的餐桌就是正方形的。你再看这个，这是绿颜色的长方形，长方形是两个边长两个边短，4个角也都是相等的直角。"

然后把三角形和圆形也都如此讲一讲。

准爸爸爱妻课堂

关注准妈妈的身体

在准妈妈还不需要入院时，家里的环境可以让她感觉更好些。当她或坐或躺时，她的身体需要一些支撑，比如枕头、靠背。准爸爸要确保准妈妈的肘、腿、腰、脖子都有地方支撑，并检查她身体各部分否完全放松。准妈妈可能无法顾及到这些，甚至懒得说话，所以准爸爸要主动帮忙。等到了医院，准爸爸也要随时关心准妈妈是否躺（坐）得舒服。

给准妈妈积极的心理暗示

作为准妈妈精神上的支持者，准爸爸一定要经常给予准妈妈积极的心理暗示，让她积极地面对这个自然的生理过程，而不要总是给她带来坏的消息，让她未战先怯。

准爸爸不要去听信别人说的某某人生孩子的时候痛得死去活来，这些往往是在事后被扩大的，而且这些人也往往在分娩前就听信了类似的传闻。

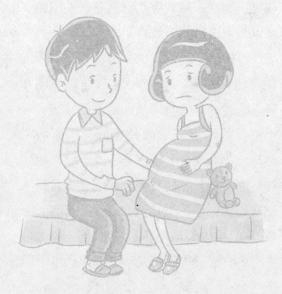

○ 安排好产前生活

到准妈妈临产前1个月，准爸爸更应加快节奏，高质量地做好准妈妈产前的各项准备，迎接小宝宝的出世。

❤ 清扫布置房间。在准妈妈产前应将房子收拾好，以使准妈妈愉快地度过产期，使宝宝出生在一个清洁、安全、舒适的环境里。房间一旦确定，就要进行清扫和布置。检查房间是否有蟑螂、蚂蚁等，要采取措施消灭这些有害物并防止再度出现。布置房间时应当首先将妻子和小宝宝安排在采光好、通风条件好、安静、干燥的位置。如果房间少，不能专为妻子和宝宝安排一间的话，可用家具为妻子和宝宝隔一个小间，以尽量减少外界的干扰。

❤ 拆洗被褥、衣服。妻子坐月子前，行动已经不方便了，当准爸爸的应当主动地将家中的被褥、床单、枕巾、枕头拆洗干净，并在阳光下暴晒消毒。妻子坐月子时所需穿的衣服，如果是旧衣服的话，当准爸爸的也应当在妻子临产前洗干净，暴晒消毒之后放置好。

❸ 购买物品及婴儿用具。如购置一些小米、红枣、面粉，购买2千克红糖，这是产妇的补养品；准备5千克鲜鸡蛋；100毫升食用油；适量的虾皮、黄花菜、木耳、花生米、芝麻、黑米、海带、核桃等能够储存较长时间的食品。

❹ 安排好送妻子去医院的交通工具。妻子可能早产，所以，要把交通工具提前安排妥当，做好以防万一的准备。所用的交通工具最好运行平稳，宽敞舒适，随叫随到。这样，妻子出现宫缩等临产征兆时，可以及时送妻子入院，不至于耽搁。

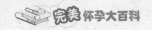
○ 创造一个放松的环境

临近分娩，准爸爸要尽量为准妈妈创造一个放松的环境：柔和的光线能够带来宁静、安全和温暖的感受。

同时也可以将一些风景画放在屋里让准妈妈可以随时放松，而放一些宝宝的图片也能让她备感温馨。

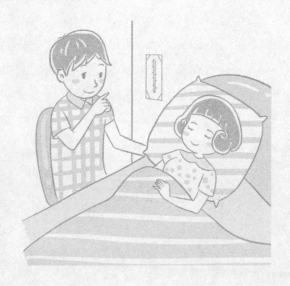

○ 关键时刻，多关心准妈妈

妊娠晚期，准妈妈从精神上、体力上更需要准爸爸的支持和关心。这也是准爸爸义不容辞的责任。

这个时期准爸爸应该把所有的一切都准备好了，随时准备迎接临产的到来。在临产之前，当准爸爸的要张罗好多事情：每周陪准妈妈去医院检查，联系好分娩医院；如果老人不在身边，又没有别的亲人帮忙，准爸爸就得合理安排好工作，抽出一定时间陪伴准妈妈，做好家务，鼓励准妈妈做好胎教最后一课，千万不可就此放弃了胎教；除了做饭洗衣服之外，还要陪着准妈妈多活动，出去散步（不宜走得过远，在家附近为好），充实准妈妈孕期枯燥的生活，必要时还得做好准妈妈的思想工作，调整心态，使之不焦不躁，内心平和，这些对分娩都大有好处。

理解准妈妈的痛苦

准妈妈在生产过程中可能会有过激或反常表现，比如大哭大叫，产房里的准爸爸常常会成为攻击对象。在这种情况下，准爸爸千万不可流露出任何责备，要表现出极大的理解和宽容，一定要沉住气。在阵痛过程中，不要进行无关的或内容复杂的谈话，而是要尽量和她用各种方法挺过一阵阵的痛楚。

生产时陪伴在准妈妈身边

分娩对准爸爸、准妈妈和未出世的孩子来说都是人生的关键时刻，虽然分娩的生理过程完全由准妈妈一个人来承担，但准爸爸所承受的心理压力并不亚于准妈妈。准爸爸不仅会担心准妈妈能否挺住分娩的痛苦，能否平安顺产，还要担心宝宝是否健康正常，会不会受到损伤等等。对亲人的种种焦虑会使等待在产房门外的准爸爸感到无法忍受，而准妈妈在产房内同样也期望准爸爸的陪伴，因此准爸爸确实应该走进产房陪伴准妈妈分娩。

准妈妈开始真正分娩时，准爸爸如果能在一旁抚慰侍奉，可能会起到缩短产程、推动孩子呱呱坠地的作用。

准妈妈在阵痛时，如果准爸爸能帮助进行按摩，可减轻阵痛的不适感并有助于准妈妈放松紧张的心情。准妈妈口渴时，准爸爸可以递上一杯水，或喂给准妈妈喝。

百科速递

如果准妈妈因疼痛而感觉很紧张，准爸爸可在一旁和她一起深呼吸，提示她一些保持轻松的要点。准爸爸还可以为准妈妈按摩，以缓解她临产时的紧张与不适反应。

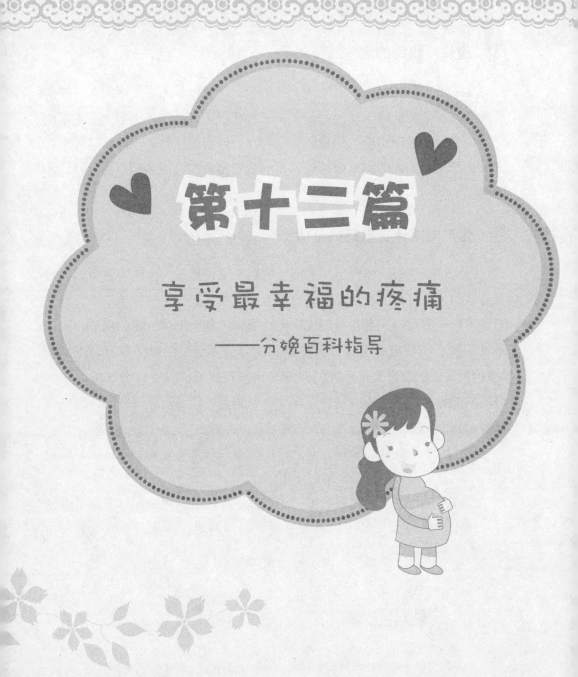

第十二篇

享受最幸福的疼痛

——分娩百科指导

十月怀胎，一朝分娩。准妈妈走过了一生中最特别的十个月，接下来将要迎接一个希望的诞生。

孕育生命，是一个伟大的过程，产前的阵痛是不可避免的，但生命的降生又因而此神圣。每位女性与生俱来的坚强和勇敢，必将战胜分娩时的阵痛。母爱的伟大，这一刻得到升华。婴儿的诞生，也是一个希望的诞生，其实这并不是准妈妈一个人的事。

婴儿的到来，将给整个家庭带来无限的生机与希望。为了这一刻，一家人都经历了10个月的精心准备。这是全家的收获和喜悦，是全家总动员而打胜的一次最漂亮的战役。

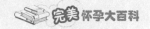

掌握必要的分娩常识

了解自然分娩

胎宝宝发育正常，准妈妈骨盆发育也正常，身体状况良好，靠子宫阵发的有力节律收缩将胎宝宝推出体外，这便是自然阴道分娩。

自然阴道分娩是最为理想的分娩方式，因为它是一

种正常的生理现象，对母亲和胎宝宝都没有多大的损伤，而且母亲产后很快能得以恢复。

妊娠足月后，准妈妈子宫肌肉出现有规律的收缩，随之子宫颈口开大，胎宝宝通过产道从子宫里娩出，来到人间。

自然分娩的第一产程

第一产程是指子宫口开始扩张，直到宫口开全，约为10厘米的这个阶段。

这是整个分娩过程中历时最长的一个产程。此时子宫的收缩间隔会越来越短，从开始时的每隔5～6分钟收缩30秒以上，到每隔2～3分钟收缩50秒。在第一产程中，准妈妈宫缩时感觉下腹痛，宫缩越紧，间隔时间越短，子宫颈口则开得越快。

自然分娩的第二产程

第二产程是指从子宫口开全到胎宝宝娩出这个阶段。此时随着子宫收缩加强，宫口全开，胎头先露部分开始下降至骨盆，随着产程进展，宫缩加强，迫使胎宝宝从母体中娩出。

自然分娩的第三产程

第三产程是指从胎宝宝出生到胎盘排出阴道这个阶段。此时胎宝宝已经娩出，宫缩会暂停一会儿又重新开始，胎盘因子宫收缩会从子宫壁剥落移向子宫口，准妈妈再次用力，胎盘就会顺利脱出。医生或助产士会检查胎盘及隔膜，以确认它们全部被排出来了。

自然分娩有哪些好处

从分娩过程来看，自然分娩有以下好处。

❤ 阴道分娩时，胎宝宝头部受到阴道的挤压，这是对大脑的一种有益刺激。

❤ 自然分娩的宝宝能从母体获得一种免疫球蛋白，出生后机体抵抗力增强，不易患传染性疾病。

❤ 临床证实，准妈妈阴道分娩产后感染、大出血等并发症较少，产后体力恢复很快。

❤ 当胎宝宝经过阴道时胸部受压，娩出后，胸腔突然扩大，有利于胎宝宝娩出后自主呼吸的建立。

自然分娩的缺点

自然分娩的缺点包括：产前阵痛；阴道生产过程中可能会有突发状况；产后阴道松弛；可能有骨盆腔子宫膀胱脱垂的后遗症；阴道产会伤害会阴组织，甚至会造成感染，或外阴部血肿等情形；产后可能会因子宫收缩不好而出血，若产后出血无法控制，需紧急剖宫处理。

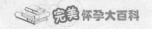

自然分娩的注意事项

注意休息，适当活动：利用宫缩间隙休息、节省体力，切忌烦躁不安消耗精力。如果胎膜未破，可以下床活动，适当的活动能促进宫缩，有利于胎头下降。

思想放松，精神愉快：紧张的情绪可以直接影响子宫收缩，而且会使食欲减退，引起疲劳、乏力，影响产程进展。

采取最佳体位：除非是医生认为有必要，不要采取特定的体位。只要能使你感觉阵痛减轻，就是最佳体位。

勤排小便：膨胀的膀胱有碍胎先露下降和子宫收缩，应在保证充分的水分摄入前提下，每2～4小时主动排尿1次。

剖宫产都有哪些弊端

剖宫产的新生儿，缺乏自然分娩中产道对胎宝宝的必要挤压过程，极有可能发生呼吸窘迫综合征、颅内出血、吸入性肺炎；其抵御疾病的免疫力要比正常分娩的新生儿低。剖宫产妈妈的恢复也比自然分娩的妈妈要慢，且由此引发的病症也较自然分娩多。所以，准妈妈如可以，最好坚持自然分娩。

适应胎宝宝的剖宫产

如果阴道自然分娩无法达成，就需要剖腹生产。从胎宝宝的实际状况来看，以下情况需要做剖宫产：

❶ 胎位不正：臀位、横位。

❷ 胎宝宝窘迫。

❸ 极低体重儿（小于1500克）。

❹ 胎宝宝先天性畸形：如脑积水症、畸胎瘤、连体婴等。若经阴道分娩，可能因难产而伤害到母亲或胎宝宝，以剖宫产为佳。

❺ 多胞胎妊娠。

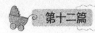

适应母体状况的剖宫产

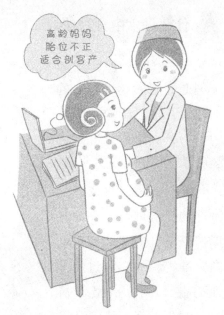

从准妈妈的实际状况来看，有以下情况需要剖宫产：

❤ 子宫颈未全开而有脐带脱出时。

❤ 有两次以上胎、婴儿死亡和不良产史者。

❤ 高龄准妈妈有胎位不正或骨盆问题。

❤ 准妈妈正感染单纯疱疹病毒，怕阴道分娩会传染给新生儿。

❤ 准妈妈罹患"免疫型血小板减少紫斑病"，怕胎宝宝的血小板也少，若经阴道分娩受挤压可能引起新生儿颅内出血。

❤ 准妈妈外伤：如腹部外伤、枪伤、车祸等意外伤害，皆可能伤及胎宝宝，需紧急剖宫产来抢救胎宝宝。

❤ 母亲突然死亡，需在极短时间内行紧急剖宫产来抢救胎宝宝。

什么情况下剖宫产对母子皆有利

综合考虑母子两方面的因素，以下情况做剖宫产对母子双方皆有利：

❤ 异常分娩或难产。

❤ 阴道出血，如前置胎盘、胎盘早期剥离、子宫破裂、前置血管出血等，不但危及母亲也危及胎宝宝的生命，宜赶紧剖宫生产。

❤ 巨胎症，新生儿体重超过4000克称为巨大儿，如经阴道分娩常会发生难产；如遇胎宝宝外伤（如骨折或臂神经丛伤害），采取剖宫产较安全。

❤ 准妈妈罹患高血压，如无法控制或演变成子痫症时，经催生不成，宜剖宫生产。

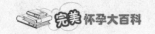

什么是水中分娩法

水中分娩可通过给胎宝宝创造同胎内环境相似的外部环境，降低胎宝宝降生时的压力，同时缓解准妈妈的阵痛。

水中分娩一般会在一间特殊的产房进行，在一只形似按摩浴缸的"分娩水池"内，准妈妈泡在经过特殊处理的温水中，水温保持在

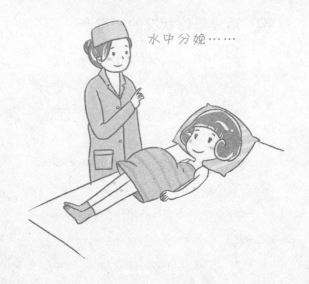

水中分娩……

36～37摄氏度，环境温度为26摄氏度。准妈妈在助产士指导下，合理换气、放松……慢慢地一个小生命就顺利降临人世。宝宝生出后，在水中呆的时间不能超过一分钟。

水中分娩的优点

水中分娩可以减轻准妈妈的疼痛感，水的浮力可以给准妈妈心理上的安全感，水的包容作用对准妈妈的产道和盆腔可以起到保护作用。在水中有利于准妈妈休息，更容易放松，产程缩短，也减少了准妈妈的会阴侧切率。对于正常的低危产妇，在有经验的助产士帮助下，水中分娩是安全的。

水中分娩的缺点

水中分娩最大的缺点就是胎宝宝容易感染。不干净的水质以及准妈妈在分娩时排出的异物，都有可能导致胎宝宝感染病菌。因此，准妈妈应在入水前清洁身体，分娩过程中，也应经常换水。

水中分娩的另一个缺点是因不易安装胎宝宝监视装置，无法观察胎宝宝及母体的情况，很难估计分娩时的出血量。

了解无痛分娩法

无痛分娩是指在准妈妈分娩过程中，由麻醉医师给准妈妈施行可控制药量的麻醉，使准妈妈在整个分娩过程中感觉无痛或基本无痛的方法。

当宫口开到3厘米，准妈妈对疼痛的忍耐达到极限时，麻醉医生在准妈妈的腰部将低浓度的局麻药注入蛛网膜下腔或硬膜外腔，采用间断注药或用输注泵自动持续给药，达到镇痛效果，镇痛可维持到分娩结束。麻醉药的浓度大约相当于剖宫产麻醉时的1/5，浓度较低，镇痛起效快，可控性强，安全性高。这种无痛分娩法是目前各大医院运用最广泛、效果比较理想的一种。

无痛分娩的优点

镇痛效果好，起效快，可明显减轻宫缩引起的疼痛感，尤其适合因害怕分娩疼痛而产生恐惧感的准妈妈。准妈妈处于清醒状态，可以如常进食饮水，能主动配合分娩的全过程，并能自主地掌握镇痛泵。无运动阻滞，实施后准妈妈仍可下地行走，自由活动。

百科速递

患有高血压、神经系统疾病、脊椎疾病以及出血严重的准妈妈不能采用无痛分娩法。

无痛分娩的缺点

因无痛分娩的技术含量高，需要由有麻醉专业技能的麻醉医生进行操作。椎管内注药镇痛法是有创性的，具有一定的操作技术风险和禁忌证，在实施前医生会把危险性与可能发生的并发症告之产妇及家属，并须征得后者签字同意。

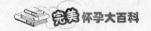

❀ 产道异常是怎么回事

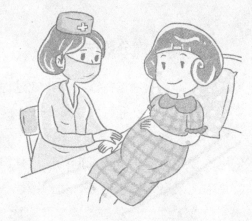

产道分为软产道及骨产道，它们是能否成功地进行阴道分娩的重要因素。软产道的异常包括卵巢或输卵管有肿物，在阴道分娩时阻塞产道，使胎头不能下降等。子宫本身的异常，如子宫有肌瘤，可能影响子宫的收缩，或阻塞产道。阴道有异常，如瘢痕性狭窄，先天性阴道的横隔、斜隔、纵隔等，外阴异常，如严重的静脉曲张等都不能行阴道分娩。

骨产道的异常是指骨盆的形状及大小的异常，如有脊柱弯曲的准妈妈，其骨盆也常常是倾斜的，胎头通过骨盆时，往往就不易按照正常的过程进行而受到阻碍，致使阴道分娩发生困难。又如有骨软化症的准妈妈，由于骨盆持重常发生变形，骨盆的大小及形状都发生异常，胎宝宝不可能经阴道分娩。

❀ 产道异常的分娩方法

由于产道在阴道分娩中占有很重要的位置，所以产前检查发现有产道异常时，医生通常会认真核实，确定是否能从阴道分娩。如有明显狭窄的骨盆，或明显形态异常的骨盆，多考虑剖宫产分娩。骨盆只是轻度不正常时，医生会估计胎宝宝的大小，并在临产后观察产力是否良好。如果胎宝宝不太大，准妈妈产力又好，就可以试行阴道分娩，但如果胎宝宝较大，或产力较差时，就需行剖宫产。

❀ 什么是会阴切开

会阴指的是阴道与肛门之间的软组织，当胎宝宝的头快露出阴道口时，在会阴附近施予局部麻醉，然后用剪刀剪开会阴，使产道口变宽，以便利胎宝宝的产出，这就是所谓的会阴切开术。

初产妇会阴紧，切开会阴是为防止不规则撕裂和损伤肛门。手术助产时，为了便于操作防止会阴裂伤，大多数准妈妈需切开。

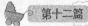

会阴切开手术后的护理

会阴切开手术虽然很小，但因伤口位于尿道口、阴道口、肛门的交汇部位，还因产后的一些特殊情况很易发生伤口不愈，所以应在护理上多加小心，保持外阴清洁以防感染。要勤换卫生垫，避免被血浸透，让伤口浸泡在湿透的卫生垫上将会很难愈合；每天要用温水勤冲洗会阴。

防止会阴切口拆线后裂开

拆线后的几天内，避免做下蹲用力动作，如在解便时，宜先收敛会阴和臀部后再坐在马桶上，屏气用力常常是会阴伤口裂开的原因。

坐位时，身体重心偏向右侧，以防伤口受压、切口表皮错开。

不宜在伤口拆除线后当日出院，因伤口裂开多发生在伤口拆线当天。

百科速递

会阴切开能缩短分娩时间，减少盆底组织松弛，减少产后阴道膨出及子宫脱垂。

了解超时生产的危险

超时生产又叫滞产，指分娩时的总产程初产妇超过24小时或经产妇超过16小时。造成这种状况的原因是子宫收缩乏力，而导致子宫收缩乏力的原因有胎头与骨盆不相称、胎位异常、子宫发育畸形（双角子宫）、子宫肌瘤、精神紧张、疲劳、进食不足、用药不当等。

由于临产时间过长，子宫收缩乏力，准妈妈疲劳，体力消耗过大，以致肠胀气、排尿困难、脱水、甚至酸中毒，容易造成产后出血及感染。胎宝宝长时间承受子宫收缩的压力，可造成胎宝宝缺氧、新生儿窒息，由此增加了手术分娩机会，从而使胎宝宝产伤、宫内感染的机会也随之增加，出生后容易发生并发症。

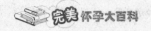

○ 何时入院待产最适合

自然分娩的准妈妈在孕38～42周之间分娩的占80%，小于38周分娩的占10%，还有10%将可能发生过期妊娠。临产最主要的现象就是规律的腹痛，其特征是疼痛的间隔时间越来越短、持续的时间越来越长、疼痛的强度越来越强。如果持续30秒以上，间隔5～6分钟，或10分钟出现3次疼痛，可能就是临产，可以去医院检查。

○ 需要提前入院的情况

有以下情况的准妈妈，要提前入院：

❶ 若发生胎膜早破，虽未临产也应住院。

❷ 自觉胎动近1～2日明显异常者。

❸ 围生检查发现胎心异常，或脐血流异常、产前有阴道出血者。

❹ 确诊为前置胎盘，即使不出血也应提早住院。

❺ 产前检查发现羊水异常。

❻ 有并发症和合并症的准妈妈，医师会根据病情决定入院时间。如妊娠高血压疾病、妊娠期糖尿病、妊娠合并心脏病等。

❼ 胎位不正或骨盆狭窄且事先已决定做选择性剖宫产者，应在预产期前1～2周入院。

❽ 双胎妊娠者，应提前1～2周入院。

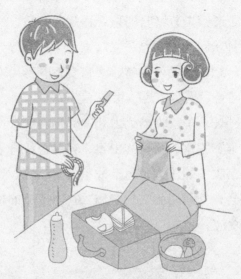

应对产前耻骨疼痛

临产前，如果准妈妈感觉耻骨疼痛到已经无法走路或正常生活，就应立即入院检查。耻骨在正常情况下不会引起疼痛，当耻骨分离较大时，就可能引起牵拉痛，在走路尤其是上楼时疼痛明显。这是因为上楼时后脚着地，身体重心偏向

百科速递

耻骨联合分离一般并不需要剖宫产，如果胎宝宝按时在预产期前2周入盆，可以经阴道分娩，如果胎宝宝较大、胎头迟迟不入盆，为避免入盆后可能使耻骨联合进一步分离，可以考虑剖宫产结束妊娠。

一侧，造成左右耻骨形成剪切力，牵拉耻骨间的纤维软骨及周围韧带，引起疼痛，分离严重者甚至引起韧带断裂、水肿、不能走路。

耻骨联合分离较轻者，准妈妈自觉疼痛，但一般均能忍受，不影响日常的生活与工作，不需要特殊处理，只要避免重体力劳动和长时间行走就可以了。疼痛明显时需卧床休息，而且要侧卧位，其中以左侧卧位为好。疼痛剧烈时，除卧床休息外，可用布制骨盆兜带将骨盆扎紧，以减轻疼痛。

产前阴道流水怎么办

临近预产期阴道流水怎么办？这是准妈妈应该了解的知识。

首先，必须鉴别一下流出来的是否真的是水。有时接近预产期阴道分泌物增多，有的准妈妈还会有轻度尿失禁。

区别的方法是：先把小便解尽，清洁会阴部，平躺在床上，会阴部垫上清洁的卫生巾，观察一下是否还在间歇地流水，流水量是否增多，若仍有无法控制的流水，说明羊膜已破，并有羊水流出，称之为胎膜早破。由于这时还没有正式临产，而保护胎宝宝及维持宫内清洁的屏障已损坏，给母亲及胎宝宝都会带来影响，如宫内感染、产褥感染及脐带脱出等。

发生这一现象后，家人应立即将准妈妈送往医院，由医生根据当时的情况采取恰当的治疗措施。

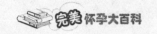

准妈妈骨盆狭窄怎么办

如果准妈妈的骨盆过小，将无法使胎宝宝的头部顺利通过，这在医学上称为骨盆狭窄。出现这种情况时，考虑到胎宝宝和准妈妈的安全，应当实施剖宫产手术。在以前，因无法知道胎宝宝的头部大小，通常导致难产进而实施剖宫产手术。不过，随着医学的发展，现在通过超声波检查，医生可以预先知道胎宝宝头部的大小并根据检查结果采取必要的措施。

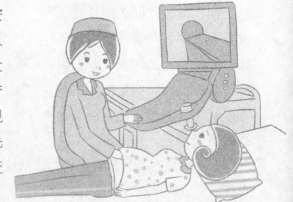

什么是宫缩乏力

子宫收缩时，闭合的子宫口缓缓张开，胎宝宝不断滑出至到阴道口。但有时一开始宫缩就非常微弱，或分娩过程中宫缩消失或非常微弱，这在医学上称为宫缩乏力。

导致宫缩乏力的主要原因有多胎妊娠、羊水过多、巨大儿、胎位异常、骨盆狭窄以及宫颈过硬等，这些都有可能导致子宫肌肉拉长，从而使准妈妈感觉不到阵痛。

出现宫缩乏力时，医生通常会使用镇定剂等药物，保持准妈妈体力。如果使用镇定剂仍然不奏效，就需要注射宫缩乏力促进药物，甚至需要实施剖宫产手术。

脐带缠着胎宝宝如何处理

脐带长约50厘米，有时脐带会缠着胎宝宝。如果脐带压迫胎宝宝将会导致胎宝宝缺氧且危及胎宝宝的生命，应当引起注意。在分娩过程中，当医生判断胎宝宝危险时，会及时实施产钳术或胎头吸引术取出胎宝宝。情况严重时，则必须及时实施剖宫产手术。

❀ 子宫颈管裂伤有危险

子宫颈管裂伤是指胎宝宝娩出时损伤子宫颈管，导致出血不止的现象。导致子宫颈管裂伤的原因很多，主要有子宫伸缩性差、胎宝宝体位不正、分娩过快、巨大儿、高龄初产等。

在突然大量出血时，医生将会采取止血措施，然后缝合撕裂的部位。实际上，因子宫颈管裂伤而威胁准妈妈或胎宝宝的生命的案例很少，因此不必过于担心。

❀ 产后出血的应对方法

所谓产后出血是指胎宝宝出生、胎盘娩出之后，子宫仍然出血的现象。导致产后出血的主要原因是胎盘娩出后，没有正常进行子宫收缩，致使子宫壁持续出血。

出现产后出血症状时，医生一般会立即注射子宫收缩剂，或按摩子宫底，提高子宫的收缩能力。病情严重时，临床上会在输血的同时及时实施子宫切除术。

百科速递

通常产后2个小时内最容易出现产后出血，应当注意观察子宫的收缩状态和出血量。

❀ 胎盘滞留导致大出血

在正常情况下，胎宝宝出生5～10分钟之后，胎盘就会从子宫壁脱落，娩出体外。但有时，因胎盘的绒毛附着在子宫壁的肌肉层，致使胎盘的一部分或全部无法脱落，医学上将这一现象称为胎盘滞留。

如果胎盘一直滞留在子宫内，会妨碍子宫收缩，导致产后大出血。遇到这种情况，医生会用一只手按压腹部，同时牵拉脐带取出胎盘，或者将手直接伸入子宫内取出胎盘。

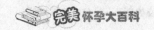

分娩技巧早掌握

第一产程的饮食要点

第一产程中，由于不需要准妈妈用力，因此准妈妈可尽可能多吃些东西，以备在第二产程时有力气分娩。所吃的食物一般以碳水化合物类的食物为主，因为它们在胃中停留时间比蛋白质和脂肪短，不会在宫缩紧张时引起准妈妈的不适感或恶心、呕吐；其次，这类食物在体内的供能速度快。食物应稀软、清淡、易消化，如蛋糕、挂面、糖粥等。

第二产程的饮食要点

第二产程中，多数准妈妈不愿进食，此时可适当喝点果汁或菜汤，以补充因出汗而丧失的水分。

由于第二产程需要准妈妈不断用力，准妈妈应进食高能量易消化的食物，如牛奶、糖粥、巧克力。如果实在因宫缩太频繁，很不舒服不能进食时，也可通过输入葡萄糖、维生素来补充能量。

轻松孕育

产前饮食一是要吃得饱，吃得好，营养丰富，合理调配，起到营养互补作用，提高食物的营养价值，同时多吃富含膳食纤维的食物。二是要有规律，避免饥一顿、饱一顿。特别是早餐，要保质保量。

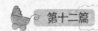

分娩时准妈妈如何配合

第一产程，由于宫缩不紧，准妈妈应思想放松，尽量下地活动，或同别人聊天，以分散注意力。

此时，准妈妈可照常吃喝一些易消化、营养多、能量高的食物，如巧克力。要按时排尿、排便，以免过度膨胀的膀胱和充盈的直肠影响胎宝宝的下降。

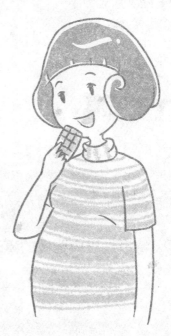

宫缩时，可由丈夫协助按摩，宫缩间隙时，尽量放松全身肌肉休息，以保存体力。

第二产程，准妈妈应根据医生的指导或平时的练习在宫缩时配合用力。正确动作是双腿蹬在产床上，双手握住床把，或取抱膝位，或取蹲位。

宫缩时，先深吸气，然后屏住气像排便一样向下用力，尽可能屏得时间长点，紧接着做一次深呼吸后再深吸一口气，再屏气用力，这样每次宫缩时用2～3次力。

宫缩间隙时，全身放松，安静休息，准备迎接下一次宫缩。胎宝宝即将娩出时，应按医生的要求张口哈气，以减轻腹压，防止产道裂伤。

自我暗示减轻分娩痛苦

面对分娩，准妈妈可以进行自我暗示：痛苦是为了让宝宝更聪明。产痛能使准妈妈脑中产生一种抗痛物质——脑啡肽，这种物质对胎宝宝智力的发育非常有益。在自然分娩时，如果能用"痛苦是为了让宝宝更聪明"这样的自我暗示，无疑可以让自然分娩更快速，减少自然分娩的痛苦。

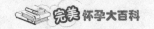

❀ 消除紧张可缩短产程

有个别准妈妈，由于精神紧张，还没有正式生产，就吃不好，睡不好，结果消耗了体力，到正式临产时则疲乏无力，因而产程被迫延长。

如果产程超过24小时则称为"滞产"。一旦滞产，手术产和感染的机会都将增加。

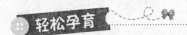

临产时，产妇不要紧张，要照常进食和休息，子宫收缩时和医护人员配合好，可减轻分娩的不舒服，也可缩短产程。

❀ 待产过程中要做的事

准妈妈在待产过程中，要做好下列事情：

❤ 饮食要少量多次，吃高热量、易消化食物。

❤ 排尿和排便。临产后，准妈妈每2～4小时小便一次，以免膀胱充盈影响子宫收缩及胎头下降。

❤ 活动和休息。临产后，若准妈妈宫缩不强，未破膜，可在室内适量活动，这有助于促进产程进展。

❀ 临产时胎位的变化

有些准妈妈在门诊产前检查时一直被告知胎位是正的，而生产过程中却被告知"胎位不正"，感到不可理解，准妈妈及家属均难以接受。

其实这是对妊娠、分娩的生理缺乏认识。在门诊检查时，只要胎头向下时，就认为胎位是正的。但是因胎头（枕部）的朝向和俯屈不同仍有胎位不正的可能性存在，这种胎位不正只有在临产后才能被检查出来。

正常胎头位置应该为枕部朝向母亲左前方或右前方，胎头俯屈，枕部位置最低。如胎头枕部朝向母亲一侧、朝向正前正后方、朝向后侧方均是

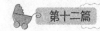
异常的胎位，如胎头俯屈不良，前囟、额、面部等部位处于最低位置时也是异常胎位。

这些胎位不正都要等到宫口开大4厘米后才能确定，至少也要开大2厘米才可初步诊断。

然而这些胎位不正在诊断后又不能立即得到处理，因为有一部分是临时的初始胎位。在临产一段时间后，由于分娩产力的作用，多可使胎头发生旋转和俯屈，回到其正常的位置。

❀ 分娩时的正确姿势

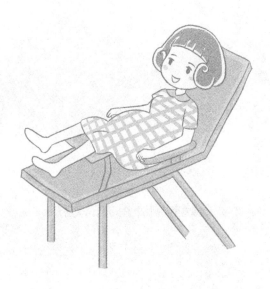

准妈妈在分娩时，一般是以仰卧的姿势来用力。不过，如果感到痛苦或腰痛的时候，就应该马上告诉医生，改变为侧卧或俯卧的姿势。在分娩时，准妈妈用力的原则是要自然，想用力的时候就用力，不要过于勉强。

另外，胎宝宝下降到出口时，准妈妈的腹部会有很强烈的肿胀感和疼痛感，这会使准妈妈因疼痛而出现紧张和混乱的现象。这时，准妈妈应睁开眼睛做深呼吸，稳定自己的情绪。

❀ 分娩时仰卧用力的方法

两腿充分张开，膝盖弯曲，后脚跟尽量靠近臀部。两手向后举，抓住床头的栏杆或两侧的把手。

先充分吸气，从鼻子吐气的同时停止呼吸，几秒钟后再慢慢像是要排便或打开肛门似的逐渐用力。

此时要紧闭嘴唇，直到最后都不要让空气漏出来。从吸气、用力到吐气完毕，大约需要25秒钟左右。

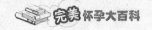

分娩时仰卧抱腿的用力方法

举起双脚，双手从外侧抱住膝盖的内侧，双腿尽量靠近下腹部的两侧，并充分的张开。此时，如果大腿充分张开，与其说是双手抱住双腿，不如说是用双手将双腿抱起来。双手不可握在一起，要各自握拳，双腿才能充分张开。用力的同时，使下颌贴近胸口，双腿尽量张开。

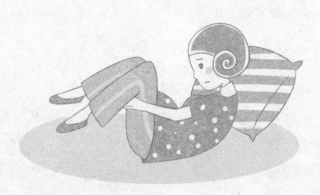

分娩时侧卧用力的方法

侧卧时，身体下方的手肘轻轻弯曲，手掌放在脸旁。双脚并拢，膝盖尽量弯曲，单手抱住身体上方的大腿靠近臀部的地方，用双手抱亦可。只是侧卧时，在身体下方的手容易疲劳。头部不可弯得太低，脊背也不可拱起至眼睛看的到肚脐的程度。胸部先充分吸气，然后和仰卧的情形一样，暂停数秒后再用力。脊背挺直，不可拱起，臀部向后突出般的用力。这种用力的姿势就好像排便时的姿势，准妈妈能很轻易做到。

分娩时的深呼吸法

这种方法有镇静效果，用于宫缩开始和结束时。方法是坐、躺皆可，集中注意力，身体完全放松，用力呼气和吸气，吸气先用鼻子慢慢吸气，使气直达肺底，感到自己的肋骨骨架，即胸廓正向外、向上扩张，然后用嘴像吹蜡烛一样慢慢呼气，频率较慢。

分娩时的短促呼吸法

分娩时的短促呼吸法是有效缓解疼痛的呼吸方法之一，用于第一产程的转换期，子宫颈尚未完全张开，如果你此时感觉想向下用力，用此呼吸来抵抗这种推力。方法是坐、躺皆可，集中注意力，身体完全放松，用嘴呼吸，吸入少量的气，然后再吹出，速度要短要快，技巧在于用力吹，像吹袋子一样，比浅呼吸更浅、更快。

分娩时的浅呼吸法

分娩时的浅呼吸，能有效地缓解疼痛，又称胸部呼吸，用于宫缩两次深呼吸之间。方法是坐、躺皆可，集中注意力，身体完全放松，用鼻子慢慢吸气，气只吸到肺的上半部，感到自己的两肩胛有向上提的感觉，然后嘴像吹蜡烛一样慢慢呼气，频率较快。

各产程中呼吸方法的应用

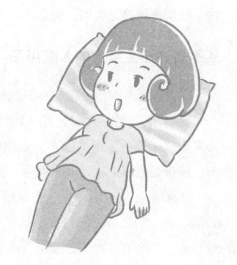

第一产程早期，这时宫缩很轻微，准妈妈应在整个宫缩期间均匀地做深呼吸，对宫缩反应不要紧张。

第一产程后期，宫缩时，进行不需下半身出力的轻轻的短促呼吸。当宫缩过后深吸一口气松弛一下，以对自己及周围人发出宫缩已经过去的信号。

过渡阶段，试着采用浅表的呼吸—喘气—使用口呼吸，不要换气过度。

第二产程，作深呼吸并忍住，使气往下压，使骨盆底往外膨出，使推力长而平稳。如宫缩强烈，需再重复一次，宫缩过后要慢慢地、轻轻地躺下。

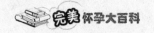

准爸爸忙起来

购物，只选必需品

其实宝宝刚一降生，必用的东西只有纸尿裤、洗澡盆、床、被褥、衣物。

这些必用品一定要在生产前就准备好，其他的东西完全可以等到宝宝降生了，用到什么买什么。现在的购物很方便，可以网络购物、电话购物。特别是玩具之类的，完全可以等宝宝真正能玩的时候再买。

备齐新生宝宝的入院用品

现在应当考虑备妥宝宝在医院的一些用品，其中包括以下物品：

❤ 尿布。现在大部分为一次性尿布，有三角形、长方形的。另外，许多家庭还准备了布类尿布，如用棉毛衫、裤以及床单、被罩等剪裁的尿布。尿布要选用柔软，吸水性强、透气性好的纯棉制品。

❤ 衣服。宝宝出汗多，皮肤娇嫩，所选择的衣料应为吸湿性好，柔软的棉毛类。穿之前先洗一次，这样可将衣服附着的一些化学成分洗掉，衣着的式样要简单、方便，颜色以淡色为宜。

❤ 淋浴用品。淋浴用品包括专用浴盆和毛巾。宝宝洗澡以清水为宜，必要时用婴儿皂或婴儿沐浴露。

❤ 卫生用品。卫生用品包括棉棒、纱布、爽身粉，体温计和处理脐带、耳道、鼻孔等的用品及一些常用的小物件。

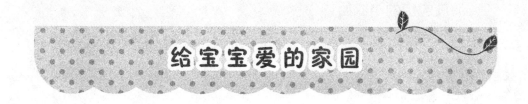

给宝宝一个舒适的小窝

　　新生儿睡眠时间较长，特别需要一个适合休憩的床，因此宝宝床的选择相当重要。金属小床最为结实，但金属的质感不好，冰冷且过于坚硬，不适合宝宝。木制的小床最为理想，既结实又温和。现在市场上有许多款式的木制宝宝床。有的床下面安装有小轮子，可以自由地推来推去。这种小床，必须注意它是否安有制动装置，有制动装置的小床才安全，同时制动装置也要比较牢固，不至于一碰就松。还有的小床可以晃动，有摇篮的作用，这种床一定要注意它各部位的连接是否紧密可靠。最好不要买只能晃动、不能固定的小床。因为，宝宝的成长速度很快，睡摇篮的时间毕竟很短，宝宝更需要的还是一张固定的床。

重视婴儿床的围栏

　　围栏的高度一般以高出床垫50厘米为宜。要是太低，等到孩子能抓住围栏站立时，随时有爬过围栏掉下来的危险。如果太高，父母抱起或者放下婴儿都十分不便。所以，可以选择围栏附有活动小门或围栏可以整体放下的婴儿床，这样抱孩子或给孩子换尿布的时候就不必老是弯下腰来抱婴儿。

　　有些妈妈喜欢围栏花纹比较复杂、雕饰比较多的婴儿床，事实上，这样的床对孩子是不够安全的。因为床栏或床身上凸起的雕饰容易勾住孩子的衣物，孩子竭力挣脱时，就有可能碰撞受伤。

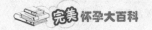

装满宝宝的小衣厨

宝宝的衣服必须符合简单、轻快、方便、保暖性好和没有刺激的基本要求。新生儿皮肤柔嫩，角质层薄，对身体的保护功能差，容易受损伤及受细菌感染。

因此，合适的衣着将对保护新生儿皮肤清洁，避免外伤，调节体温等具有重要作用。

在选择衣物这类物品的时候，爸爸妈妈可以多听听老人的意见。虽然他们的生活环境与现在有很大差别，但是，他们比年轻人更了解宝宝的习性和喜恶。所以，多听听老人的意见，是不会吃亏的。

确保宝宝的衣物安全性

婴幼儿的抵抗力较弱，但由于皮肤细嫩，成长较快，婴儿对有害物质的吸收能力却比成人要高，因此有害物质对宝宝的健康造成的危害更大。

在为宝宝选择服装时，首先应考虑它的安全性。尽量选择颜色浅的内衣，在选择白色纯棉内衣时应注意，真正天然的、不加荧光剂的白色是柔和的白色或略微有点黄。另外，胸前涂有鲜艳的印花图案容易使甲醛含量超标，因此，绣花图案应比印花图案优先选择。

宝宝的衣物款式多

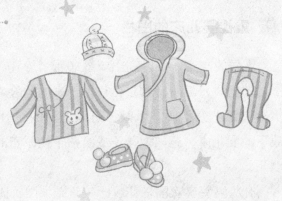

宝宝好动，选择服装要有一定宽松量，不要把宝宝束缚在紧紧的衣服里。宝宝需要常常练习他新学习到的动作，只有宽松的衣服才能让宝宝有大施拳脚的机会。又由于宝宝头较大，适宜选择肩开口、和尚领或开衫，这样容易穿脱。此外，还要注意衣服的颈部、腋下、裆部的缝制是否平整和牢固。

奶嘴，宝宝的好伙伴

奶嘴是奶瓶的重要组成，是宝宝会不会接受这个奶瓶的决定因素。如果给宝宝用奶瓶喂奶，需要准备几个奶嘴，即使用乳头喂奶，也需要准备五六个。

目前市场上的奶嘴大多用硅胶制成，也有一部分用橡胶制成。相比之下，对宝宝来说硅胶奶嘴的口感更接近妈妈的乳头，软硬适中，且可促进宝宝唾液分泌，有助于宝宝上下颚、脸部肌肉的发育，宝宝比较容易接受。

百科速递

选购奶嘴时，除了看奶嘴的开孔形状、设计样式外，还要察看奶嘴的基部。这点很重要，如果宝宝在吸奶时感觉嘴唇不舒服，同样会拒吸。

奶嘴孔形主要有：圆孔奶嘴、十字孔奶嘴、Y字孔奶嘴。奶嘴的样式主要有：弯头奶嘴、去舌苔奶嘴、拇指型奶嘴。不同孔形和样式的奶嘴，妈妈应根据宝宝的实际月龄和用途进行购买。

什么样的奶瓶好

市场上的奶瓶从制作材料上主要有两种——PC（太空玻璃）制和玻璃制。PC质轻，而且不易碎，适合外出及较大宝宝自己拿。玻璃奶瓶更适合在家里由妈妈拿着喂宝宝。

圆形奶瓶适合0～3个月的宝宝用。这一时期，宝宝吃奶、喝水主要是靠妈妈喂，圆形奶瓶内颈平滑，里面的液体流动顺畅。母乳喂养的宝宝喝水时最好用小号的奶瓶，储存母乳时可用大号的。

弧形、环形奶瓶适合4个月以上的宝宝，这时的宝宝有抓握东西的强烈欲望，弧形奶瓶像一只小哑铃，环形瓶是一个长圆的"O"形，这些外形的奶瓶便于宝宝的小手握持。

带柄小奶瓶适合1岁左右的宝宝，这时他可以自己抱着奶瓶喝东西了，但又往往抱不稳，这种类似练习杯的奶瓶就是专为他们准备的。

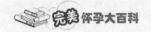

吸奶器的选择

所谓吸奶器，指的是用于挤出积聚在乳腺里的母乳的工具。一般是适用于宝宝无法直接吮吸母乳或是母亲的乳头发生问题，还有就是母亲上班了，但仍然希望母乳喂养的情况。

吸奶器有电动型、手动型。另外，母乳可能从两侧的乳房同时流出，所以还备有两侧乳房同时使用，以及单侧和分别使用两种类型。

给宝宝柔软的尿布

尿布是宝宝的必需品，在两三岁之前都要包尿布，直到宝宝受到训练自己能上厕所为止。宝宝新陈代谢旺盛，大小便次数多，因此尿布的选择和使用更为重要。

由于宝宝的皮肤十分娇嫩，所以选用尿布的材料并不要求高档、新颖，而要讲究柔软、清洁、吸水性好。可用棉布制作尿布，颜色以白、浅黄、浅粉为宜，忌用深色，尤其是蓝、青、紫色的。

尿布的尺寸一般以36厘米见方为宜，也可做成36厘米×12厘米的长方形。正方形尿布可折叠成三层，也可用两块长方形尿布折叠使用。

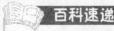**百科速递**

挑选吸奶器的要点有：具备适当的吸力，使用时乳头也没有疼痛感，能够细微地调整吸饮压力。

宝宝也要小床单

可以为宝宝准备3~6条棉质床单，以方便清洗、快干、不需整烫为选购原则。

如果妈妈不想床单随着宝宝的扭动而弄得一团乱，可以买尺寸较大的床单，以便可以将床单反折到床垫下，或将床单的四个角打结后塞到床底下，这就解决床单乱跑的麻烦！

宝宝需要舒服的小棉被

首先，检查棉被或毯子有没有脱线，如果有，就必须将线头剪掉，这样可以防止宝宝的手脚被这些线缠住。另外，为宝宝准备包裹的毯子，可以选择较薄的薄棉毯，既容易包裹，又透气轻薄，会让宝宝比较舒服。宝宝再大一些，可以使用睡袋型的棉被，或将棉被的两边塞到床垫底下固定，都可以防止棉被被宝宝踢掉着凉。

小褥子，宝宝睡眠的小卫士

褥子最好使用白色或浅色的棉布做罩，以便及时查看宝宝的大小便颜色。褥子应用棉花填充，有人认为用腈纶棉易洗易干也未尝不可，但是还是以纯棉的通气性和舒适保暖性更好一些。还可以给宝宝再做一些软软的小棉垫，当宝宝尿湿后可及时更换。

如何为宝宝挑选枕头

宝宝枕头的宽度要与头长相等，而枕头的长度，应该与他的肩宽相同。枕头的高度只需在3~4厘米就可以了。如果宝宝的枕头太大太软，容易使宝宝在俯卧位时把头埋入而出现窒息。

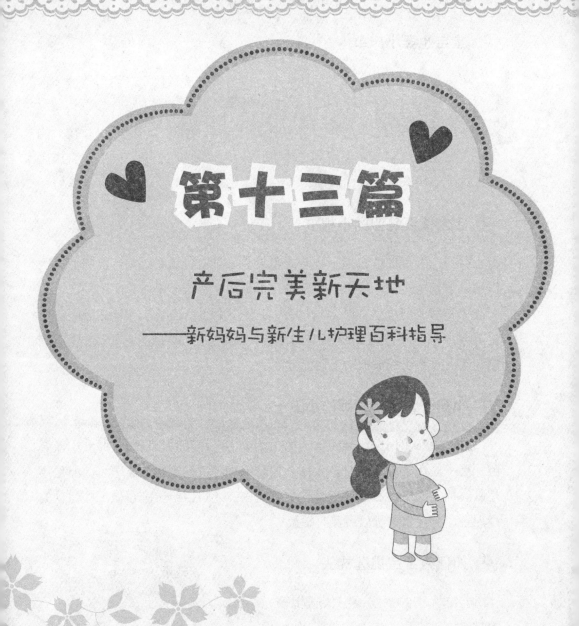

第十三篇

产后完美新天地

——新妈妈与新生儿护理百科指导

刚落地的娃娃，从头到脚都是新的。多么让人疼爱的宝宝，多么幸福和骄傲，他需要新爸爸、新妈妈的关爱与照料。

　　刚刚生产后的新妈妈，完成了生儿育女的大任，身心都经历了一次既艰辛又危险的巨变。而做为女人，生命也因此而变得更加完整。产后新妈妈的全身器官、组织，尤其是生殖器官，都要恢复到妊娠前的状态，这种恢复变化相当缓慢，而坐好月子就显得格外重要。

　　此时，家，是每个成员最甜蜜的依靠。

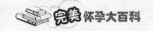

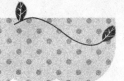

新妈妈的身体变化

产后子宫的变化

产褥期内子宫的变化最大，它将从胎盘刚娩出后的状态逐渐恢复至妊娠前子宫大小的水平。

产褥第1天，子宫底平脐，以后每日下降1~2厘米。产后1周，子宫约妊娠12周大，在耻骨联合上可触摸到。产后10天，子宫下降至内盆内，腹部检查摸不到子宫底。产后6周，子宫恢复至正常非孕期大小，其重量也相应由分娩结束时的1000克左右降至接近非孕期的50克左右。

产后阴道的变化

分娩后阴道扩大，阴道壁肌肉松弛，张力低，阴道黏膜皱壁会因过度伸展而消失。产褥期内阴道壁肌张力逐渐恢复，但不能完全达到孕前水平。黏膜皱壁约在产后3周左右开始重新出现。

产后外阴轻度水肿，在2~3天内自行消失。会阴部的轻度裂伤或会阴切口在4~5天内愈合。处女膜在分娩时被撕裂，仅留有黏膜残痕。

月经与排卵的恢复

月经一般会在产后6周复潮，哺乳妈妈的月经及排卵都恢复较迟。新妈妈中2.4%在产后6周内月经复潮；61.1%在12周内复潮；36.5%在24周内复潮。从内膜病理切片观察，第一次月经复潮时，有42%的人恢复排卵。

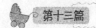

产后呼吸、消化系统的变化

分娩后腹腔压力的消失，使横膈恢复正常运动。孕期主要采取胸式呼吸，分娩后又转变为胸腹式呼吸。产褥期胃、小肠及大肠恢复正常位置，功能恢复。但肠蠕动减缓，常会有肠胀气。产褥初期新妈妈一般食欲欠佳，由于进食少，水分排泄较多，因此肠内物较干燥，加上腹肌及盆底松弛、会阴伤口疼痛，极容易发生便秘。

产后泌尿系统的变化

妊娠时，增大的子宫压力所导致的肾盂、输尿管积水，一般在产后4～6周才能恢复，因而产褥期容易发生泌尿道感染。临产时，胎宝宝先露部位会对膀胱形成压迫，如果发生滞产，会导致母体膀胱三角区充血、水肿及黏膜出血，严重时会阻塞尿道而形成尿潴留。常见的是产后腹壁松弛，膀胱肌张力减低，对内张力增加敏感，再加上分娩时胎宝宝先露部分的压迫，会出现膀胱肌肉收缩功能障碍，或尿道、尿道外口、阴道、会阴创伤疼痛，反射性地使膀胱括约肌痉挛，增加排尿困难，严重的甚至不能排小便而需要导尿，而导尿又会增加泌尿道感染的机会。

百科速递

妊娠期体内潴留的大量水分，均会在产后数日内排出，因此新妈妈产后尿量会明显增加，以排出体内的水分。

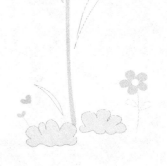

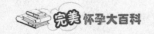

○ 产后乳房的变化

哺乳期的乳房发育除有内分泌激素的参与外，还取决于哺乳时婴儿对乳头的吮吸刺激，由乳头而来的感觉信号经传入神经纤维抵达丘脑下部，以致垂体生乳激素释放而促进乳汁分泌。吮吸动作还可反射性引起垂体后叶释放催产素，它将刺激乳腺和腺管的肌上皮细胞收缩，以促进乳汁的流出。新妈妈的营养、睡眠和精神状况、健康状况也将影响乳汁的分泌。

新妈妈产后最初2～3天，乳房极度膨胀，静脉充盈，压痛明显，此时仅有少量初乳分泌。初乳为浑浊的淡黄色液体，内含丰富的营养成分，为新生儿理想的天然早期食物。新妈妈产后4天乳房开始分泌乳汁。因母乳中含有抵御疾病的抗体，因而采用母乳喂养的婴儿患肠道感染的机会少。

○ 血液循环系统的变化

产后2～3天内，由于大量血液从子宫进入体循环，以及妊娠期间过多的组织间液的回吸收，致使血容量上升，使心脏负担加重。这些改变一般在产后3～6周恢复至孕前水平。

分娩后，巨大的子宫施加给下腔静脉的压力消除，静脉血回流增加，以致产后第一天血容量即会有明显增加，血细胞比容相应下降。此后血容量会渐渐减少，血细胞比容基本保持稳定。在产褥第一周内中性白细胞数很快下降，妊娠末期下降的血小板数在产褥早期迅速上升，血浆球蛋白及纤维蛋白原量增加，促使红细胞有较大的凝集倾向。

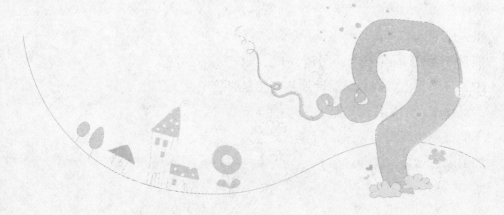

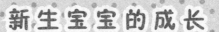

新生宝宝的成长

宝宝的身体变化

体重：2500～4000克

身长：47～53厘米

头围：33～34厘米

胸围：约32厘米

坐高：头顶至臀长约33厘米

呼吸：每分钟40～60次

心率：每分钟140次左右

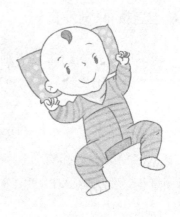

宝宝的听觉发育

新生儿的听觉是很敏感的。如果用温柔的呼唤作为刺激，在宝宝的耳边轻轻地说一些话，那么，孩子会转向说话的一侧，如换到另一侧呼唤，也会产生相同的结果。新生儿喜欢听母亲的声音，这声音会使孩子感到亲切，不喜欢听过响的声音和噪声。如果在耳边听到过响的声音或噪音，宝宝的头会转到相反的方向，甚至用哭声来抗议这种干扰。

宝宝的嗅觉发育

新生儿的嗅觉比较发达，对于刺激性较强的气味会做出本能的排斥反应，说明宝宝的嗅觉偏好与生俱来。并且，灵敏的嗅觉还能帮助宝宝分辨和寻觅长期闻到的味道，这也是宝宝在妈妈的怀抱中总能找到乳房位置的原因。

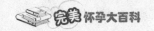

宝宝的视觉发育

新生儿一出生就有视觉能力，34周早产儿与足月儿有相同的视力，父母的目光和宝宝相对视是表达爱的重要方式。眼睛看东西的过程能刺激大脑的发育，人类学习的知识85%是通过视觉而得来的。

新生儿一天的大多数时间都在睡觉，一般每2～3小时会醒来一会儿，当孩子睁开眼时，你可以试着让宝宝看你的脸，由于孩子的视焦距调节能力差，最佳距离是19厘米。还可以在20厘米处挂一红色圆形玩具，以引起孩子的注意。

宝宝的味觉发育

味觉能够帮助新生儿辨别物体的味道，这是他出生时最发达的感知觉。新生儿一出生就具有比较完整的味觉系统，能够辨别酸、甜、苦、辣等味道，甚至对味道的灵敏度高于他的爸爸妈妈。

宝宝从一出生就喜欢吮吸有甜味的食物，对于其他味道的食物则产生抗拒。这种灵敏的味觉是宝宝自我防御能力的本能表现，是自我保护的初期意识。父母可以根据宝宝的味觉偏好，有意识地训练和调整宝宝的食欲。

宝宝的睡眠情况

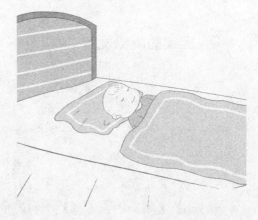

新生儿期是人一生中睡眠时间最多的时期，每天要睡16～17小时，约占一天的70%。其睡眠周期约45分钟。睡眠周期随小儿成长会逐渐延长，成人为90～120分钟。睡眠周期包括浅睡和深睡，在新生儿期浅睡占1/2，以后浅睡逐渐减少，到成年仅占总睡眠量的1/5～1/4。深睡时新生儿平静、眼球不转动、呼吸有规则；而浅睡时有吸吮动作，面部有很多表情，有时似乎在做鬼脸，有时微笑，有时伸伸懒腰或突然活动一下。

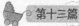

新妈妈自然分娩一周护理要点

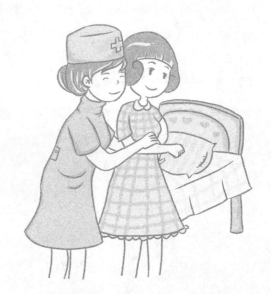

❀ 产后8小时的生活安排

　　分娩、产后处理等程序结束后，新妈妈需安静休息两小时，确定无事以后，被送到自己的病房充分休养，恢复体力。

　　分娩后休息8小时即可下床。一般是由护士陪同上洗手间排小便，并指导如何更换恶露垫。对阵痛和侧切伤口的疼痛，一般不需要用止痛剂，如疼痛难忍时，可在医生指导下服药。为了避免空腹和口渴，新妈妈可以吃一些简单的食品，要及时排尿，必要时进行人工导尿。

❀ 产后第1天的生活安排

　　分娩30分钟后即可首次喂奶。产后一般由护士指导喂奶与乳房按摩。初次哺乳，即使不出乳汁，只让宝宝含吮乳头也行。几乎所有新妈妈此时乳房并没有肿胀的感觉，只是练习让宝宝吮吸。

　　此时可以擦浴，注意切勿过劳；排尿、排便可以自己做。在医院分娩处理恶露，前3天由护士帮助清洗消毒外阴，第4天后多数由自己清洗。

　　分娩当天，子宫收缩会引起产后阵痛，会阴部缝合处也会非常疼痛。但是，即使躺在床上也要进行简单的运动，加快身体恢复速度。

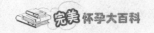

❀ 产后第2天的生活安排

身体恢复到精神较佳时，要注意多补充营养。医院的伙食都已计算好热量，务必吃完。

在乳房肿胀时，要多花些时间按摩乳房，但胸罩不可过紧，用可支持较丰满乳房的胸罩来保护乳房。允许洗头，注意保暖，洗后立即擦干，可请人帮助洗发。

❀ 产后第3天的生活安排

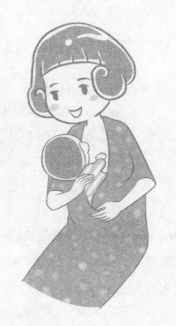

此时母乳分泌开始多了，让宝宝吸吮母乳的同时也能促进子宫收缩。哺乳后新妈妈应将多余的乳汁吸空，以保护乳房。可进行产褥体操，紧缩下腹部，使子宫与腹壁迅速恢复。

此时，有的新妈妈可在医生的指导下使用产褥束腹带，可压制腹部的脂肪。

❀ 产后第4天的生活安排

会阴侧切伤口已恢复，可以拆线了（也有的医院所用缝线不必拆除）。

如果母婴同室，新妈妈可用一个专用笔记本记录婴儿哺乳、排便、排尿等情况。此时，可以自己清理恶露。

❀ 产后第5~6天的生活安排

医务人员指导如何给婴儿洗澡、换尿布，如何照顾婴儿等出院准备，以及出院检查。

新妈妈可向医护人员咨询育儿等知识，以求出院后育儿、产褥生活的顺利进行。产后6天，一般新生儿脐带会脱落。

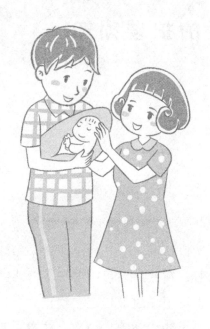

产后第7天的生活安排

准备出院，归纳整理、办手续缴费、领母子健康手册、申请出生证明、拍纪念照，出院当天会相当忙碌。迎接的亲人尚未来之前，先将衣物整理妥善。母亲要穿准备好的衣服，打扮一下自己，穿戴整洁合体，愉快地带上小宝宝回家。

产后第1周的生活安排

这一周新妈妈已可以适当活动自己的身体，可做产后体操，也可以适当照料婴儿，但应尽量请丈夫及亲人帮助，除此之外，还可以到月子中心，请专门的月子护士或月嫂帮助照顾新妈妈和宝宝。新妈妈这周可以淋浴。

出院后要安定情绪

出院的第一周，是新妈妈最易出现忧郁情绪的一周，如果自己在家坐月子，要由新妈妈来处置自己和宝宝的许多事情，又无经验，加之易疲劳，体力有限，24小时都会处在忙乱中。

另一方面，宝宝刚刚回到家中，与医院的环境有所不同，妈妈的心情也会传给婴儿，宝宝也常常哭闹，会加重新妈妈的烦恼，建议新爸爸应在新妈妈出院的第1～2周休"产假"为好，一方面可以照顾新妈妈，为新妈妈减轻负担，另一方面可以安定新妈妈的情绪，使其保持心情愉快。

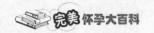

新妈妈剖宫产后的护理须知

❀ 要少用止痛药物

剖宫产术后麻醉药的作用逐渐消失，新妈妈腹部伤口的痛觉开始恢复。一般在术后数小时，伤口开始剧烈疼痛。为了能够很好地休息，使身体尽快复原，可请医生在手术当天或当夜给用一些止痛药物。在此之后，对疼痛多做一些忍耐，最好不要再使用药物止痛，以免影响肠蠕动功能的恢复。一般来讲，伤口的疼痛在3天后便会自行消失。

❀ 卧床宜取半卧位

剖宫产术后的新妈妈身体恢复较慢，不能与阴道自然分娩者一样，在产后24小时后就可起床活动。因此，剖宫产者容易发生恶露不易排出的情况。

❀ 保持伤口清洁

新妈妈术后2周内，避免腹部切口沾湿，全身的清洁宜采用擦浴，在此之后可以淋浴，但恶露未排干净之前一定要禁止盆浴；每天冲洗外阴1~2次，注意不要让脏水进入阴道；如果伤口发生红、肿、热、痛，不可自己随意挤压敷贴，应该及时就医，以免伤口感染迁延不愈，使整个产假都"泡"在伤口处理上。

❀ 尽量早下床活动

只要体力允许，新妈妈产后应该尽量早下床活动，并逐渐增加活动量。这样，不仅可增加肠蠕动的功能，促进子宫复位，而且还可避免发生肠黏连或血栓性静脉炎。

产后注意排尿

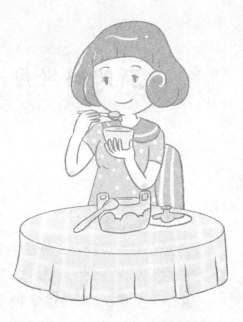

为了手术方便，一般在剖宫产术前均要安放导尿管。术后24～48小时麻醉药物影响消失，膀胱肌肉才会恢复排尿功能。这时，可拔掉导尿管，要求新妈妈只要一有尿意就要努力自行排尿，减少导尿管保留时间，避免时间过长易引起尿路细菌感染。如果新妈妈第一次自行排尿有困难，可让新妈妈听流水声或用水壶盛温水冲洗会阴诱导排尿。

不要进食胀气食物

剖宫产术后约24小时，新妈妈胃肠功能才可恢复，此后，给予流食1天，如蛋汤、米汤，忌食牛奶、豆浆、大量蔗糖等胀气食物。肠道气体排通后，改用半流质食物1～2天，如稀粥、汤面、馄饨等。

注意做健身锻炼

剖宫产术后10天左右，如果身体恢复良好，可开始进行健身锻炼。方法如下：

仰卧，两腿交替举起，先与身体垂直，后慢慢放下来，两腿分别做5次。仰卧，两臂自然放在身体两侧，屈曲抬起右腿，并使其大腿尽力靠近腹部，脚跟尽力靠近臀部，左右腿交替做，各做5次。仰卧，两膝屈曲，两臂交叉合抱在胸前，后慢慢坐成半坐位，再恢复仰卧位。

仰卧，两膝屈曲，两臂上举伸直，做仰卧起坐；俯位，两腿屈向胸部，大腿与床垂直并抬起臀，胸部与床贴紧，早晚各做1次，每次做时，从2～3分钟逐渐延长到10分钟。

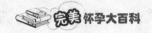

新妈妈坐月子的护理要点

❀ "月子"，从何而来

在正常的妊娠过程中，胎宝宝及胎盘娩出以后，子宫需要时间恢复，胎盘剥离的创面完全愈合大概需要6周的时间。

因此我们就把新妈妈分娩结束到分娩后的第6周，也就是说从胎宝宝娩出以后到产后的第6周这段时间叫做产褥期，民间俗称"月子"。

❀ 坐"月子"的重要性

在坐"月子"的过程当中，实际上是新妈妈整个生殖系统恢复的一个过程。恢复得不好，会影响产妇的身体健康。

产后胎宝宝娩出，母体器官又会恢复到产前的状态。子宫、会阴、阴道的创口会愈合，子宫缩小，膈肌下降，心脏复原，被拉松弛的皮肤、关节、韧带会恢复正常。

这些形态、位置和功能能否复原，则取决于新妈妈在坐月子时的调养保健。若养护得当，则恢复较快，且无后患；若稍有不慎，调养失宜，则恢复较慢。

❀ 第1周：充分休息和静养

产后一周内，新妈妈需要充分休息和静养以消除因分娩造成的疲劳。这一期间应当避免从事繁重的劳动，需要时常检查身体状况。但是，不得终日躺在床上度日，可以适当地做产褥体操稳定身心。

❀ 第2周：暂时不能出门

新妈妈一直待在家里势必会感到烦闷。不过，在身体尚未完全恢复前，即使感到身体轻盈，也应注意保养。特别是在这一时期如果着凉，就会引发关节酸痛，更有可能患上四肢疼痛、感冒等疾病。

❀ 第3周：避免繁重的劳动

产后第3周，大部分新妈妈的身体已经恢复了大部分元气，并在一定程度上熟悉了给婴儿哺乳和洗澡等育儿流程。但是不能因为身体得到了一定程度的恢复，便开始进行繁重的劳动。

应避免特别长时间站着或集中料理家务，这会使身体过分劳累，影响新妈妈的身体恢复速度。

❀ 第4周：不要提重物

这一周，虽然新妈妈的身体正在逐渐恢复，但还没有完全恢复到正常水平，应避免提婴儿澡盆等重物，另外，对伸手拿高处的物品或长时间蹲着进行的劳动也应该避免。

❀ 第5周：注意观察身体状态

正常情况下，各种症状理应得到恢复。因此，必须注意观察身体状态，如恶露是否已完全消失等，以免留下后遗症。

❀ 第6周：别忘了做产后42天检查

新妈妈要记得，产后42天要带着宝宝到医院做母婴检查。

新妈妈的检查主要包括：血压、脉搏、血常规、尿常规以及妇科检查。宝宝要做身高、体重、心脏、四肢等详细的全身检查，以了解其生长发育情况是否达到健康标准。

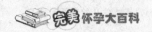

新妈妈坐"月子"日常休养

居室应清洁卫生

新妈妈在月子里几乎整天都在居室内度过，室内环境一定要打扫得非常干净。

在新妈妈出院之前，家里最好用3％的来苏尔水（200～300毫升/平方米）湿擦或喷洒地板、家具和2米以下的墙壁，2小时后通风。

"捂月子"有碍母婴健康

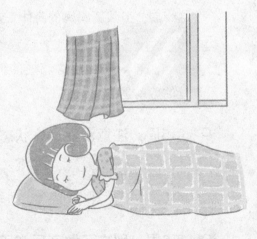

我国民间素有"捂月子"的风俗。新妈妈在坐月子时，把屋子封得很严实，窗户不但关得很严，而且连窗缝也糊好，门上加布帘子，新妈妈的头用围巾裹得严严实实，身穿厚衣，足蹬棉鞋，被子也盖得厚厚的，认为这样才能保护好新妈妈和新生儿，其实这样做对新妈妈和宝宝都极其不利。

屋子捂得过严，通风不好，必然造成室内闷热潮湿。恶劣的空气质量下，反而更容易滋生细菌，侵害人体。新妈妈和宝宝都处于身体虚弱的时期，抵抗力差，这种情况下更易得病。无论新妈妈还是宝宝，都需要阳光和新鲜的空气。所以，"捂月子"并不可取。当然，适当地注意保暖还是很重要的，即使是在炎炎夏日，一方面新妈妈不可过于贪凉，另一方面也要注意不要给新生儿穿戴过少，以防出现低体温而导致新生儿硬肿症。

完全卧床休息没必要

新妈妈早期适量活动，还可促使消化功能增强，以利恶露排出，避免褥疮、皮肤汗斑、便秘等产后疾病的发生，并能防止子宫后倾等症。因此，单纯卧床休息对新妈妈来讲是有害无益的。

新妈妈不能睡软床

新妈妈睡过软的床，会导致骨盆损伤。因为卵巢会于妊娠末期分泌第三种激素，称松弛素。此物质有松弛生殖器官中各种韧带与关节的作用，有利于分娩。

由于松弛素的作用，产后的骨盆会失去完整性、稳固性。松散的骨盆，加上松软而又弹性十足的床垫，使人体卧睡时周围都存在一定阻力，很不利于翻身坐起。新妈妈如急速起床或翻身，很容易造成骨盆损伤。

新妈妈的内衣应勤换

新妈妈的贴身内衣应该常换洗。短裤在产后10天内最好一天一换，内衣也要两天一换，以保持卫生，防止污染。

百科速递

建议新妈妈产后最好睡硬板床，如没有硬板床，则宜选用较硬的弹簧床。

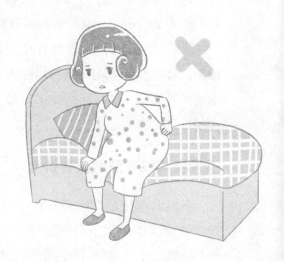

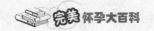

新妈妈洗澡的注意事项

产后洗澡要注意一些事项，如正常分娩24小时后，如果身体恢复得好，即可擦洗；产后1周可以淋浴，但不能洗盆、池浴，以免洗澡用过的脏水灌入生殖道而引起感染；洗澡时水温要保持在37℃左右，室温在25℃，洗澡时间5～10分钟即可。

剖宫产和会阴切开后的新妈妈，在伤口还没愈合前，不能淋浴；擦浴时也要防止脏水污染伤口。浴后要立即擦干身体，穿好衣服，防止受凉。

坐月子不刷牙是陋习

民间传说新妈妈在坐月时，不能刷牙、漱口，认为刷牙会引起将来得牙痛病，并会造成牙齿松动、脱落。其实，这种说法毫无科学根据，如果月子里不坚持刷牙、漱口，会给母婴健康带来危害。

新妈妈由于分娩后需要补充营养，面食、糖类的摄入量也较平时有所增加，食物及残渣在牙缝和口腔内残留的机会较多，更加促进了细菌或病毒的生长繁殖。这样牙齿就可能被腐蚀、虫蛀，造成牙龈炎、牙周炎、龋齿等口腔疾病。

新妈妈刷牙漱口有讲究

新妈妈刷牙最好选用三排毛牙刷，这种牙刷头小、刷毛质地柔软、轻便灵活，使用时不会伤害牙龈。牙膏要选择刺激性小的普通牙膏，如无口腔疾病，一般不宜使用药物牙膏。刷牙时动作要轻柔，宜采用"竖刷法"。

漱口有盐漱、含漱、药液漱。盐漱是指每天早晨把约3克盐，放进口中，用温水含之，使盐慢慢溶化，并冲洗牙齿。这样做可以使牙齿清洁牢固、避免松动。含漱是指每次饭后，用温水漱口几遍，清除食物残渣。药液漱是指将中草药水煎或水浸泡后，用药液水漱口。用药液漱口要根据新妈妈的不同需求，进行选择使用。

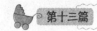

新妈妈梳头有益无害

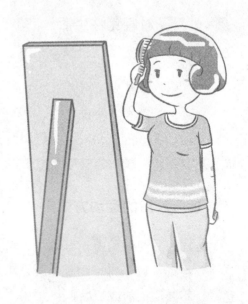

我国传统习惯认为坐月子不可以梳头，说梳头会出现头痛、脱发甚至留下"头痛根"，主张1个月内不梳头。

实际上，梳头与头痛、脱发没有直接关系。医生认为，坐月子期间完全可以照常梳头。

梳头不仅仅是美容的需要，作用分为两个方面：一方面梳头可去掉头发中的灰尘、污垢，可以使头发清洁，起到卫生的作用；二是通过木梳刺激头皮，可振奋人的精神，使人心情舒畅，促进头皮血液循环，以满足头发生长所需的营养物质，防止脱发、早白、发丝断裂、分叉等。

因此，产后梳头有益而无害。

坐月子时服药应慎重

因为哺乳期服用的药物大多数能够通过血液循环进入母乳，经宝宝吸吮会使药物进入宝宝体内。

因此，新妈妈在选择药物时一定要谨慎，应在医生指导下合理使用。

哺乳期不宜使用的药物有：红霉素、氯霉素、四环素、卡那霉素、庆大霉素、洁霉素、氟哌酸等抗生素，因为这些药物会对宝宝的骨髓细胞、听力、骨骼等造成影响，因此不宜使用。

另外如鲁米那、阿米托、安定、安宁、氯丙嗪之类的镇静催眠药和吗啡、可待因、美沙酮之类的镇痛药对宝宝有直接作用，也不宜使用；碘剂、他巴唑、硫氧嘧啶等抗甲状腺药能引起宝宝内分泌紊乱而不宜使用。

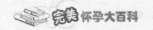

○ 坐月子时避免性生活

一般来说，产后4～6周内应禁止过性生活。因为这段时间内阴道壁内黏膜较为软弱，易受损伤，易发生阴道裂伤和出血不止。

同时，子宫尚未完全复原，性交时易将细菌带入而引起子宫内膜炎及其附属器官的炎症。另外，分娩时给外阴、阴道等造成的损伤，也会因过性交过早而延迟愈合，甚至引起感染。

○ 适合产后的运动方式

适宜产后的运动方式有散步、脚踏车训练、游泳或运动量不大的健身操等。运动前应当排空膀胱。腹直肌分离的新妈妈应戴上收腹带后再进行运动。不要在饭前或饭后1小时内做。

运动出汗后，要及时补充水分。每天早晚各做一次，持续的时间可由短渐渐增长。在运动时，新妈妈要选择吸汗性强、保温性好的棉质衣服，在运动后要及时更换衣物，以免汗湿后感染风寒。

○ 产后不宜的运动方式

在哺乳期间，新妈妈的关节可能会变得松弛，这时应避免那些会给关节和腹部增加压力的锻炼方式，如长跑、跳、爬楼梯、打网球、举重等。也不宜做过量运动，有的新妈妈特别想恢复原来的身材，于是进行过量锻炼，这样很可能会给身体带来不必要的伤害。

百科速递

新妈妈刚开始恢复锻炼的时候要根据身体情况适量进行。不要急于求成，身体一旦不适，要马上停下来。

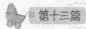

新妈妈饮食要营养，更要健康

新妈妈饮食宜软不宜硬

新妈妈的饭要煮得软一点，少吃油炸的食物，少吃坚硬的食物。因新妈妈产后由于体力透支，很多人会有牙齿松动的情况，过硬的食物一方面对牙齿不好，另外一方面也不利于消化吸收。

产后正确的进食顺序

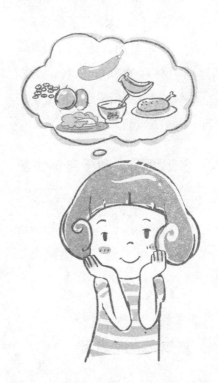

产后，新妈妈在进食的时候，最好按照一定的顺序进行，因为只有这样，才能更好地被人体消化吸收，更有利于新妈妈身体的恢复。

正确的进餐顺序应为：汤→青菜→饭→肉，半小时后再进食水果。

饭前先喝汤，饭后喝汤的最大问题在于冲淡食物消化所需要的胃酸。

所以新妈妈吃饭时忌一边吃饭，一边喝汤，或以汤泡饭或吃过饭后，再来一大碗汤，这样容易阻碍正常消化。

米饭、面食、肉食等淀粉及含蛋白质成分的食物则需要在胃里停留1～2小时，甚至更长的时间，所以要喝过汤后再吃。

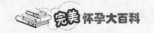
新妈妈催奶有讲究

分娩半月后，可以开始吃催奶食物了。但是，催奶不应该只考虑量，质也非常重要。

传统认为妈妈应该多喝蛋白质含量高的汤，最近的研究发现，被大家认为最有营养，煲了足足8小时才成的广东靓汤，汤里的营养仅仅是汤中材料的20%左右，所以科学的观点是汤汁要喝，料更不能舍弃，最好一起服下。

多喝面汤，利于身体恢复

面汤是新妈妈适宜的饮食，既可用挂面下汤，也可自己做细面条或薄面片下汤，再加两个鸡蛋，放些番茄，更有利于新妈妈补养。

新妈妈宜吃鸡蛋

鸡蛋是优质蛋白类食物，还含有脂肪和铁，有强身和促进乳汁分泌的作用，有利于宝宝生长发育。不过，新妈妈每天不宜吃太多鸡蛋，这样身体不仅吸收不了营养，还会易引起消化不良。

牛奶，新妈妈更需要

牛奶含有丰富的蛋白质和钙、磷及维生素D等，是补充体内钙元素的好食品，且容易被人体吸收利用，对新妈妈身体的恢复及乳汁分泌很有好处。建议每日饮用量为250～500克。

新妈妈宜喝小米粥

小米营养丰富，优于精粉和大米，既有营养也好下口。为了通便还可以另加一盘清爽可口的炒青菜。但注意应与其他米面调节食用，多样化不偏食为好，以防造成营养不良。

百科速递

一般情况下，新生宝宝消化能力较差，奶水中过多的脂肪，会造成新生宝宝脂肪泻，长期慢性腹泻，还会造成宝宝营养不良。

新妈妈宜吃鲫鱼

给新妈妈喝鲫鱼汤是一种很普遍的做法。

鲫鱼能和中补虚，渗湿利水，温中顺气，具有消肿胀、利水、通乳之功效。产后食用能增加乳汁，并对产后血虚有一定疗效。

新妈妈忌喝高脂肪的浓汤

高脂肪的浓汤，易影响新妈妈的食欲和体形。高脂肪也会增加乳汁的脂肪含量。使宝宝不能耐受和吸收，从而引起腹泻。

因此，新妈妈宜喝些有营养但不油腻的荤汤和素汤，如鱼汤、蔬菜汤、面汤等，以满足母婴对各种营养素的需要。

忌吃辛辣温燥食物

因为辛辣温燥食物可助内热，而使新妈妈上火，出现口舌生疮，大便秘结等症状，还能通过乳汁使宝宝内热加重。因此新妈妈饮食宜清淡，尤其在产后5～7天之内，应以软饭、蛋汤等为主，不要吃过于油腻的食物，特别应忌食大蒜、辣椒、胡椒、茴香、酒、韭菜等辛辣温燥的食物。

新妈妈忌久喝红糖水

生产，让新妈妈精力、体力消耗很大，失血较多，且产后为宝宝哺乳，需要丰富的碳水化合物和铁。红糖既能补血，又能供应热量，是较好的补益佳品。但久喝对子宫复原不利。如果久喝红糖水，红糖的活血作用会使恶露的血量增多，造成新妈妈继续失血。

忌滋补过量

产后为了补充营养和有充足的奶水，新妈妈一般都非常重视产后的饮食滋补。但滋补过量容易导致新妈妈肥胖并进一步使体内糖和脂肪代谢失调。此外营养太过丰富，必然使奶水中的脂肪含量增多，容易造成婴儿或腹泻或肥胖。

新生宝宝护理要点

❀ 让宝宝拥有五星级睡眠

父母要从一开始就应该养成宝宝良好的睡眠习惯，否则会给以后的育儿工作带来麻烦。良好的睡眠对宝宝的生长发育非常重要，宝宝每天的大部分时间都在睡觉。但要保证宝宝的睡眠，妈妈要掌握一些技巧，尝试多种睡眠姿势。

♥ 睡眠姿势。宝宝的睡姿主要由照顾人决定，中国人的传统习俗认为要让宝宝及早把头躺平，因此多采取仰卧位，而且还用枕头、棉被、靠垫等物固定他们的睡姿，这是不科学的。让宝宝俯卧有一定的科学道理，但如果疏于照顾，易发生新生儿窒息死亡。侧卧位睡眠既对重要器官不会过分压迫，又利于肌肉放松，万一宝宝溢乳也不致呛入气管，是一种值得提倡的新生儿睡眠姿势。

♥ 防止头颅变形。由于宝宝的头颅骨缝还未完全闭合，如果始终或经常地向一个方向睡，可能会引起头颅变形。例如长期仰卧会使宝宝头型扁平，长期侧卧会使宝宝头型歪偏，这都会影响外观仪表。正确的做法是经常为宝宝翻身，变换体位，更换睡眠姿势，吃奶后要侧卧不要仰卧，以免吐奶。左右侧卧时要当心不要把宝宝耳轮压向前方，否则耳轮经常受折叠也易变形。

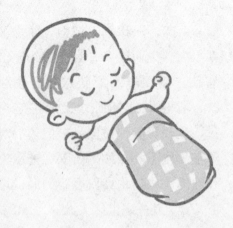

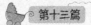

❸ 不要搂着宝宝睡觉。有些年轻的妈妈，晚上睡觉时喜欢把宝宝搂在怀里，以为这样是爱孩子、关心孩子，其实不然。这是为什么呢？

· 宝宝的头往往枕在妈妈胳膊上，妈妈多侧卧而睡，时间久了，手臂因长时间受压而麻木不适，造成妈妈自觉或不自觉地翻身，会把宝宝弄醒，或不小心压伤宝宝。

· 宝宝容易吃着奶睡觉，可能会吸裂妈妈的乳头。

· 妈妈劳累了一天，宝宝吃着奶，自己也就睡熟了。若乳房堵住了宝宝的口鼻，会影响其呼吸，严重的可把宝宝憋死（窒息）。

· 宝宝的头裹在被窝内，被窝内空气污浊，不利于宝宝的健康。

可见，搂着宝宝睡觉既不安全，又不卫生。为了宝宝的健康，最好让他单独睡一个被窝，更好的办法是睡在婴儿床里。

❹ 宝宝睡眠不安的护理。新生儿的睡眠时间每天为18～22小时，除了吃奶的时间之外，大都是在熟睡之中。若经常哭闹，睡眠不安，应采取相应的护理措施。

· 如果白天睡觉的时间很长，而夜晚哭闹不安，即所谓的"夜啼郎"，那就要设法让宝宝白天少睡些，晚上自然就能够睡好。

· 若宝宝鼻尖上有汗珠，身上湿乎乎的，这是因为太热而睡不安稳，要根据实际情况开窗通气降低室内温度，或适当松开包被，散散热，解除了过热的感觉，宝宝很快就能安稳入睡了。

· 如果宝宝的手脚发凉，则表示由于冷而睡不沉，可适当提高室温，加盖被子或用热水袋在包被外加温。

· 另外，尿布湿了，没有吃饱等原因都会引起睡眠不安，应当及时更换尿布，勤喂奶。解除了潮湿环境或饥饿感觉，宝宝也就能很快入睡了。

如果上述情况都不存在，而是母亲怀孕时就缺乏钙和维生素D，致使宝宝形成低血钙，也可造成睡眠不安。这要到医院进行诊断后，在医生指导下，给宝宝补充了维生素D和葡萄糖酸钙，就能使他睡得安稳。

若宝宝由发热、不吃奶等其他原因引起的睡眠不安时，应及时到医院诊疗。

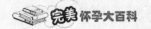

✿ 囟门护理，并非碰不得

对新生宝宝来说，开始的2周是最重要的时期。父母要给予宝宝精心的护理，囟门护理是年轻父母最为关心的一个问题。

下面我们就来了解一下囟门护理的知识。

生命诞生的印迹

为配合生产，胎宝宝的头盖骨可以移动叠合，因而宝宝降生以后，4块头盖骨不会马上闭合，直到宝宝一岁半左右，头部各块颅骨之间都留有缝隙。位于头部中间靠前一点的地方，有一块菱形间隙，一般斜径有2.5厘米左右，医学名叫前囟。

囟门是人体生长过程中的正常现象，用手触摸前囟时有时会触到如脉搏一样的搏动，这是由于皮下血管搏动引起的，不必紧张，未触及搏动也属正常。

医护人员在检查宝宝时常常会通过摸摸囟门来判断一些疾病，宝宝在生某些疾病时，囟门会发生变化，如吐泻严重、脱水的宝宝会出现囟门凹陷的现象；如脑膜炎时，脑压增高，囟门可凸起。

囟门一般在宝宝1岁半左右闭合，如囟门闭合过早，宝宝可能是脑发育不良、小头畸形；若囟门闭合过晚，宝宝则可能是维生素D缺乏病或甲状腺功能低下（呆小病）。

乳痂清除有方法

民间盛行"摸了囟门就会哑"，这一说法本来就没有科学依据，所以父母应放下顾虑，做好宝宝头部的清洁卫生。

头皮脂腺分泌物积聚会形成一层黄褐色的乳痂。如果经常给宝宝洗头，就不会产生乳痂。要清除头皮乳痂，可用清洁的植物油来清洗。方法是将植物油加热后放凉以备使用，这样做的目的是对植物油进行消毒。将冷却的植物油涂在乳痂处，"闷"一天后用小梳子慢慢地、轻轻地梳一梳，头皮乳痂就会掉下来，然后再用婴儿皂和温水洗净。

清洗头皮乳痂要注意动作轻柔，不要用梳子硬刮，更不要用指甲去硬抠，这样容易弄破头皮引起感染。同时宝宝囟门处是可以洗的，只要动作轻柔是不会伤害宝宝的。头皮乳痂结痂比较厚

百科速递

给宝宝清洗头皮乳痂时，涂熟植物油后要给他戴上婴儿帽，这样有利于乳痂变软，并能起到保护宝宝的作用。

的宝宝，需要用油多"闷"几天，多洗几次，才能除掉。用植物油给宝宝清除头皮乳痂，有利于保持宝宝皮肤的油脂性。

◉ 脐带护理，最初几周要细心

脐带，是胎宝宝在妈妈腹中时从母体汲取营养、排泄代谢物的通道。宝宝出生以后，脐带失去了保留意义，在新生儿出生以后，医生会剪断并结扎脐带。宝宝的脐带残端是个创面，无皮肤覆盖，脐部又凹陷，易积水、积垢，不易干燥，容易感染。脐炎如扩大感染，通过血管可发生败血症，通过腹壁能发生腹膜炎。

宝宝的脐带残端常在出生后5～7天脱落，脱落几天后方能完全愈合。脐带未掉以前，要注意避免沾湿或污染，不要随便打开看。洗澡时要避开脐部，尿布最好不要盖在脐带上，以免湿尿布上的尿液污染脐带。如果脐带包布已经沾湿，必须更换，先用消毒棉花蘸2.5%碘酒消毒，用75%的酒精擦去碘酒，另取无菌纱布重新包扎。处理时，碘酒不可沾着宝宝皮肤，以防止灼伤。

宝宝脐带脱落后，根部有痂皮，应让它自行剥离。痂皮脱落后，如果脐孔潮湿，或有少量浆水渗出，每天用75%的酒精将脐带孔擦净，滴2%的甲紫，数天后即愈。

如果脐孔有肉芽组织增生，可用75%的酒精消毒后，再用10%的硝酸银液或硝酸银棒点灼，点灼后用盐水洗净再涂上甲紫消炎粉。如果脐部周围红肿，并有脓性分泌物，这是脐炎的表现，应及时找医生治疗。

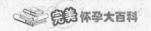

○ 小屁屁的护理，娇嫩部位清洁干爽

新生宝宝的小屁屁与尿液接触频繁，如果不小心护理就会引起尿布炎。宝宝大便后，要用温水把他的屁股洗干净，尤其对腹泻的宝宝一定要不厌其烦地做好。用毛巾擦干皮肤时，要轻轻把水吸干，而不是来回擦拭皮肤，以免损伤娇嫩的会阴部及肛门周围皮肤。

一般来说，宝宝每次大便后给他洗一下屁屁，这样会让宝宝更舒服。但是每次小便后就不一定都洗了；宝宝腹泻时，用湿巾纸擦一下也可以。有些妈妈平时对宝宝照顾得无微不至，每次宝宝大小便后都洗屁屁，殊不知这样适得其反，宝宝屁屁的皮肤经常被摩擦、经常湿着，皮肤就容易发红、出疹或糜烂。正确的方法是：

❶ 准备好宝宝的专用盆和毛巾。毛巾要柔软。

❷ 倒38～40℃温热的水，用手背试一下，感觉温热即可。

❸ 分开宝宝的两腿，充分暴露外阴部和臀部。

❹ 把毛巾浸湿，由前向后清洗。男宝宝注意清洗阴茎、阴囊皮肤的褶皱处。

❺ 女宝宝一定要按由前向后顺序，先洗外阴部，后洗臀部，这样可以避免污染尿道口。

❻ 洗完后擦干屁屁，再包上尿布。一定要保持屁屁干燥。

但是，年轻父母需要注意了，不要在洗后给宝宝擦上厚厚的一层痱子粉或爽身粉。太多的痱子粉或爽身粉堆积在皮肤褶皱处，遇到汗水或尿会结成小块或粗颗粒，会摩擦和刺激宝宝娇嫩的皮肤，引起皮肤发红甚至糜烂。即使要擦，也要在擦完后把多余的粉掸去。要知道保护宝宝皮肤最好的方法就是清洁与干燥。

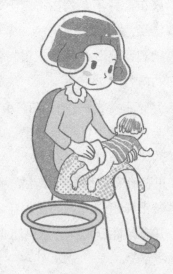

洗完后擦干屁屁

❀ 尿布，宝宝的好朋友

尿布是新生儿和婴儿时期最为重要的用品之一，选好、用好尿布可大有学问。下面就来介绍一下这方面的内容。

❤ 选尿布。最好选用柔软、易吸水的棉布制作；尿布以浅淡色为宜，以便观察婴儿大小便的颜色；如果家中有旧床单或旧的棉毛衫、裤，也可用来制作尿布，但必须认真洗净，用开水烫后在阳光下经暴晒消毒才能用；尿布每块50厘米见方，准备30块左右。

❤ 换尿布。尿布湿了或脏了就要及时更换，以免湿尿布长时间浸渍宝宝的会阴部和肛门，引起宝宝尿布疹。最好是勤动手，勤更换，保持局部干燥。布尿布要经常煮沸消毒并晒太阳，以杀灭细菌。注意，宝宝刚换下尿布或刚刚方便后，应让屁股自然晾晒一会儿，不要立刻就包上。

📖 百科速递

换尿布时，将棉尿布叠好后垫在宝宝的裆部，一定要保持宝宝双腿自然的姿势，松松地垫上就可以了。女宝宝的尿布须将后边垫厚一些，男宝宝的尿布须将前边垫厚一些。

❤ 洗尿布。洗尿布是婴儿期最让父母头疼的事。由于宝宝每天排尿不规律，换下的湿尿布较多。那么，怎样才能洗净宝宝的尿布呢？要先用刷子在清水中或自来水下把尿布上的粪便冲刷掉；再用开水烫泡，将粪便、尿液浸泡干净；然后放在肥皂水中浸泡片刻（不要用碱性强的皂粉）后进行搓洗；再用清水漂净即可。

为了预防新生儿尿布皮炎，每次洗尿布时一定要用开水烫泡，把肥皂粉冲净，晴天时晒干，阴雨天烘干，并定期把尿布集中煮沸消毒。

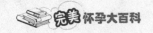

纸尿裤，选用有讲究

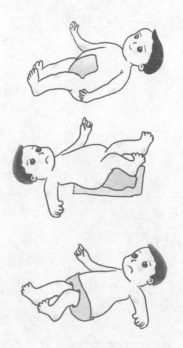

纸尿裤又叫尿不湿，其性能要求为高吸收性、透气性、舒适性。市场上高、中、低档产品共存，在选购时应注意以下几点：

❶ 产品包装标识应齐全。对没有生产企业名称、地址、执行标准、生产日期、有效期的产品不要选用。

❷ 产品本身应清洁卫生。好的纸尿裤外观应干净整洁、无异味、表面无破损、无污迹、干胶条没有撕开的痕迹。揭开产品的无纺布面层观察，绒毛浆吸收层应蓬松、洁白、无浸渍。

❸ 应选择知名品牌、大型企业的产品，这些企业的生产设备、工艺技术及产品设计先进、合理，生产过程及质量管理严格，生产环境好，使用的原材料质量好，产品质量稳定、可靠。

❹ 考虑性价比。吸收量大的产品意味着每片产品可使用较长的时间，减少使用的数量；吸收量小的产品，使用时频繁更换，使用的数量增加。所以选择时要考虑价格性能比。

教你使用纸尿裤

使用纸尿裤要讲究正确的方法是：

❶ 打开一次性纸尿裤，将有胶带的一侧放在宝宝的身后，另一侧通过宝宝的两腿间放在宝宝的前面。

❷ 将后面的尿布拉向前面，揭开粘扣压在固定的位置上。

❸ 整理好尿布，尤其是大腿根部和腰部位置的尿布，以免宝宝感觉不舒服。

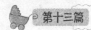

○ 母乳，宝宝最好的食物

母乳喂养对宝宝的好处多多，所以国际母乳会、美国儿科学会推荐母亲们应纯母乳喂养婴儿至6个月以上。

母乳喂养的好处

· 营养丰富、均衡。母乳中含有400多种营养元素，是任何配方奶粉所无法企及的。母乳中含有促进大脑发育的牛磺酸、促进铁吸收的乳铁传递蛋白、预防疾病的溶菌酶、促进组织发育的核苷酸、增强视力的DHA等，能满足宝宝生长发育的需要。最为重要的是，随着宝宝月龄的增长，生长需要的变化，母乳成分也会随之改变，与宝宝的需要相适合。

· 容易消化、吸收。母乳中的脂肪颗粒小，且含有多种消化酶，再加上宝宝在吸吮时吞咽分泌的舌酯酶，有利于对脂肪的吸收。母乳中含有生化酶，能帮助宝宝消化；乳清蛋白是母乳中的主要蛋白质，容易消化，其养分大多可被完全吸收，所以母乳喂养的宝宝，其大便非常通畅；母乳的缓冲力小，对胃酸中和作用弱，有助于营养物质的消化吸收；母乳中的蛋白质完全适合宝宝，而且宝宝永远不会对母乳过敏。

· 增强免疫力。母乳中有丰富的活性免疫因子，为宝宝提供"抗体"；母乳可以有效降低宝宝成长为少年和成年人后许多疾病的发病率。

· 促进母子感情。妈妈哺喂宝宝时对他的照顾、抚摸、拥抱、对视、逗引以及宝宝与妈妈胸脯、乳房、手臂等身体的接触，都是对宝宝的良好刺激，会使他感到心情愉快，这有利于宝宝的身心健康，对其成长大有好处。

· 益智作用明显。母乳中富含益智脂肪DHA、胆固醇和乳糖，这些都是宝宝大脑发育不可缺少的原料，是脑细胞生长、发展及稳固的关键滋养物。研究发现，母乳喂养的宝宝智商比较高。

· 方便、卫生。既满足宝宝又方便妈妈。母乳中几乎没有细菌，直接喂哺不易污染，温度合适，吸吮速度及食量可随宝宝的需要而增减，在宝宝需要时可迅速哺喂，不受时间、地点的限制，也能够免除因宝宝的哭声

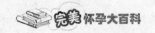

而引起妈妈的内疚与焦虑。

· 经济又省钱。宝宝吃奶粉，每个月要吃掉600～1000元人民币，一年就是7000～12000元。这对于中等收入的家庭来说，是一个十分沉重的负担。如果通过母乳喂养就可以把这些钱省下来。

母乳喂养要点

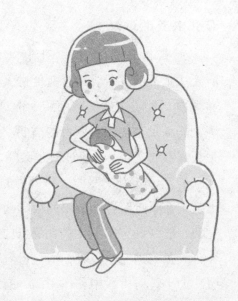

· 早开奶。早开奶早吸吮乳头，可刺激母体泌乳，为母乳喂养开好头。早开奶还能使妈妈减少产后出血。正确的开奶方法是：在宝宝出生后的30分钟内，处理好脐带并擦干净宝宝身上的血迹后，就应该立即将他裸体放在妈妈怀中，但背部要覆盖干毛巾以防受寒，然后在助产护士的帮助下让宝宝与妈妈进行皮肤与皮肤的紧密接触，并让宝宝吸吮妈妈的乳头。这样的接触最好能持续30分钟以上。

· 掌握宝宝觅乳反射。妈妈头几次抱着宝宝靠近乳房的时候，应该帮助和鼓励宝宝寻找乳头。用双手怀抱宝宝，并在靠近乳房处轻轻抚摸他的脸颊，这样可以诱发宝宝的"觅食反射"。宝宝会立刻转向乳头，张开口准备觅食。此时如把乳头放入宝宝嘴里，宝宝会用双唇含住乳晕并安静地吸吮。许多宝宝都先用嘴唇舔乳头，然后再把乳头含入口中。有时，这种舔乳头的动作是一种刺激，往往有助于挤出一些初乳。

过几天，宝宝就无须人工刺激，一被抱起靠近妈妈的身体，他就会高兴地转向乳头并将其含在口里。

· 正确抱持宝宝喂乳。每次把宝宝放到乳房上时，应力图将乳头正确地放入他的口内。宝宝有很强的吸吮能力，如果他没有含着乳晕而只有乳头在口内，他能有效地切断输乳管的通道，这时就几乎没有乳汁流出了。这样乳头就变得酸痛异常，结果乳汁的供应就由于乳汁没有被吸出而减少。宝宝将会很自然地吸不到乳汁，且因饥饿而哭闹。

· 做好母婴哺乳配合。一旦宝宝在高兴地吸乳时，妈妈就应安静地注视他。如果他的眼睛张开，妈妈应和他相对而视。当宝宝吸乳时，妈妈应对他微笑或轻轻地细语闲谈，这样，他就会把看到妈妈的脸、听到妈妈的声音和闻到妈妈皮肤的气味联系起来而欢欢喜喜地吃奶。

· 掌握宝宝需要的乳量。就身体而言，妈妈是完全能够喂养自己的宝宝的，乳房的大小和可产生的乳量无关。乳量取决于宝宝的摄食量，宝宝摄食的乳量越多，妈妈乳房产生的乳量也越多。新生儿需要的乳量为：每450克体重每日需要50～80毫升。一个体重3千克的宝宝每日需要330～520毫升奶。妈妈的乳房可在每次哺乳3小时后产生乳汁45～50毫升，因此，每日产奶360～400毫升是足够的。

· 把握母乳喂养次数。宝宝因为身体幼小需要多次喂食。母乳喂养的宝宝可能比奶粉喂养的宝宝需要喂食的次数更多，这是由于前者吸收乳汁更快。新生宝宝每2小时需要喂奶一次，一天喂的次数多达8～10次。宝宝长大至1个月左右，通常每3小时进食一次；2～3个月，则每4小时喂食一次。大多数3个月大的宝宝在晚上喂食后都睡一整夜，但不应考虑放弃晚间哺乳。母乳喂养总的原则仍然是按需哺喂，而不像奶粉喂养的宝宝那样需要严格地按时哺喂。

· 喂乳后帮宝宝排气。无论宝宝是母乳喂养还是人工喂养，当吃完奶后，都要给他一个打嗝的机会，排出吞下的气体，这些吞入腹中的气体会使他感到腹胀或者吐奶。如果过一会儿后宝宝仍未打嗝，就不必再等，可以放下他休息。帮助宝宝排气的方法有如下3种：

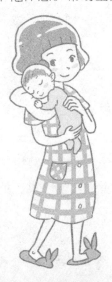

1. 采用竖抱姿势，妈妈在肩上放一块尿布或围兜，让宝宝趴在肩上，轻轻拍击或抚摸他的后背。

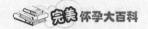
2. 让宝宝横躺在妈妈的膝上或手臂上，脸朝下，用一只手轻轻地、有节奏地拍击或搓他的背部。

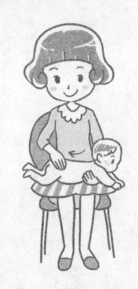

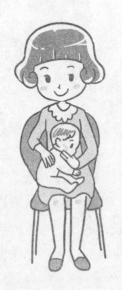

3. 也可把宝宝抱在膝上，让他稍向前倾，用手指托住他的下颌，用另一只手拍击他的后背。

❀ 配方奶，无奈的选择

妈妈因为身体方面的原因导致母乳不足，或因身患疾病不能进行母乳喂养，或乳头异常导致宝宝吸不到母乳，或宝宝患遗传性代谢疾病不能吃母乳，这时就不得不对宝宝实施人工喂养。

选好奶粉浪重要

配方奶又称母乳化奶粉，配方奶去除了牛奶中不符合宝宝吸收利用的成分，改进了母乳中铁的含量过低等一些不足，使成分更接近人乳，有利于宝宝健康成长，是比较理想的代乳品。现在市场上出售的奶粉种类繁多，父母们煞费苦心为宝宝选择的奶粉，却未必适合宝宝。所以，如何选择一款合适宝宝的奶粉，让父母们很是头疼。在选购配方奶粉时，要以"越接近母乳成分越好"为基本原则。具体来说要注意以下几点：

· 奶粉要适合宝宝的年龄。

· 在挑选奶粉时，可以挤压包装，检查包装是否破损。如果漏气、漏粉或袋内没有气体，说明这袋奶粉有质量问题。

· 如果感觉奶粉中有结块物，表明奶粉已经过期变质。

· 在选择奶粉时，一定要看好保质期，选择最近日期生产的奶粉或在保质期内的奶粉。

· 比如有哮喘和皮肤问题的宝宝，父母可以选择脱敏奶粉；缺铁的宝宝，父母可以为其选择高铁奶粉；早产宝宝，则应该为其选择易消化的早产儿奶粉；宝宝易腹泻，应该选择不含乳糖的配方奶粉。

这些有针对性的选择最好是在儿科医生的指导下进行。另外，一旦宝宝适应了某种牌子的奶粉，就不要随意变换。

· 一般来说，正规厂家生产的奶粉，质量更有保障。选用自己信赖的奶粉品牌，不要随便更换。

· 选择奶粉还要根据家庭经济状况，经济条件好的家庭，可选择合资或进口的价格昂贵的奶粉；经济条件一般的家庭，只要选择正规的、规模较大的厂家生产的奶粉就可以了。

其实，奶粉的配方都差不多，高价格不等于高质量，而且进口奶粉是根据国外人的身体素质设计的，未必适合中国宝宝。不管怎么说，妈妈应该仔细观察宝宝喝奶粉后的反应，找到最适合自己宝宝的那款奶粉。

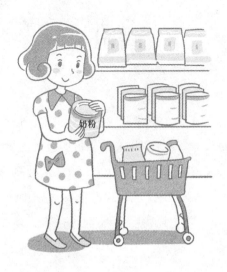

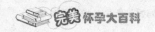

冲调奶粉的步骤

在奶粉罐或包装袋子上会给出如何准备婴儿配方食品的方法，每一种品牌奶粉匙大小不同，加水量也不同，应参照说明书事先看清楚，尽可能按照这些方法来配制。

· 冲配奶粉前，先洗净双手。

· 开水温度最好晾到40～50℃，用量杯量出需要的温开水，加入消毒过的奶瓶。

· 用专用奶粉量勺舀起的奶粉需松松的，用消毒后的筷子或刀背刮平，对准奶瓶将奶粉倒入奶瓶。不要让奶粉在勺子里堆起，也不要把勺子里的奶粉压得很紧。

· 加入正确勺数的奶粉，套上奶嘴，轻轻摇匀。

· 冲调合适的奶水，将奶瓶倒置时，在刚开始1～2秒是细细的直线流下，尔后是一滴接着一滴流下。

· 将用过的奶瓶立即用清水、刷子清洗干净，奶嘴、奶圈拆开，收放在统一的清洁处，以便与其他奶瓶一起消毒。

宝宝喜欢的喂奶方式

用奶瓶给宝宝喂食时，不要催促他，如果宝宝愿意，就让他有时间休息一小会儿再吃，吃饱为止。喂食时，抱紧宝宝（最好是紧贴妈妈裸露的肌肤），对他说话并用眼睛看着他。喂奶步骤：

· 喂奶之前首先查看宝宝是否尿湿或解便，换过尿片后使宝宝干爽与舒适了再喂奶。

· 找一个安静、舒适的地方，抱着宝宝坐下。让他半坐着，这样宝宝可以安全地呼吸和吞咽，而不至于有窒息的危险。

· 将奶汁滴于手腕内侧，若温度适中即可哺喂。成人千万不要在给宝宝喂奶前，用吸吮奶嘴的方法来试奶的温度，这是极不卫生的做法。

· 为了避免宝宝吸吮时吞入太多空气，应将奶瓶倾斜使奶嘴部位充满奶液。

· 奶嘴置入宝宝口中时，要注意奶嘴要在舌头之上，不要插得太深。宝宝用力吸吮瓶奶的时候，奶瓶中应有气泡规律地冒出；当没发现奶瓶中有气泡冒出时，必须检查奶嘴的洞口是否阻塞，或是奶嘴错放在宝宝的舌头之下。

· 当宝宝的胃胀满，他的吸吮会渐渐变慢且间断，然后逐渐地入睡。这时候可以先将奶嘴从他嘴里拿出来，数分钟后再放入宝宝口中，以确定宝宝是否还要继续吸奶。有时候因为胃内充满了大量气泡，宝宝好像是吃饱了，但是一旦他打嗝之后，宝宝又开始有兴趣吸吮奶汁了。

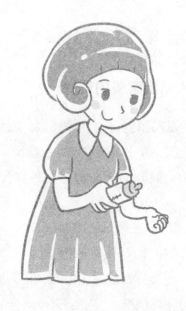

· 喂完后，将宝宝抱立起来，宝宝身体倚靠在妈妈身上，下巴靠着妈妈的肩，使头部侧向一边，轻拍宝宝的背部，当气泡排出时，会有打嗝声音。如果拍了10分钟后仍然无打嗝，便可将宝宝放回床上，使之右侧卧。

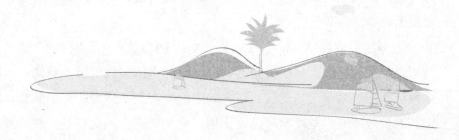

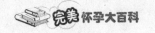
新生宝宝，智能开发要点

✿ 给宝宝爱的体验

妈妈和宝宝的身体接触，妈妈的声音和温柔的按摩，在宝宝生活的头几天里是十分重要的。在这段时间里如果宝宝和妈妈形成一种默契，并且能加以鼓励的话，那么这种默契就是牢不可破的，就会形成一种感情的纽带。

❤ 多进行肌肤接触。新生儿觉得与妈妈身体的紧密接触是十分安全的，妈妈的身体柔软而温暖，气味熟悉。当宝宝把头靠在妈妈的身体上时，他会听到他过去9个月在母腹里曾经听到的熟悉的心跳声（心搏）。在这种环境里，宝宝会觉得安全又舒服。

❷ 多和宝宝对视。眼睛是心灵的窗户，宝宝的大脑有上千亿的神经细胞，渴望从"窗户"进入信息。

宝宝最喜欢看妈妈的脸，被妈妈多加关注的宝宝安静、爱笑,能为形成好的性格打下基础。和宝宝早期进行眼睛接触的妈妈，特别是在哺乳时，面对着宝宝和深情地注视着宝宝眼睛的妈妈，倘若能够继续坚持做下去，极可能是富有同情心和聪明的，她们大多能冷静地通过逻辑讨论来解决各种问题，而极少对她们的宝宝采取体罚手段，这样的妈妈都善良理智，大都属于贤妻良母型。

❸ 多温柔地抚摩。皮肤是最大的体表感觉器官，是大脑的外感受器。给宝宝温柔的抚摸，会使关爱感通过父母的手传递到宝宝的身体、大脑。这种抚摩能滋养宝宝的皮肤，在大脑中产生安全、甜蜜的信息刺激，对宝宝智力及健康的心理发育起催化作用。婴儿期充分地抚摩是一种被爱的需

要，使宝宝有安全感，进而养成自信、独立、不依赖的个性。这让他的一生都受益匪浅。

　　抚触方法：适合从出生到10个月的宝宝。时间每次约20分钟。开始时动作要轻，逐渐增加压力，使宝宝适应，且手指不离开宝宝。每个按摩动作不能重复太多，先从5分钟开始，逐渐延长到15～20分钟，一般每天3次。抚触同时要与宝宝进行眼神、语言交流，使宝宝始终处于安静愉快的情绪中。

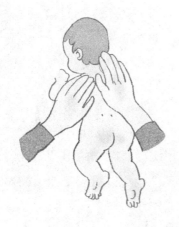

宝宝取俯卧位，家长用较小的力自头—颈—背，再从背—颈—头进行抚触5分钟。

宝宝取仰卧位，抚触肩—胸—大腿—双足—臂—双手，时间为5分钟。

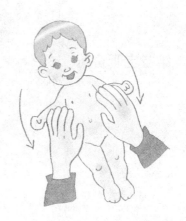

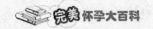

○ 多和宝宝说说话

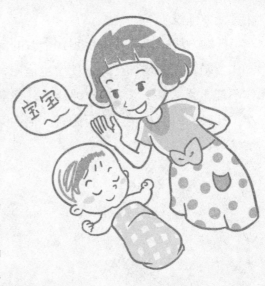

新生宝宝非常喜欢柔和、轻松的声音，不喜欢高声的噪声。宝宝醒来时，妈妈可以在宝宝的耳边轻轻呼唤宝宝的名字，温柔地说话，如"宝宝饿了吗？妈妈给宝宝喂奶"，"宝宝尿了，妈妈给宝宝换尿布"等等。听到妈妈柔和的声音，宝宝会把头转向妈妈，脸上露出舒畅和安详的神态，是对妈妈声音的回报。对于婴儿来说，母亲的声音就是一种心理上的安慰。经常听到妈妈亲切的声音，会使宝宝感到安全、宁静，为日后良好的性格发展打下基础。

方法：宝宝情绪比较好时，妈妈可以用缓慢、柔和的语调对他说话，比如"××，我是妈妈，妈妈喜欢你"等等。也可以给宝宝朗读简短的儿歌，哼唱旋律优美的歌曲。

目的：给宝宝听觉刺激，有助于宝宝早日开口说话，并促进母子之间的情感交流。

注意：对宝宝说话时要尽量使用普通话。

○ 给宝宝听音乐

方法：妈妈在宝宝觉醒或给宝宝喂奶时，将录音机或音响的音量调小，播放一段柔和、舒缓的乐曲。这在宝宝出生几天后即可进行。

目的：音乐可以训练听觉、乐感和注意力，陶冶宝宝的性情。

注意：不要给宝宝听很多不同的曲子，一段乐曲一天中可反复播放几次，每次十几分钟，过几周后再换另一段曲子。

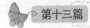

❀ 明暗训练

方法：将一张白纸对折，将一边涂黑，另一边空白。在宝宝清醒时，将这张纸举在他眼前30厘米处。可在出生半个月后开始进行。

目的：观察宝宝的眼球是否在黑白两个画面上溜来溜去。

注意：若宝宝的眼球没有反映，应去医院检查，以便及早发现病情，及早治疗。

❀ 视觉训练

方法：在宝宝的睡床上方约7.5厘米处悬挂一个体积较大、色彩鲜艳的玩具，如彩色气球。妈妈一边用手轻轻触动气球，一边缓慢而清晰地说："宝宝看，大气球！"或"气球在哪儿？"

目的：引导宝宝用眼睛去看悬挂的玩具，训练宝宝逐渐学会用眼睛追随在视力范围内移动的物体。

注意：悬挂的玩具不要长时间固定在一个地方，以免宝宝的眼睛发生对视或斜视。悬挂的物品也不要过重或有尖锐的边角，以防不慎坠落时伤着宝宝。悬挂的玩具或物品还应定期更换花样。

❀ 抓握训练

方法：在宝宝兴致高，愿意玩耍时妈妈伸出大拇指或食指，放在宝宝的手心里，让宝宝抓握。等宝宝会抓以后，再把手指从宝宝的手心移到掌的边缘，看宝宝是否也能去抓。

目的：通过训练使宝宝从最初无意识地抓握到具有最初的手脑协调能力。

注意：妈妈指甲应该剪掉，以免划伤宝宝。

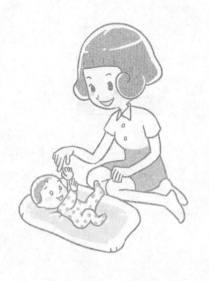

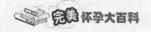

满月宝宝智能发育水平

大运动

拉腕坐起，宝宝头部能竖直片刻。

精细动作

触碰宝宝手掌会紧握拳。手握拳头的时候比较多，能自动抓紧触及其手掌的大小合适的东西。如妈妈用手指去触摸他的手掌，他会不由自主地抓紧妈妈的手指。

适应能力

宝宝眼跟随红球进行寻找，听声音有反应。对于内耳传来的重力与移动的感觉有反应。如妈妈正在抱着他时，突然把他放低会感到惊慌。

语言发展

宝宝能发出细小喉音。

社交行为

宝宝的眼能跟踪走动的人。

百科速递

根据新生儿心理发育的特点，应当着手进行"抬头"、"眼跟红绒球"、"学听声音"和"握持反射"等方面能力的培养，开始锻炼其行为能力。

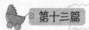 满月宝宝智能测评

测试项目	宝宝反应	得分
离耳15厘米摇动带响的玩具	A.不动（0分）B.耸鼻张口（6分）C.皱眉（8分）D.转头眨眼（10分）	
第一次注视离眼20厘米模拟母亲相貌的黑白图画	A.注视3秒以上（5分）B.注视5秒以上（10分）C.注视7秒以上（15分）D.注视10秒以上（20分）	
大人将手突然伸到宝宝眼前	A.不动（0分）B.眨眼（5分）C.转头眨眼（6分）	
将笔杆放入宝宝手心	A.不握或握后马上放开（0分）B.握住3秒（5分）C.握住5秒以上（7分）D.紧握10秒以上（10分）	
手	A.双手在体侧不动（0分）B.吸吮单侧拳头（3分）C.单手可达胸前，只吸吮一侧手指（5分）D.双手可达胸前，可吸吮一侧手指（6分）	
大人同宝宝讲话时	A.不理（0分）B.停哭注视（8分）C.小嘴模仿（10分）D.发出喉音回答（12分）	
宝宝啼哭时大人发出同样哭声，则宝宝	A.仍继续啼哭（2分）B.停止啼哭等待（7分）C.回应性发音1次（8分）D.回应性发音2次（10分）	
大人用手指挠宝宝胸脯，发出回应性微笑，出现在	A.20天后（8分）B.20天前（10分）C.15天前（12分）D.10天前（14分）E.5天前（16分）	
识把2周后用声音、姿势做出排便及排尿反应	A.不会（2分）B.25～30天（8分）C.20～25天（10分）D.15～20天（12分）	
大人扶腋站在硬板上能迈步	A.3步（每迈一步为1分）B.6步 C.8步 D.10步	
俯卧时大人用双手从胸部两侧将宝宝托起	A.头与下肢均下垂（4分）B.头与躯干平，下肢下垂（8分）	
10天后俯卧时	A.头不能动，常埋入枕头上，由大人转动（4分）B.头转向一侧脸贴枕上（8分）C.眼睛抬起观看（10分）D.头能抬起，下巴贴床（12分）	
总分	为宝宝评分：总分在120分以上为优秀；90～110分为正常；70分以下为暂时落后。注意：这一系列的测试只是衡量宝宝发育的指标，由于宝宝的发育存在个人差异，同时，父母的抚育方式也有一定的影响，因此，父母也不要盲目追求高分。	